Evidence-based tandheelkunde

Evidence-based tandheelkunde

Een inleiding

Allan Hackshaw, Elizabeth Paul en Elizabeth Davenport

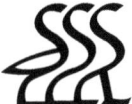

Bohn Stafleu van Loghum
Houten 2009

© 2009 Bohn Stafleu van Loghum, onderdeel van Springer Uitgeverij
Alle rechten voorbehouden. Niets uit deze uitgave mag worden verveelvoudigd, opgeslagen in een geautomatiseerd gegevensbestand, of openbaar gemaakt, in enige vorm of op enige wijze, hetzij elektronisch, mechanisch, door fotokopieën of opnamen, hetzij op enige andere manier, zonder voorafgaande schriftelijke toestemming van de uitgever.

Voor zover het maken van kopieën uit deze uitgave is toegestaan op grond van artikel 16b Auteurswet 1912 j° het Besluit van 20 juni 1974, Stb. 351, zoals gewijzigd bij het Besluit van 23 augustus 1985, Stb. 471 en artikel 17 Auteurswet 1912, dient men de daarvoor wettelijk verschuldigde vergoedingen te voldoen aan de Stichting Reprorecht (Postbus 3051, 2130 KB Hoofddorp). Voor het overnemen van (een) gedeelte(n) uit deze uitgave in bloemlezingen, readers en andere compilatiewerken (artikel 16 Auteurswet 1912) dient men zich tot de uitgever te wenden.

Samensteller(s) en uitgever zijn zich volledig bewust van hun taak een betrouwbare uitgave te verzorgen. Niettemin kunnen zij geen aansprakelijkheid aanvaarden voor drukfouten en andere onjuistheden die eventueel in deze uitgave voorkomen.

Dit boek is een vertaling van: Allan Hackshaw, Elizabeth Paul and Elizabeth Davenport, Evidence-based Dentistry.
©2006 Allan Hackshaw. Blackwell Munksgaard, a Blackwell Publishing Company
Vertaling: Hilde Merkus
Deze vertaling is tot stand gekomen met de medewerking van mevr. prof. dr. A. Kuijpers-Jagtman, prof. dr. C. van Loveren en prof. dr. B. Stegenga.

ISBN 978 90 313 5227 2
NUR 887

Ontwerp omslag: TEFF (www.teff.nl)
Ontwerp binnenwerk: TEFF (www.teff.nl)

Bohn Stafleu van Loghum
Het Spoor 2
Postbus 246
3990 GA Houten
www.bsl.nl

Inhoud

	Voorwoord	8
	Inleiding	9
1	**Evidence-based tandheelkunde: het wat en hoe**	13
1.1	Wat is evidence-based tandheelkunde?	14
1.2	Waarom is evidence-based tandheelkunde nodig?	14
1.3	Evidence-based tandheelkunde in de praktijk	16
1.4	Literatuur	23
2	**Aantallen personen: percentages en proporties**	24
2.1	Wat is het doel van het onderzoek?	24
2.2	Hoe is het onderzoek uitgevoerd?	25
2.3	Wat zijn de belangrijkste resultaten?	27
2.4	Populatieprevalentie	31
2.5	Hoe valide zijn de resultaten?	36
2.6	Wat is de waarde van het onderzoek voor de tandheelkundige praktijk?	42
3	**Metingen bij mensen**	50
3.1	Wat is het doel van het onderzoek?	50
3.2	Hoe is het onderzoek uitgevoerd?	51
3.3	Gemiddelden voor een selectie van tandpasta's en water	55
3.4	Normale verdeling	56
3.5	De resultaten vergelijken van asymmetrische uitkomsten	62
4	**Groepen vergelijken en verbanden bestuderen**	66
4.1	Twee percentages (of proporties) vergelijken	66
4.2	Twee gemiddelden vergelijken	75

4.3	Het onderzoeken van verbanden	80
	Journal of Dentistry 28 (2000) 389-393	95
5	**Vaststellen van de effectiviteit van behandelingen**	**97**
5.1	Belangrijkste aspecten van de opzet van een gerandomiseerd klinisch onderzoek	98
5.2	Mensen tellen in de opzet van een klinisch onderzoek	101
5.3	Metingen bij mensen in een klinisch onderzoek	124
	Appendix I. Richtlijnen voor beoordeling van een klinisch onderzoek met als voorbeeld het onderzoek van Averley et al. (2004)	137
6	**Achterhalen van risicofactoren en oorzaken van ziekten**	**153**
6.1	Verband, causaliteit en confounding	154
6.2	Cohortonderzoek	158
	Een voorbeeld van een cohortonderzoek	161
6.3	Patiënt-controleonderzoek	174
6.4	Een voorbeeld van een patiënt-controleonderzoek	176
	Appendix I. Richtlijnen voor de beoordeling van een observationeel onderzoek aan de hand van het cohortonderzoek van Pitiphat et al. (2003)	186
	Appendix II. Berekening van odds, risico, oddsratio en relatief risico	188
7	**Het opsporen van ziekten**	**199**
7.1	Voorwaarden voor een zinvol screeningsprogramma	201
7.2	Literatuur	212
8	**Onderzoeksopzet**	**220**
8.1	Soorten onderzoek	220
8.2	Selectie van proefpersonen	221
8.3	Omvang van de steekproef	222
8.4	Meer over observationeel onderzoek	228
8.5	Bias	229
8.6	Confounding	232

8.7	Meer over experimenteel klinisch onderzoek	234
8.8	Wat is de kracht van het bewijs voor causaliteit uit verschillende soorten onderzoek?	236
9	**Alle bewijsmateriaal overzien**	**239**
9.1	Informatie zoeken	239
9.2	Belangenverstrengeling in wetenschappelijke publicaties	241
9.3	Systematische literatuuroverzichten	243
10	**Samenvatting van de statistische concepten**	**263**
	Antwoorden	268
	Register	284

Voorwoord

De afgelopen twintig jaar is er veel veranderd in de houding van hulpverleners en patiënten; beide groepen willen meer weten over toegepaste behandelingen en over mogelijke risicofactoren voor ziekte. Werkt een bepaalde behandeling wel? Is het de best mogelijke behandeling? Zijn er manieren om bepaalde aandoeningen te voorkomen? Een tandarts kan iemand op spreekuur krijgen die een nieuwsbericht heeft gelezen en wil weten of dat van toepassing is op hemzelf. Hij kan folders in de bus krijgen van een geneesmiddelenfabrikant die een nieuw tandheelkundig materiaal of een voedingssupplement aanprijst. Moet hij die folders negeren of niet?
Om die vragen te kunnen beantwoorden, is het noodzakelijk de tandheelkundige literatuur te lezen en correct te interpreteren. Daarom is het voor studenten en tandartsen steeds belangrijker dat ze geoefend zijn in de 'evidence-based' tandheelkunde en in het kritisch beoordelen van literatuur. Het doel van dit boek is tandartsen vertrouwd te maken met de beoordeling van wetenschappelijke publicaties en af te stappen van de misvatting dat de conclusies van zo'n artikel wel correct moeten zijn om de eenvoudige reden dat het gepubliceerd is. In dit boek wordt de materie op een goede en duidelijke manier weergegeven. Bovenal is het eenvoudig te lezen en biedt het een zeer helder inzicht, doordat de bespreking van wetenschappelijke concepten gebaseerd is op relevante artikelen uit de literatuur. Hierdoor kunnen studenten en tandartsen zich de kennis eigen maken die nodig is om de toenemende hoeveelheid beschikbare onderzoeksinformatie te beoordelen en toe te passen.
De grote bijdrage van dit boek is dat het tandheelkundige professionals de vaardigheden aanreikt om evidence-based tandheelkunde toe te passen. Zodoende kunnen ze met meer vertrouwen hun klinische beslissingen onderbouwen en hun patiënten adviseren. Als de lezer de vaardigheden uit dit boek in de praktijk brengt, zal dat leiden tot een verbetering van de tandheelkundige zorg.
Elizabeth Treasure, *Professor of Dental Public Health, Cardiff*

Inleiding

Voor zowel de tandheelkundestudent als de praktiserend tandarts is het belangrijk dat hij risicofactoren en oorzaken van aandoeningen kan vaststellen. Ook moet hij kunnen beoordelen of bepaalde methoden voor detectie, preventie en behandeling effectief zijn. Gedurende zijn hele loopbaan moet een tandarts weten waar hij informatie kan vinden over beleid en behandeling en moet hij in staat zijn deze informatie correct te interpreteren. Ook dient hij op de hoogte te blijven van nieuwe ontwikkelingen en technieken. Die kennis combineren met klinische ervaring is de essentie van evidence-based tandheelkunde. Informatie is te vinden in onderzoeksverslagen in wetenschappelijke tijdschriften, in leerboeken en in publicaties van professionele instanties. Vanwege de overvloed aan onderzoekspublicaties kan het echter voor studenten en tandartsen moeilijk zijn die te interpreteren en te beoordelen of ze voor hun werk bruikbaar zijn. Die vaardigheid is essentieel voor de beoefening van evidence-based tandheelkunde. Het doel van dit boek is een inleiding te geven tot een goed begrip en de interpretatie van wetenschappelijke publicaties.
Er bestaan verscheidene leerboeken over evidence-based medicine, waarin onderwerpen worden besproken die ook relevant zijn voor de evidence-based tandheelkunde. Meestal zijn ze gericht op het maken van een overzicht van het onderwerp en de onderliggende doelstelling, in plaats van op een basaal inzicht in de interpretatie van onderzoeksresultaten. Het doel van dit boek is vaardigheden te ontwikkelen voor de interpretatie van resultaten en inzicht te krijgen in de sterke en zwakke punten van verschillende onderzoeksopzetten. De doelgroep bestaat uit tandheelkundestudenten, postdoctorale studenten en tandartsen.
Bij onderzoek is er altijd sprake van een kwantitatief element en veel mensen vinden de cijfermatige aspecten van onderzoek vermoeiend. Vaak komt dat doordat ze via de algebra zijn ingeleid in de maten die doorgaans in onderzoek worden gebruikt. Voor sommige mensen zijn wiskundeformules eerder verwarrend dan verhelderend. Het is cruci-

aal dat een tandarts de kwantitatieve aspecten van wetenschappelijke publicaties begrijpt, omdat de fundamentele resultaten van veel tandheelkundig onderzoek afkomstig zijn uit een interpretatie van de meetresultaten. Door voorbeelden te bespreken van de *toepassing* van bepaalde technieken in plaats van de algebra die eraan te pas komt, kan een beter begrip ontstaan van de informatie die in statistische uitkomsten besloten ligt.

In dit boek worden de epidemiologische en statistische basisaspecten van onderzoek behandeld teneinde de tandarts in staat te stellen wetenschappelijke publicaties te lezen en beter te begrijpen. Het boek is niet bedoeld als referentie, maar veeleer als een leerboek voor de interpretatie van wetenschappelijke publicaties. De opzet van het boek is zodanig dat de lezer de hoofdstukken in volgorde moet doornemen, aangezien ze voortbouwen op kernbegrippen. Alle behandelde onderwerpen en concepten zijn gebaseerd op gepubliceerde onderzoeken uit tandheelkundige tijdschriften. Begrip van de cijfermatige concepten wordt bereikt door bespreking aan de hand van specifieke voorbeelden.

In hoofdstuk 1 is een samenvatting opgenomen van het doel van evidence-based tandheelkunde. De hoofdstukken 2 en 3 geven een inleiding op een aantal fundamentele concepten voor de daaropvolgende hoofdstukken. Daarin wordt een belangrijk onderscheid gemaakt tussen onderzoek op basis van aantallen mensen en onderzoek op basis van metingen bij mensen. In hoofdstuk 4 worden die concepten gebruikt om aan te geven hoe vergeleken kan worden tussen groepen mensen, om zodoende de effectiviteit van een nieuwe behandeling vast te stellen (besproken in hoofdstuk 5) of risicofactoren en oorzaken van mondaandoeningen te onderscheiden (besproken in hoofdstuk 6). In hoofdstuk 7 worden manieren beschreven voor het opsporen van mondaandoeningen. In de hoofdstukken 2, 5, 6 en 7 komen de belangrijkste vormen van wetenschappelijk onderzoek aan de orde, namelijk (cross-sectioneel of) prevalentieonderzoek, gerandomiseerd klinisch onderzoek, cohortonderzoek en patiënt-controleonderzoek. In hoofdstuk 8 worden die verschillende onderzoeksvormen vergeleken. Hoofdstuk 9 biedt een inleiding in systematische literatuuroverzichten, waarin de informatie van *meerdere* onderzoeken wordt gecombineerd.

De hoofdstukken 2, 5, 6, 7 en 9 zijn elk gebaseerd op een wetenschappelijke publicatie uit een tandheelkundig tijdschrift, soms aangevuld met onderdelen van andere artikelen. De alinea's van de publicaties zijn genummerd, zodat de lezer gemakkelijk de besproken passage kan vinden. Hoofdstuk 3 is gebaseerd op resultaten uit een publicatie (zonder dat daar enig deel van is opgenomen).

Deze hoofdstukken zijn alle op soortgelijke wijze opgezet. Ze beantwoorden de volgende vragen, waardoor een gestructureerde benadering ontstaat van het lezen van wetenschappelijke publicaties of commerciële productinformatie:
– Wat is het specifieke doel van het onderzoek (vaststellen van de onderzoeksvraag)?
– Wat zijn de uitkomstmaten of interventies?
– Hoe is het onderzoek uitgevoerd (beoordelen van aspecten van de onderzoeksopzet)?
– Wat zijn de belangrijkste resultaten en hoe interpreteren we die?
– Hoe goed is het bewijs?
– Wat voegt het onderzoek toe aan de tandheelkundepraktijk?

Hoewel de concepten per hoofdstuk besproken worden in de context van een enkel onderzoek, zijn ze van toepassing op alle soortgelijke onderzoeken. Aangezien evidence-based tandheelkunde gebaseerd is op de interpretatie van onderzoekspublicaties, worden de concepten hier gebruikt als didactisch instrument in plaats van dat ze eerst geïntroduceerd worden en daarna pas gevolgd door voorbeelden. Het doel is dus niet de opgenomen artikelen kritisch te beoordelen, maar ze te gebruiken als illustratie van onderzoeksmethoden en statistische concepten in de tandheelkunde. Door deze benadering hopen we dat het voor de lezer gemakkelijker is om de leerdoelen te bereiken, aangezien ze direct aan specifieke voorbeelden van onderzoek worden gerelateerd.

Het is niet de bedoeling van dit boek een overzicht te bieden van de uitvoering van onderzoek in de tandheelkunde, maar wel om als inleiding te dienen tot begrip van onderzoekspublicaties. Er worden geen details gegeven over de uitvoering van statistische toetsen en analyses, zoals die in de literatuur vaak te zien zijn. De meeste statistische analyses worden tegenwoordig immers door computers gemaakt en het is niet nodig te weten hoe de berekeningen uitgevoerd moeten worden. Het gaat hier om de interpretatie van de uitkomsten van de analyse. Een klein aantal eenvoudige rekenkundige formules wordt gegeven, omdat ze sommige lezers tot steun kunnen zijn voor een goed begrip van basisconcepten. Lezers die algebra verwarrend vinden, kunnen de formules negeren: ze zijn niet essentieel voor een goed begrip van de concepten. Achteraan in het boek is een literatuurlijst opgenomen voor wie meer wil leren over onderzoeksmethoden.

We hebben geprobeerd een breed scala aan publicaties te laten zien die in grote lijnen weergeven wat er te vinden is in de tandheelkundige literatuur of in de informatie van tandheelkundige bedrijven. Het boek biedt een basis voor de uitvoering van evidence-based tandheelkunde. Het is gebaseerd op materiaal van een cursus die Allan Hackshaw en Elizabeth Paul hebben ontwikkeld voor tandheelkundestudenten aan de Barts and The London School of Dentistry, waar Elizabeth Davenport hoogleraar *Dental Education* is.

Dankbetuiging

De auteurs en uitgevers zijn de auteursrechthebbenden die toestemming verleenden tot opname van de artikelen die hier als voorbeeld gebruikt zijn dankbaar.
Onze dank gaat uit naar:
- Macmillan (*British Dental Journal*)
- Elsevier (*Journal of Dentistry*)
- American Medical Association (*Archives of Otolaryngology – Head and Neck Surgery*)
- International/American Association of Dental Research (*Journal of Dental Research*)
- John Wiley & Sons Ltd (*The Cochrane Library*).

1 Evidence-based tandheelkunde: het wat en hoe

Tand- en mondziekten komen veel voor en de meeste mensen zullen mondzorg nodig hebben, niet alleen voor preventieve controles maar ook voor behandeling van aanwezige aandoeningen. De gemiddelde levensverwachting neemt toe en steeds meer mensen behouden hun eigen gebit langer. In 1981 had bijna 32 procent van de Nederlanders boven de 15 jaar een volledige prothese; in 2004 was dat percentage nog slechts 14. Voor mensen jonger dan 40 jaar is het dragen van een kunstgebit vandaag de dag een zeldzaamheid.[1] Bovendien verandert het vóórkomen van mondziekten onder invloed van veranderingen in het eetpatroon en levensstijl en zijn er voortdurend nieuwe ontwikkelingen in behandelmethoden. Dit alles heeft een grote impact op de tandheelkundige praktijk.

Vanaf 1 januari 2006 is het zorgverzekeringsstelsel in Nederland ingrijpend gewijzigd. Er is nu één zorgverzekering voor alle Nederlanders. Het onderscheid tussen particulier verzekerden en ziekenfondsverzekerden is daarmee komen te vervallen. Mondzorg is in het basispakket alleen verzekerd voor kinderen tot 18 jaar. Voor personen van 18 jaar en ouder zijn alleen de volledige prothese en behandeling door de kaakchirurg verzekerd. Voor het overige dient de patiënt zelf te betalen, al dan niet via een particuliere, aanvullende verzekering. Mondzorg kan duur zijn. In 2003 bedroegen de kosten voor tandheelkundige zorg bijna 2,7 miljard euro. Binnen de eerstelijnszorg staan gebitsaandoeningen in de top tien. Op de eerste plaats staat cariës met ruim 1,5 miljard euro aan uitgaven en ook tandeloosheid (derde) en parodontale afwijkingen (zesde) komen hierin voor.[2] De gemiddelde kosten in 2003 voor gebitsafwijkingen per inwoner (exclusief kosten voor kaakchirurgie) bedroegen 165 euro.[3] Dat brengt voor tandartsen de plicht met zich mee de meest effectieve zorg te bieden die er is en de beste methoden te hanteren voor preventie, diagnostiek en behandeling, rekening houdend met de kosten en hun eigen expertise.

1.1 Wat is evidence-based tandheelkunde?

Binnen de tandheelkunde is veel bekend over de oorzaken van mondziekten en er zijn diagnostische methoden en behandelingen beschikbaar waarvan is gebleken dat ze effectief zijn. Er bestaat ook 'bad practice': tests en behandelingen die weliswaar effectief zijn maar niet algemeen worden gebruikt en, erger nog, tests en behandelingen die niet effectief zijn maar desondanks worden toegepast. Hoe weten we wat de oorzaak van een ziekte is en wat niet en welke behandeling effectief is en welke niet?

Evidence-based tandheelkunde is de integratie en interpretatie van het beschikbare bewijs uit onderzoek, in combinatie met persoonlijke ervaring, en stelt tandartsen en wetenschappelijk onderzoekers in staat met nieuwe ontwikkelingen mee te gaan en beslissingen te nemen ter verbetering van de klinische praktijk. De term 'evidence-based geneeskunde', waarvan de evidence-based tandheelkunde een onderdeel is, is relatief nieuw (in het begin van de jaren negentig van de vorige eeuw werd deze term voor het eerst gebruikt), maar de belangrijkste principes die eraan ten grondslag liggen bestaan al decennialang in het vakgebied epidemiologie.

> **Definitie**
> Volgens de definitie van de American Dental Association is evidence-based tandheelkunde[4] een benadering van de mondzorg die een oordeelkundige integratie vereist van:
> - systematisch beoordeelde wetenschappelijke literatuur die relevant is voor de orale en algemeen medische gezondheidstoestand en voorgeschiedenis van de patiënt, met
> - de klinische expertise van de tandarts en
> - de behoeften en voorkeuren van de patiënt aangaande de behandeling.

1.2 Waarom is evidence-based tandheelkunde nodig?

Wie als tandarts afstudeert, is op de hoogte van de best practice in de tandheelkunde op het moment van afstuderen. Een gedeelte van die kennis veroudert geleidelijk naarmate er nieuwe informatie en technologieën verschijnen. Met name voor de veiligheid van de patiënt is het van belang dat tandartsen op de hoogte blijven van de ontwikkelingen in de diagnostiek, preventie en behandeling van tand- en mondziekten en van nieuwe ontdekkingen over de oorzaken van deze ziekten.

De hoeveelheid gegevens afkomstig uit wetenschappelijk onderzoek en van beleidsinstanties is overweldigend, maar er bestaat niet één organisatie in Nederland die een synthese en beoordeling maakt van al deze gegevens. Nieuwe ontwikkelingen in de tandheelkunde worden meestal als eerste beschreven in tandheelkundige publicaties. Om op de hoogte te kunnen blijven van nieuwe onderzoeksbevindingen, moeten professionals in de mondgezondheidszorg vertrouwd zijn met het lezen en kritisch beoordelen van tandheelkundige artikelen. Op de hoogte blijven van nieuwe ontwikkelingen door het lezen van actuele literatuur lijkt arbeidsintensief, zeker in combinatie met een drukke praktijk. Gelukkig kan met een goed begrip van de interpretatie van onderzoeksresultaten en wat oefening in een gestructureerde manier van lezen van artikelen, de tandheelkundige literatuur een bruikbaar en begrijpelijk praktisch hulpmiddel blijken voor de praktijkvoering. Bekijk onderstaande voorbeelden eens.

- Roken is een oorzaak van parodontitis. Waarom krijgt niet iedereen die rookt parodontitis? Waarom krijgen sommige niet-rokers wel parodontitis? Waarom kunnen we, ondanks deze beide waarnemingen, toch stellen dat roken een oorzaak is van deze aandoening?
- Acute gingivitis ulcerosa is te behandelen met het antibioticum metronidazol. Waarom helpt dit niet bij iedere patiënt die metronidazol krijgt? Waarom worden er ook patiënten beter zonder deze behandeling? Waarom kunnen we, gelet op deze feiten, stellen dat metronidazol een effectieve behandeling is?

Beide voorbeelden geven aan dat mensen van nature verschillen in de manier waarop zij reageren op bepaalde blootstellingen en behandelingen. Bij onderzoek naar oorzaken en behandelingen zien we dus altijd verschillen tussen mensen met betrekking tot de wijze waarop hun lichaam reageert op een blootstelling aan een mogelijke oorzakelijke factor of op een behandeling. We moeten in staat zijn te beoordelen of de gemeten verschillen volledig toe te schrijven zijn aan de genoemde natuurlijke variatie of aan een effect dat verdergaat dan de natuurlijke variatie. Bijvoorbeeld: als van honderd mensen met acute gingivitis ulcerosa die behandeld worden met metronidazol er 95 herstellen, is dit dan voldoende informatie om te kunnen concluderen dat metronidazol werkt? Om daarachter te komen, moeten we ook weten welk herstelpercentage zou worden gehaald zonder behandeling. Stel dat in een soortgelijke groep van honderd patiënten er dan slechts tien spontaan (dat wil zeggen zonder behandeling) zouden herstellen. Dan bedraagt het effect van metronidazol boven dat van de natuurlijke variatie een *extra* aantal van 85 patiënten die genezen. Dat verschil is groot genoeg om te beweren dat metronidazol effectief is. Evenzo zouden we, om te bepalen of roken een oorzaak is van parodontitis, kunnen meten hoeveel rokers deze aandoening krijgen, maar moeten we tevens de vraag stellen hoeveel niet-rokers parodontitis zouden krijgen.

Door klinisch wetenschappelijk onderzoek kunnen we conclusies trekken over oorzaken en effecten van behandelingen van ziekten, rekening houdend met de natuurlijke verschillen tussen mensen. Evidence-based tandheelkunde is gebaseerd op dit soort klinisch wetenschappelijk onderzoek.

1.3 Evidence-based tandheelkunde in de praktijk

Evidence-based tandheelkunde is gebaseerd op het stellen van vragen. Die kunnen op verschillende manieren ontstaan:
- naar aanleiding van de behandeling van een individuele patiënt: doordat de tandarts zich interesseert voor bepaalde klinische symptomen of omdat hij een bepaald preventief advies wil geven (u hebt bijvoorbeeld bij een patiënt de diagnose gingivitis gesteld; hoe kan die het beste behandeld worden?);
- vanwege een patiënt die om informatie vraagt over een tandheelkundig onderwerp (bijvoorbeeld of hij handmatig of elektrisch moet poetsen);
- omdat de tandarts meer wil weten over een bepaald onderwerp dat hij met een collega heeft besproken of waarover hij een artikel of een andere publicatie heeft gelezen (een collega vertelt u bijvoorbeeld dat er een nieuwe behandeling is voor parodontitis en u wilt daar meer over weten).

In de volgende paragrafen worden de belangrijkste stappen beschreven die achtereenvolgens moeten worden gezet bij het in de praktijk brengen van evidence-based tandheelkunde.

(1) FORMULEER DE VRAAG
Ongeacht de aanleiding voor het zoeken naar bepaalde informatie, bestaat de eerste stap uit een heldere formulering en afbakening van de vraag. Is het een nuttige vraag? Is hij van toepassing op de behandeling van patiënten? Zal het antwoord van betekenis zijn voor de praktijk? Deze overwegingen zijn van belang bij het opstellen van de

vraag, omdat ze een leidraad bieden voor zowel de literatuurselectie als voor de interpretatie van de gevonden informatie.
Stel dat een tandarts geconfronteerd wordt met een van de volgende situaties.

Voorbeeld 1: de beste tandenborstel
Een vrouw van middelbare leeftijd met artritis van de handen komt naar uw praktijk voor een controleonderzoek. Ze zegt dat ze een artikel heeft gelezen over tandenpoetsen. Met name wil ze weten of ze een elektrische tandenborstel zou moeten gebruiken in plaats van een gewone handmatige. Kunt u haar een advies geven?

Vragen
1 Welke mogelijke technieken zijn er voor het tandenpoetsen en welke zijn geschikt voor deze patiënt?
2 Wat is effectiever, een elektrische of een handtandenborstel?
3 Als een elektrische tandenborstel effectiever is, is er dan nog verschil tussen de verschillende elektrische tandenborstels? Er zijn verschillende soorten (bijvoorbeeld roterende of trillende) en er zijn verschillende fabrikanten.

Voorbeeld 2: fluoridesupplementen
De moeder van Jenny komt naar uw praktijk met de vraag of ze haar kind fluoridesupplementen zal geven of niet. Jenny is 3 jaar en heeft een verhoogd cariësrisico.

Vragen
1 Wat is de onderbouwing voor het gebruik van fluoride bij de preventie van cariës?
2 Welke manieren zijn er om fluoride toe te dienen?
3 Welke alternatieven zijn effectief en geschikt voor een driejarige?
4 Wat zijn de bijwerkingen van het gebruik van fluoridesupplementen?

Voorbeeld 3: bacteriële endocarditis
Een volwassene met een aangeboren hartafwijking heeft een verhoogd risico op bacteriële endocarditis. Hij moet een tandheelkundige behandeling ondergaan met een wortelkanaalbehandeling en extractie van meerdere gebitselementen. De tandarts twijfelt of bij deze patiënt antibioticaprofylaxe vereist is.

Vragen
1 Welke aangeboren hartafwijking heeft de patiënt?
2 Wat is de incidentie van bacteriële endocarditis in de populatie?
3 Hoe hoog is het risico van een bacteriële endocarditis door een invasieve tandheelkundige behandeling?
4 Welke richtlijnen zijn er voor een profylaxe tegen bacteriële endocarditis?
5 Wat is de effectiviteit van antibioticaprofylaxe?
6 Wat zijn de mogelijke voor- en nadelen van een dergelijke profylaxe?

Bovenstaande voorbeelden illustreren diverse typen vragen die met de evidence-based benadering te beantwoorden zijn. De hiervoor benodigde zoekacties vallen in principe onder een of meer van de volgende soorten onderzoek:
– klinisch beloop en de prognose van mondziekten;
– identificatie van oorzaken of risicofactoren van mondziekten;
– detectie en diagnostiek van mondziekten;
– preventie van mondziekten;
– evaluatie van behandelingen van mondziekten.

(2) ZOEK DE INFORMATIE
Er zijn tal van informatiebronnen over oorzaken van mondziekten en over tandheelkundige behandelingen. Het is tegenwoordig gemakkelijk om onlinepublicaties in medische en tandheelkundige wetenschappelijke tijdschriften te vinden met behulp van elektronische databases zoals Medline. Organisaties als de Cochrane Collaboration en het National Institute for Clinical Excellence (nice.org.uk) maken samenvattingen van onderzoeksresultaten over specifieke behandelingen en geven richtlijnen over de toepassing ervan. U kunt ook benaderd worden door vertegenwoordigers van tandheelkundige bedrijven die u literatuur aanbieden over hun producten. In hoofdstuk 9 worden de belangrijkste informatiebronnen in detail besproken.

Wetenschappelijk bewijs dat in de literatuur te vinden is, komt voort uit verschillende onderzoeksontwerpen:
- observationeel (= niet-experimenteel) onderzoek:
  - cross-sectioneel onderzoek;
  - cohortonderzoek;
  - patiënt-controleonderzoek;
- interventieonderzoek:
  - klinisch effectonderzoek (gerandomiseerd gecontroleerd onderzoek);
- overzichtsonderzoek (= review):
  - systematische review al of niet met meta-analyse;
  - verhalend (narratief) literatuuroverzicht.

Oorspronkelijk onderzoek betreft ofwel een observationeel ofwel experimenteel (meestal interventie)onderzoek. In de hoofdstukken 2 tot en met 7 worden de methodologie en interpretatie van elk van deze onderzoeksvormen besproken aan de hand van een publicatie. In hoofdstuk 8 wordt de opzet van observationeel onderzoek vergeleken met die van experimenteel onderzoek. Een systematische review over een bepaald onderwerp vat het hierop betrekking hebbende gepubliceerde onderzoek samen. Daarbij is het echter essentieel dat de uitkomsten van de individuele onderzoeken op de juiste wijze worden geïnterpreteerd. In hoofdstuk 9 worden manieren besproken om evidence te duiden en samen te vatten. In dat hoofdstuk wordt het onderwerp systematische reviews geïntroduceerd.

(3) INTERPRETEER DE UITKOMSTEN
Deze stap is het meest tijdrovend en wordt vaak gezien als het moeilijkste onderdeel van het lezen van wetenschappelijke publicaties. Om in staat te zijn de uitkomsten van onderzoek zelfstandig te wegen, is het cruciaal de resultaten goed te kunnen interpreteren. Bij het lezen van een onderzoeksrapport vertrouwen veel mensen op de conclusies die de auteurs trekken, zonder nauwkeurig naar de uitkomsten te kijken waarop zij die conclusies baseren. Het komt voor dat de conclusies niet goed zijn te onderbouwen met de gepresenteerde resultaten, of dat de ene behandeling weliswaar effectiever is dan een andere, maar dat het verschil zo klein is dat de resultaten niet van belang zijn voor de klinische praktijk. Onderzoekers proberen hun uitkomsten zeker onpartijdig te presenteren, maar onbewust kunnen ze de positieve aspecten van hun bevindingen benadrukken en mogelijke negatieve kanttekeningen nalaten. Een drijfveer hiervoor kan ook zijn dat positieve resultaten in het algemeen gemakkelijker worden gepubliceerd.

In dit boek worden richtlijnen besproken die ons in staat stellen een eigen evaluatie te maken van de in wetenschappelijke publicaties gepresenteerde resultaten. Die variëren van de manier waarop een onderzoek is opgezet en het soort metingen dat is gedaan, tot de statistische analyse van de resultaten. Drie overwegingen zijn fundamenteel bij de interpretatie en de toepasbaarheid van onderzoeksresultaten.

1 De *grootte* van het effect van een behandeling (of blootstelling). Is het effect groot genoeg om van klinisch belang te zijn?
2 Representeren de gemeten resultaten een werkelijk effect of betreft het meer een *toevallige bevinding*?
3 Onderzoeksresultaten zijn altijd gebaseerd op een *groep* mensen (of dingen); zouden we soortgelijke resultaten zien bij een andere onderzoeksgroep?

De keuze van de uitkomstmaat, de maat voor het effect van een behandeling (of blootstelling), is van cruciaal belang voor de bovenstaande drie overwegingen. Bij elk wetenschappelijk onderzoek worden uitkomsten gemeten. Als het doel is te bepalen of we al dan niet een nieuwe behandeling zullen gaan gebruiken, wordt het effect van de behandeling op een specifieke uitkomst gemeten. Evenzo wordt voor een bepaling van risicofactoren of oorzaken van mondziekten het effect van de onderzochte blootstelling op het al of niet ontstaan van de specifieke ziekte (uitkomstmaat) gerapporteerd. In de geneeskunde zijn sommige van die uitkomstmaten heel begrijpelijk en hebben ze een duidelijke klinische relevantie, bijvoorbeeld als het gaat om het al dan niet overleven van de patiënt, of het al dan niet krijgen van een hartaanval. We moeten ons altijd afvragen of de gekozen uitkomstmaat voor een onderzoek wel betekenis heeft en een antwoord geeft op de oorspronkelijke vraagstelling op basis waarvan de informatie is gezocht. Niet alle uitkomstmaten in de geneeskunde en tandheelkunde zijn zo eenduidig als ze lijken. Cholesterolsyntheseremmers (statines) verlagen het cholesterolgehalte en er is een grote hoeveelheid onderzoek waaruit blijkt dat mensen die statines gebruiken minder vaak een hartaanval krijgen dan zij die dat niet doen. Zo zien we een duidelijk effect van statines op de gezondheid op basis van de uitkomstmaat 'hartaanval of geen hartaanval'. Er zijn critici die zeggen dat de echte uitkomstmaat bij statines moet zijn: het al dan niet overlijden van de patiënt. In sommige onderzoeken blijkt dat patiënten die statines gebruiken gemiddeld bijna even oud sterven, maar aan andere oorzaken dan hart-vaatlijden.

Er wordt onderscheid gemaakt tussen echte ofwel definitieve uitkomstmaten en surrogaat uitkomstmaten. Definitieve uitkomstmaten bestaan uit resultaatmetingen met een directe klinische relevantie voor de patiënt.[5,6] In de geneeskunde is overlijden een echte uitkomstmaat, evenals het doormaken van een beroerte. In de tandheelkunde zijn de belangrijkste echte uitkomstmaten pijn, tanduitval, esthetiek en kwaliteit van leven in relatie tot de mondgezondheid: allemaal maten die voor de patiënt directe betekenis hebben. De cariësstatus is te bepalen door het aantal door cariës aangetaste (decayed), ontbrekende (missing) of gevulde (filled) gebitselementen (teeth) (DMFT-getal) te tellen. Daarom is het DMFT-getal een echte uitkomstmaat. Surrogaat uitkomstmaten hebben geen duidelijke directe betekenis voor de patiënt. Parodontitis kan bijvoorbeeld op verschillende manieren vastgesteld worden, aan de hand van de pocketdiepte of de mate van aanhechtingsverlies. Hoewel ze eenvoudig en objectief te meten zijn, zijn deze surrogaat uitkomstmaten niet altijd van belang voor de patiënt. Wat voor de patiënt werkelijk uitmaakt, is of een tand verloren gaat of dat hij pijn heeft. Een aanhechtingsverlies van 2 mm betekent niet per se dat de tand zal uitvallen of dat de patiënt pijn krijgt. Meestal wordt van een surrogaat uitkomstmaat aangenomen dat die een voorloper is van een echte uitkomstmaat. Als een aanhechtingsverlies van 2 mm bijvoorbeeld bijna altijd leidt tot verlies van de tand, zou pocketdiepte een goede surrogaat uitkomstmaat zijn voor tanduitval. Surrogaat uitkomstmaten zijn doorgaans objectief meetbare grootheden die vrijwel direct zijn vast te stellen. Bij een trial naar de behandeling van parodontitis kunnen veranderingen in pocketdiepte of aanhechtingsverlies sneller te zien zijn dan tanduitval. Daardoor kan een beslissing over het al of niet toepassen van een nieuwe behandeling sneller genomen worden op basis van deze surrogaat uitkomstmaten. De aanname is dat een verandering in de surrogaat uitkomst zal leiden tot een klinisch belangrijkere uitkomstmaat in een later stadium, zoals tanduitval.

De wetenschappelijke onderbouwing voor het routinematig scalen en polijsten in de parodontologie is een voorbeeld binnen de tandheelkunde waarbij een mengeling van definitieve en surrogaat uitkomstmaten is gebruikt om te bepalen of dit een effectieve procedure is of niet. Plaque, tandsteen, pocketdiepte, aanhechtingsverlies en bacteriologische metingen zijn gemakkelijk definieerbare surrogaat uitkomstmaten, maar alleen dan relevant als ze een nauw verband hebben met een uitkomstmaat die betekenis heeft voor de patiënt, zoals tanduitval of bloedend tandvlees. Deze laatste uitkomsten zijn klinisch meer relevant, maar de onderbouwing van het effect van scaling en polijsten op die twee is mager. Omdat bij het grootste deel van het onderzoek hiernaar gebruikgemaakt is van surrogaat uitkomstmaten, kan op dit moment geen conclusie getrokken worden over de effectiviteit van scalen en polijsten.[7]

Surrogaat uitkomstmaten worden toegepast omdat ze snel een objectieve maat opleveren en daardoor vaak een bruikbare eerste stap. Maar soms bestaat het gevaar dat de uitkomstmaat die klinisch relevant is voor de patiënt, niet goed onderzocht wordt en kan het moeilijk zijn harde conclusies te trekken op basis van slechts surrogaat uitkomstmaten.

(4) BRENG DE BEVINDINGEN IN PRAKTIJK

De informatie verkregen door het zoeken naar literatuur en de daaruit voortvloeiende onderzoeksbevindingen moet vervolgens kritisch bekeken worden in het kader van de vraag die de aanleiding vormde. Gaan we terug naar het voorbeeld van de vrouw met artritis die vroeg naar de effectiviteit van een elektrische versus een handtandenborstel (voorbeeld 1), dan is er veel onderzoek te vinden waarin de twee methoden bij gezonde volwassenen vergeleken zijn. Zijn er ook gegevens over een vergelijking van de twee methoden bij mensen die hun handen minder goed kunnen gebruiken? Zo niet, hoe waarschijnlijk is het dan dat de uitkomsten uit onderzoek bij gezonde volwassenen ook relevant zijn voor deze patiënte?

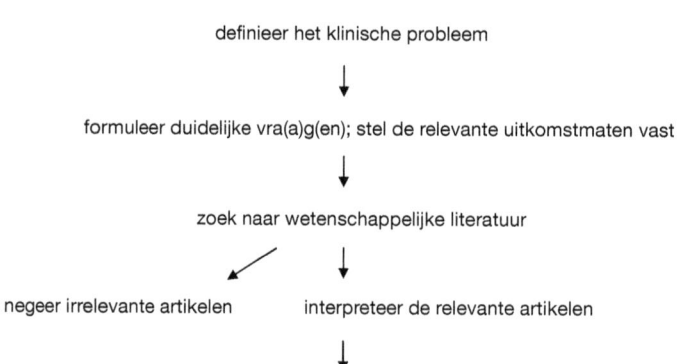

Figuur 1.1 *De belangrijkste stappen van evidence-based tandheelkunde.*

Samenvatting

» De praktijk van evidence-based tandheelkunde is relatief eenduidig, maar vereist een gestructureerde aanpak. De hiervoor benodigde vijf stappen zijn in figuur 1 samengevat.

» Tandartsen moeten de beschikbare informatie zoeken, hieruit een selectie maken en besluiten hoe ze informatie, afkomstig van patiënten, literatuur, collegae en experts in het vakgebied het beste kunnen gebruiken. Sommige symptomen kunnen onverklaarbaar blijken te zijn, sommige moeilijk te behandelen of wellicht wil de patiënt uitsluitend een behandelplan bespreken dat hem is aanbevolen maar waarover hij twijfelt.

» Daarom is een systematische aanpak cruciaal bij de praktijk van evidence-based tandheelkunde. Een goed begrip van de stappen maakt het proces gemakkelijker. Een logische benadering van het probleem leidt tot een onderbouwde beslissing over de te kiezen oplossing.

1.4 Literatuur

1 Frencken F. Exit Kunstgebit? Webmagazine. Voorburg/Heerlen: Centraal Bureau voor de Statistiek, 27 december 2005.
2 Schaub RMH (UMCG), Wieren S. van (RIVM). Hoe wordt mondzorg gefinancierd en wat zijn de kosten? In: Volksgezondheid Toekomst Verkenning, Nationaal Kompas Volksgezondheid. Bilthoven: RIVM, 24 september 2007.
3 Slobbe LCJ, Kommer GJ, Smit JM, Groen J, Meerding WJ, Polder JJ.: Kosten van Ziekten in Nederland 2003; Zorg voor euro's 1. RIVM-rapport nr. 270751010. Bilthoven: RIVM, 2006.
4 American Dental Association: http://www.ada.org/prof/resources/topics/evidence-based.asp.
5 Bader JD, Ismail AI. A primer on outcomes in dentistry. J Public Health Dent 1999; 59(3):131-5.
6 Hujoel PP. Endpoints in periodontal trials: the need for an evidence-based research approach. Periodontol 2000 2004;36:196-204.
7 Beirne P, Forgie A, Worthington HV, Clarkson JE. Routine scale and polish for periodontal health in adults. Cochrane Review. Cochrane Library 2005/1. Chichester: John Wiley.

Aantallen personen: percentages en proporties

In dit hoofdstuk wordt een voorbeeld besproken van het eenvoudigste type wetenschappelijk onderzoek. Daarbij wordt uit een groep proefpersonen het aantal personen met een bepaald kenmerk geteld. Dergelijk onderzoek wordt descriptief onderzoek genoemd. Hieruit kunnen geen geldige conclusies worden getrokken over de effectiviteit van behandelingen of over oorzaken van ziekten.

Bij het besprokene in dit hoofdstuk wordt telkens gerefereerd aan de publicatie die aan het einde van dit hoofdstuk als voorbeeld is opgenomen.

> *Referentie: Underwood B, Fox K. A survey of alcohol and drug use among UK based dental undergraduates.*
> *Br Dent J 2000;189:314-7.*

De cijfers in de marge van bovenstaand artikel dienen als hulp bij het opzoeken van verwijzingen vanuit dit hoofdstuk naar die tekst (*alinea* 5 is bijvoorbeeld de eerste alinea van de paragraaf *Methods*). Alvorens verder te gaan met het bestuderen van dit hoofdstuk is het aan te bevelen het artikel te lezen.

2.1 Wat is het doel van het onderzoek?

Hoewel het doel van het onderzoek meestal wordt vermeld in de titel, aan het begin van de samenvatting en aan het einde van de inleiding, loont het de moeite voor uzelf dit doel zo expliciet mogelijk te formuleren. In het artikel dat aan het eind van dit hoofdstuk is opgenomen, geeft de samenvatting wel aan dat het doel is de prevalentie van alcohol en softdruggebruik te onderzoeken, maar er wordt niet gespecificeerd bij wie dat onderzocht wordt. Uit de titel van het artikel kan worden opgemaakt dat het doel is deze gewoonten te kwantificeren voor *alle* tandheelkundestudenten aan universiteiten in het Verenigd Koninkrijk (VK; Groot-Brittannië en Noord-Ierland) in 1998 (het jaar van het onderzoek). Het woord 'alle' wordt niet expliciet genoemd in het artikel, maar het is van belang omdat het aangeeft dat we niet alleen willen weten wat en hoeveel de tandheelkundestudenten aan deze ene universiteit gebruiken, maar dat we uitspraken willen kunnen doen over alle tandheelkundestudenten in het VK in 1998.

Het doel van het onderzoek kan dus worden omschreven als: een beschrijving geven van het percentage tandheelkundestudenten aan universiteiten in het VK in 1998 dat rookt, drinkt en softdrugs gebruikt.

Om een eigenschap van een groep mensen te kunnen kwantificeren, dient een goede wijze van meten te worden gekozen. Hier wordt het aantal mensen in een onderzoeksgroep geteld met een bepaalde eigenschap, bijvoorbeeld dat hij of zij rookt. De resultaatmeting bestaat dus uit het bepalen of de student een roker is of een niet-roker. Andere in dit artikel onderzochte eigenschappen waren alcoholgebruik en softdruggebruik.

2.2 Hoe is het onderzoek uitgevoerd?

Dit onderzoek is een voorbeeld van een prevalentieonderzoek, ook wel dwarsdoorsnedeonderzoek of (cross-sectioneel) onderzoek genoemd. Het is een van de eenvoudigste vormen van onderzoek die kan worden uitgevoerd in de vorm van een enquête. Daarbij wordt de proefpersonen naar hun eigenschappen, gewoonten of meningen gevraagd tijdens een telefonisch of rechtstreeks vraaggesprek met de onderzoeker of in een schriftelijke vragenlijst. In *alinea* 5-7 beschrijven de auteurs hoe ze hun enquête hebben uitgevoerd. In het kort: alle tandheelkundestudenten van één universiteit kregen in een periode van twee weken een korte vragenlijst bij het begin van een college of via e-mail, met het verzoek hun antwoorden in een afgesloten brievenbus te deponeren.

Een andere manier om het gebruik van sigaretten, alcohol en softdrugs te onderzoeken is het trekken van een willekeurige steekproef uit alle studenten van alle tandheelkundefaculteiten in het VK. Daarvoor is eerst een steekproefkader nodig. Een steekproefkader is in dit geval een lijst van alle studenten aan alle tandheelkundefaculteiten. Een aselecte steekproef is een steekproef waarin elke persoon in het steekproefkader een even grote kans heeft in de steekproef te worden opgenomen (met een computer kan een dergelijke lijst gemakkelijk worden gemaakt). Omdat iedereen dezelfde kans heeft in de steekproef te worden opgenomen, is de groep die ontstaat waarschijnlijk representatief voor de populatie waaruit deze afkomstig is. Dat houdt in dat de karakteristieken die van invloed zouden kunnen zijn op wat wordt gemeten, in gelijke mate vertegenwoordigd zijn in de steekproef als in de gehele populatie, in dit geval alle tandheelkundestudenten in het VK. In een aselecte steekproef is het niet waarschijnlijk dat bepaalde kenmerken over- of ondervertegenwoordigd zijn.

Het doel van een enquête is het vóórkomen van omschreven eigenschappen bij een bepaalde groep mensen te kwantificeren. Dat gebeurt door middel van een schatting van de prevalentie: het aantal mensen dat deze eigenschap op een bepaald moment heeft, uitgedrukt als het percentage of de proportie van de onderzochte populatie. In dit geval was het doel de prevalentie van roken, alcohol- en softdruggebruik onder tandheelkundestudenten vast te stellen. Andere voorbeelden van prevalentieonderzoek zijn: de bepaling van het percentage edentate ouderen in een land of van het percentage patiënten van een tandarts dat in het afgelopen jaar naar het spreekuur is gekomen. Een dergelijk onderzoek is meestal relatief snel uit te voeren omdat het informatie verschaft over een enkel moment in de tijd. Het onderzoek kan ook later nog een aantal keren herhaald worden om een trend vast te stellen; als het onderzoek van Underwood en Fox bijvoorbeeld jaarlijks herhaald zou worden gedurende vijf jaar, zou kunnen worden vastgesteld of er in die periode veranderingen zijn opgetreden in het rookgedrag en het gebruik van alcohol en softdrugs onder tandheelkundestudenten.

Kader 2.1
Prevalentie van een ziekte (of eigenschap): het percentage of relatieve aantal (proportie) mensen dat op een bepaald *moment* de ziekte (of eigenschap) *heeft*

Incidentie: het percentage of relatieve aantal (proportie) mensen dat binnen een bepaalde *periode* een ziekte (of eigenschap) *krijgt*

De begrippen 'prevalentie' en 'incidentie' worden vaak ten onrechte door elkaar gebruikt. De incidentie van een ziekte geeft aan hoeveel *nieuwe* gevallen van de ziekte binnen een bepaalde *periode* ontstaan (uitgedrukt als percentage of relatief aantal mensen in de steekproef). De prevalentie van een ziekte (of eigenschap) is het percentage of relatieve aantal mensen dat de ziekte op een bepaald *moment* heeft. In dit onderzoek is bijvoorbeeld de prevalentie van roken het percentage studenten dat nu rookt. Was er aan de studenten gevraagd of ze in het afgelopen jaar voor het eerst of opnieuw met roken waren begonnen, dan zou het percentage dat 'ja' geantwoord had de incidentie zijn van roken in een jaar.

2.3 Wat zijn de belangrijkste resultaten?

Waar de voornaamste resultaten staan in een artikel is niet altijd duidelijk. Hoewel ze meestal in de samenvatting staan, zijn ze soms alleen in het artikel zelf te vinden. Soms worden er dermate veel resultaten gepresenteerd dat het moeilijk kan zijn de belangrijkste eruit te halen. In een enkel geval zijn de conclusies van het artikel niet voldoende onderbouwd door de resultaten. Bij de interpretatie van resultaten is het verstandig eerst na te gaan welke specifiek van belang zijn met betrekking tot het doel van het onderzoek.

HUIDIG ROOKGEDRAG

In *alinea* 12 staat een aantal resultaten met betrekking tot roken. De prevalentie van roken onder de mannelijke vierde- en vijfdejaarsstudenten is 21%. Dat betekent dat van alle mannen in het vierde en vijfde studiejaar op dat moment 21% roker is.

Soms loont het de moeite zelf tabellen te maken van de gegevens in het artikel, omdat de resultaten waarin u belang stelt dan overzichtelijker en hierdoor gemakkelijker te interpreteren zijn. Tabel 2.1 staat niet in het artikel, maar is afgeleid van de resultaten in het artikel (*alinea* 12) en het aantal mannelijke en vrouwelijke studenten in de onderzoeksgroep.

Tabel 2.1 De prevalentie van roken naar geslacht en studiejaar.

geslacht	studie-jaar	prevalentie (%)	aantal rokers/totaal aantal ondervraagde studenten
mannen	jaar 1-3	4	2/53
	jaar 4-5	21	7/34
	alle jaren	10	9/87
vrouwen	jaar 1-3	1	1/73
	jaar 4-5	13	5/38
	alle jaren	5	6/111
alle studenten	jaar 1-3	2	3/126
	jaar 4-5	17	12/72
alle studenten	alle jaren	8	15/198

Het eerste resultaat waarnaar we kijken is het totale percentage studenten dat rookt (laatste kolommen van tabel 2.1). De prevalentie van roken wordt geschat op basis van het aantal rokers in het totale aantal studenten. Zoals te zien is in tabel 2.1, beantwoordden 198 studenten de enquête, van wie er 15 zeiden dat ze rookten. De prevalentie is dus 15/198 = 0,08 (de zogenaamde proportie), ofwel 8 op de 100 studenten = 8%. De prevalentie wordt dus weergegeven in een percentage of als een proportie. Als gekeken wordt naar bepaalde subgroepen, dan moet worden gedeeld door het aantal mensen in die subgroep, en niet door het aantal mensen in de totale groep. Er waren bijvoorbeeld 87 mannen in het onderzoek en daarvan rookten er 9: de prevalentie onder de mannen is dus 9/87 = 0,10 ofwel 10%.

ALCOHOL
De consumptie van alcohol is gemeten met twee verschillende uitkomstmaten: het totale alcoholgebruik in de afgelopen week en het al dan niet veel drinken op een speciale avond (*gelegenheidsdrinken*). Deze uitkomstmaten vertegenwoordigen verschillende manieren van alcoholgebruik onder de studenten.
De resultaten aangaande alcoholgebruik zijn samengevat in *alinea 13-15*, *figuur 1* en *tabel 1* van het artikel. De figuur is een staafdiagram waarin in een oogopslag te zien is hoe de verdeling van alcoholgebruik naar geslacht en studiejaar is. Zulke figuren worden veel in artikelen over klinisch onderzoek gebruikt. Ze maken lange stukken tekst of grote tabellen met veel cijfers vaak overbodig. Het is bijvoorbeeld eenvoudig te zien dat het percentage mannen in het eerste tot en met het derde jaar met een verstandige mate van alcoholgebruik (0-21 glazen per week, getoond in het onderste deel van elke staaf) ongeveer 50 is (prevalentie van 50%) en dat dit hoger is dan in het vierde en vijfde jaar. *Tabel 1* geeft andere informatie over alcoholgebruik dan *figuur 1*: terwijl *figuur 1* de inname weergeeft in de week voordat de enquête werd ingevuld, gaat *tabel 1* over veel drinken op een enkele avond of dag, zogeheten gelegenheidsdrinken. De prevalentie van gelegenheidsdrinken onder studenten die alcohol gebruiken is 55,6% onder mannen en 58,5% onder vrouwen.

DRUGGEBRUIK
Gekeken is naar het gebruik van verschillende drugs en van elke drug is de prevalentie gerapporteerd in de tekst (*alinea 16-20*) en *tabel 2*. Omdat cannabis het meest gebruikt werd, concentreerden de auteurs zich daarop bij het verzamelen van gegevens naar geslacht en studie-

jaar. Algemeen is de prevalentie van cannabisgebruik op zeker moment 55% (berekend door 44,9% in tabel 2 van 100% af te trekken).

VERGELIJKINGEN TUSSEN GROEPEN
Wanneer voor elk gebruik uit het voorbeeld (dus roken, alcoholconsumptie en druggebruik) de prevalenties zijn vastgesteld, kunnen we nagaan of die verschillend zijn tussen groepen, bijvoorbeeld tussen mannen en vrouwen of tussen verschillende studiejaren. Wanneer verschillen tussen groepen worden besproken, kan prevalentie worden opgevat als een risico. Zo is de prevalentie van roken onder vierde- en vijfdejaars van 17% ook te beschrijven als 'het risico van 17% dat een vierde- of vijfdejaars rookt'. Het is duidelijk dat het risico dat iemand roker is in het vierde en vijfde studiejaar (17%) groter is dan het risico in het eerste tot en met het derde jaar (2%) (tabel 2.1). Voor de numerieke beschrijving daarvan kan het ene risico worden afgetrokken van het andere; we komen zo uit op het absolute risicoverschil: 17% minus 2%; dat houdt in dat er sprake is van 15% extra rokers in het vierde en vijfde studiejaar ten opzichte van het eerste tot en met het derde jaar. De tweede manier om risico's in verschillende groepen te beschrijven is door de verhouding van de twee risico's te berekenen, waaruit we opmaken hoeveel maal zo groot de kans is dat een vierde- of vijfdejaarsstudent rookt ten opzichte van de kans dat een eerste- tot derdejaars rookt. Die kans is ongeveer achtmaal zo groot (17% : 2%). Die verhouding heet het relatieve risico (ook wel risicoverhouding of risicoratio genoemd). Deze uitkomstmaat wordt vaak gebruikt in onderzoek naar oorzaken, preventie en behandeling. Risicoverschillen en relatieve risico's zijn beide valide manieren voor de presentatie van gegevens: ze geven bruikbare informatie. De beschrijving van het absolute risicoverschil van 15% geeft aan dat als we honderd studenten uit jaar 1 tot en met 3 nemen en honderd uit jaar 4 en 5, we kunnen verwachten dat er 15 rokers meer zijn in de tweede groep dan in de eerste. Uit het relatieve risico weten we dat de studenten in jaar 4 en 5 achtmaal waarschijnlijker roker zijn dan studenten uit jaar 1 tot en met 3, maar hieruit kunnen we niet opmaken *hoeveel extra* studenten er roken. Achtmaal zoveel kans kan evengoed betekenen dat er in jaar 4 en 5 tachtig studenten roken ten opzichte van tien in jaar 1 tot en met 3 (een verschil van 70 personen) als zestien studenten ten opzichte van twee (een verschil van 14 personen). In beide situaties is sprake van dezelfde risicoverhouding, terwijl het aantal extra studenten dat rookt (het risicoverschil) heel verschillend is (kader 2.2). Het relatieve risico, het risicoverschil en de interpretatie

van deze risicomaten worden nader toegelicht in de hoofdstukken 4 tot en met 6 en 8.

We kunnen ook de prevalentie van gelegenheidsdrinken onder mannen en vrouwen vergelijken (bij studenten die alcohol gebruiken). In tabel 2.2 zijn de resultaten uit *tabel 1* van het artikel weergegeven in een andere vorm. In het algemeen is de prevalentie van gelegenheidsdrinken onder mannelijke en vrouwelijke studenten ongeveer gelijk (56% mannen, 58% vrouwen), maar er zijn verschillen naar studiejaar. Mannelijke studenten zijn vaker gelegenheidsdrinkers in latere jaren (in het 4e en 5e jaar is gelegenheidsdrinken bij hen 1,6 keer zo waarschijnlijk als in het 1e t/m 3e jaar), terwijl vrouwelijke studenten dat over het algemeen eerder doen (in het 4e en 5e jaar is gelegenheidsdrinken bij hen 0,6 keer zo waarschijnlijk als in het 1e t/m 3e jaar). We zouden kunnen proberen de reden te ontdekken voor dit verschil in alcoholgebruik.

Kader 2.2

definitie	voorbeeld (risico dat men roker is)
risico in groep A = p_A	risico bij studenten in jaar 4 en 5 = 0,17 (= 17%)
risico in groep B = p_B	risico bij studenten in jaar 1 tot en met 3 = 0,02 (= 2%)
absolute risicoverschil = $p_A - p_B$	absolute risicoverschil = 0,17 − 0,02 = 0,15 (= 15%)
relatieve risico = p_A / p_B (in groep A ten opzichte van groep B)	relatieve risico = 0,17 / 0,02 = 8,5 (in groep A ten opzichte van groep B)

Tabel 2.2 Prevalentie van gelegenheidsdrinken naar geslacht en studiejaar.

studiejaar	prevalentie van gelegenheidsdrinken (%)	
	mannen	vrouwen
1-3 (R1)	45	69
4-5 (R2)	70	40
allen	56	58
relatief risico (R2/R1)	1,6	0,6

2.4 Populatieprevalentie

Wat we werkelijk willen weten, is de prevalentie van het gebruik, bijvoorbeeld cannabisgebruik, in de totale populatie van tandheelkundestudenten in het VK in 1998. Ten tijde van het onderzoek waren er dertien tandheelkundefaculteiten in het VK met in totaal 5.000 studenten. We hebben echter alleen de resultaten van één onderzoek aan één faculteit. Kunnen we de resultaten daarvan extrapoleren naar alle tandheelkundestudenten in het VK in 1998? In het onderzoek had bijvoorbeeld 55% van de studenten wel eens cannabis geprobeerd of gebruikte op dat moment (alinea 19). Als we het onderzoek hadden kunnen uitvoeren met elke tandheelkundestudent in het VK (dus alle 5.000), zou de prevalentie dan nog steeds 55% zijn? Hoewel het niet waarschijnlijk is dat de prevalentie weer exact 55% is, kunnen we ervan uitgaan dat die er niet veel van zal afwijken.

De schatting op basis van alle tandheelkundestudenten noemen we de werkelijke of populatieprevalentie. Dat is een parameter die we zelden kunnen vaststellen in onderzoek, omdat het meestal onmogelijk is elk individu in de populatie te enquêteren. Het concept van de werkelijke (of populatie)prevalentie staat centraal bij de interpretatie van onderzoek en vormt een van de kernthema's van dit boek. Hoe kunnen we de werkelijke prevalentie schatten als we alleen maar een (beperkte) groep proefpersonen hebben?

Als een groep geënquêteerd is in plaats van de gehele populatie, zal er altijd enige onzekerheid zijn over de mate waarin de schatting die we doen, verschilt van de populatieprevalentie. Die onzekerheid kwantificeren we door middel van de standaardfout (standard error). Als het onderzoek gebaseerd zou zijn op de totale populatie, zouden we uitkomen op de populatieprevalentie en zou er geen onzekerheid zijn: de standaardfout zou nul zijn. Als we meer groepen proefpersonen van dezelfde omvang zouden nemen, zouden die licht van elkaar afwijkende schattingen van de prevalentie opleveren. De standaardfout is een maat die aangeeft in hoeverre we verwachten dat de prevalenties van onderzoeksgroepen naar beneden of naar boven zullen afwijken van de werkelijke prevalentie. De mate van spreiding die we verwachten, hangt af van de grootte van de onderzoeksgroep. Stel dat onze onderzoeksgroep zeer groot is; we enquêteren bijvoorbeeld 4.000 tandheelkundestudenten. Dan krijgen we waarschijnlijk een schatting die dicht bij de populatieprevalentie ligt. Is het een kleine onderzoeksgroep, van bijvoorbeeld maar tien studenten, dan kunnen we op een schatting uitkomen die erg afwijkt van de werkelijke prevalentie. De formule die gebruikt wordt voor de berekening van de standaardfout houdt rekening met de grootte van de onderzoeksgroep (kader 2.3). De n in de noemer van de breuk houdt in dat naarmate de onderzoeksgroep groter is, de standaardfout kleiner wordt. Een van de krachtigste toepassingen van de standaardfout is dat we er een betrouwbaarheidsinterval mee kunnen berekenen (kader 2.4).

> **Kader 2.3**
> De standaardfout van een prevalentie is een maat voor de onzekerheid bij de schatting van de werkelijke (populatie)prevalentie omdat we slechts een deel van de populatie hebben onderzocht
>
> Als de gevonden prevalentie = p en de grootte van de onderzoeksgroep = n, geldt:
>
> standaardfout (standard error) = $\sqrt{\dfrac{p(1-p)}{n}}$
>
> Voorbeeld: een prevalentie van 55% op basis van 198 studenten
> $p = 0{,}55; n = 198$
> Standaardfout = $\sqrt{0{,}55 \times (1 - 0{,}55)/198} = 0{,}0354$

Een betrouwbaarheidsinterval voor de (ware) prevalentie is een spectrum/traject waarbinnen we verwachten dat de werkelijke prevalentie met een bepaalde waarschijnlijkheid ligt. In het onderzoek met 198 studenten was de prevalentie van ooit cannabis gebruikt hebben 55%. Maar we weten dat in de populatie van alle tandheelkundestudenten in het VK de werkelijke prevalentie groter of kleiner kan zijn dan die 55%. Het 95%-betrouwbaarheidsinterval voor de prevalentie van cannabisgebruik is 48% tot 62%. De interpretatie hiervan is dat op basis van deze onderzoeksresultaten de beste schatting van de populatieprevalentie 55% is, maar met een zekerheid van 95% ligt tussen 48% en 62%.[1] Dus zelfs volgens de voorzichtigste schatting van cannabisgebruik zal de helft (48%) van de tandheelkundestudenten cannabis gebruiken of ooit hebben gebruikt. Het kan ook zo zijn dat maar liefst 62% van de studenten het ooit geprobeerd heeft of momenteel cannabis gebruikt.

1 De preciezere definitie is dat we verwachten dat 95% van dergelijke intervallen de werkelijke prevalentie zullen bevatten. Hoewel dat een subtiel verschil lijkt, is het vaak gemakkelijker het betrouwbaarheidsinterval te begrijpen volgens de definitie in de tekst, terwijl daarmee weinig van de oorspronkelijke definitie verloren gaat.

Kader 2.4
Berekening van een 95%-betrouwbaarheidsinterval (BI; in het Engels: CI = *confidence interval*) voor een prevalentie:

ondergrens van BI = gemeten prevalentie − 1,96 × de standaardfout van de prevalentie
bovengrens van BI = gemeten prevalentie + 1,96 × de standaardfout van de prevalentie

Voorbeeld: een prevalentie van 55% op basis van 198 studenten

$p = 0{,}55$; $n = 198$
standaardfout = 0,0354
95%-BI = 0,55 ± 1,96 × 0,0354 = 0,48 tot 0,62 (ofwel 48 tot 62%)

Waarom wordt '95%' gebruikt voor de mate van betrouwbaarheid? Dit is de meest gebruikte mate van betrouwbaarheid in wetenschappelijke onderzoeken waarvoor tientallen jaren geleden is gekozen. De keuze is weliswaar arbitrair, maar algemeen vindt men dit een voldoende hoge mate van betrouwbaarheid. Er is geen speciale of wetenschappelijke reden voor de keuze voor '95%' en soms zien we bijvoorbeeld een 90%- of een 99%-betrouwbaarheidsinterval. De factor '1,96' hangt samen met het 95%-betrouwbaarheidsinterval. Als een andere mate van betrouwbaarheid wordt aangehouden, verandert deze factor.
Per definitie betekent een 95%-betrouwbaarheidsinterval dat we verwachten dat er een kans is van 5% dat de werkelijke prevalentie buiten deze waarden ligt. In figuur 2.1 wordt het concept van betrouwbaarheidsintervallen uitgelegd aan de hand van het interval uit het gepubliceerde onderzoek (onderzoek nummer 1) en van de resultaten van negentien fictieve onderzoeken, allemaal op basis van hetzelfde aantal studenten als dat van het gepubliceerde onderzoek (198 studenten). In figuur 2.1 wordt aangenomen dat we de populatieprevalentie kennen en dat die 50% is (de prevalentie onder alle 5.000 studenten in het VK als we een dergelijke enquête hadden kunnen uitvoeren). Uit elk van de twintig onderzoeken komt een schatting van de werkelijke prevalentie. Sommige onderzoeken leveren een schatting op die hoger is dan 50%, andere een die lager is en een enkele precies 50%, maar allemaal op één na (onderzoek nummer 7) hebben ze een betrouwbaarheidsinterval waarbinnen ook die 50% valt. Omdat uitgegaan is van 95%-betrouwbaarheidsintervallen, zal 5% van de

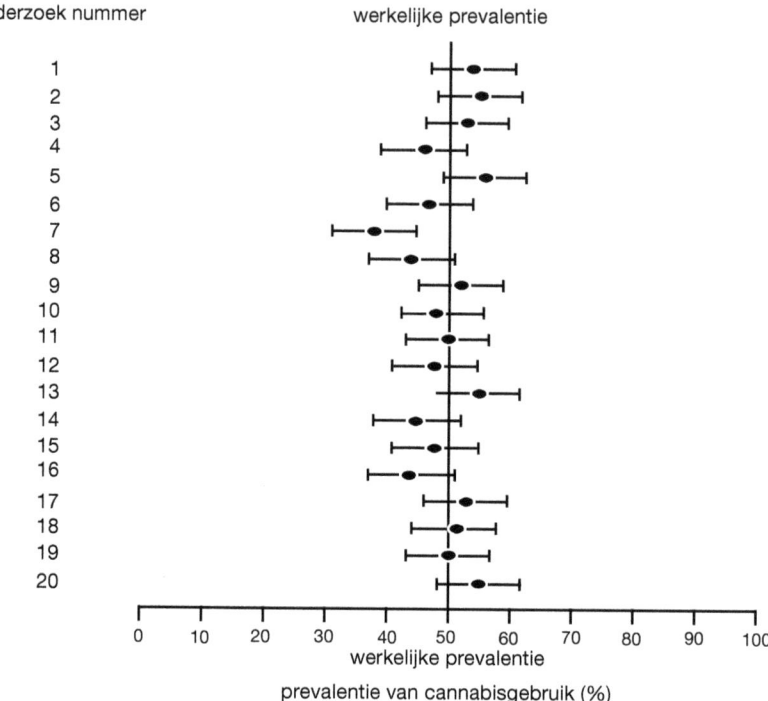

Figuur 2.1 De prevalentie van cannabisgebruik onder tandheelkundestudenten in het VK in het onderzoek van Underwood en Fox (2000) en negentien fictieve onderzoeken van dezelfde omvang. Elke stip vertegenwoordigt een schatting van de prevalentie; de uiteinden staan voor de boven- en ondergrens van het 95%-betrouwbaarheidsinterval. De verticale lijn (op 50%) is de geschatte werkelijke (populatie)prevalentie (op basis van alle studenten in het VK).

Kader 2.5
95%-betrouwbaarheidsinterval voor een prevalentie: een traject van plausibele waarden als schatting van de werkelijke prevalentie op basis van de beschikbare onderzoeksgegevens. Het is een spectrum waarbinnen de werkelijke waarde met een waarschijnlijkheid van 95% ligt. Bij berekening van betrouwbaarheidsintervallen van verschillende onderzoeken met dezelfde groepsgrootte, zou naar verwachting bij ongeveer 95% daarvan de werkelijke prevalentie binnen het spectrum/traject vallen en bij 5% niet

betrouwbaarheidsintervallen (1 op de 20 onderzoeken) waarschijnlijk niet de werkelijke prevalentie omvatten (kader 2.5).

De breedte van het betrouwbaarheidsinterval voor de werkelijke prevalentie zal afhangen van het aantal proefpersonen in het onderzoek. Dat is te zien in figuur 2.2, waarin 95%-betrouwbaarheidsintervallen weergegeven zijn van onderzoeken op basis van 50 tot 4.000 studenten. Als het mogelijk was geweest alle 5.000 tandheelkundestudenten in het VK in 1998 te enquêteren, zouden we de werkelijke prevalentie kennen en zou er geen betrouwbaarheidsinterval zijn. Hoe groter het onderzoek (en hoe dichter we de 5.000 studenten naderen), des te betrouwbaarder is de aanname dat de gemeten schatting dicht bij de werkelijke prevalentie ligt. Het spectrum/traject van het 95%-betrouwbaarheidsinterval wordt smaller: de boven- en ondergrens liggen dichter bij de gemeten prevalentie in het onderzoek. Als er minder studenten in het onderzoek zijn opgenomen, raken we verder af van de 5.000 en wordt het minder zeker dat de gemeten schatting dicht bij de werkelijke prevalentie ligt. Het betrouwbaarheidsinterval wordt dus breder. Uit onderzoek met een breed betrouwbaarheidsinterval (bijvoorbeeld 5% tot 85%) is het moeilijk harde conclusies te trekken, aangezien de schatting van de werkelijke prevalentie dan heel hoog of heel laag kan zijn (kader 2.6).

Kader 2.6
GROOT onderzoek → kleine standaardfout → smal betrouwbaarheidsinterval
klein onderzoek → GROTE standaardfout → BREED betrouwbaarheidsinterval

Bij gebruik van een steekproef om de werkelijke prevalentie te schatten moeten we aannemen dat de eigenschappen van de steekproef (studenten aan één tandheelkundefaculteit) ongeveer gelijk zijn aan die van de populatie waaruit de steekproef wordt getrokken (alle tandheelkundestudenten in het VK). De vraag is dus of de resultaten uit dit ene onderzoek van Underwood en Fox te extrapoleren zijn naar de totale populatie tandheelkundestudenten. We moeten ons afvragen of de studenten al dan niet representatief zijn voor alle studenten in het VK. De auteurs van het artikel achtten het waarschijnlijk dat hun studenten dezelfde gewoonten zouden hebben als die van andere studenten aan andere universiteiten (*alinea* 24), ook al vormden ze niet een willekeurige steekproef uit alle tandheelkundefaculteiten in het VK. De studenten kwamen echter van slechts één faculteit op een enkele geografische locatie, dus zijn ze wellicht niet representatief voor alle tandheelkundefaculteiten.

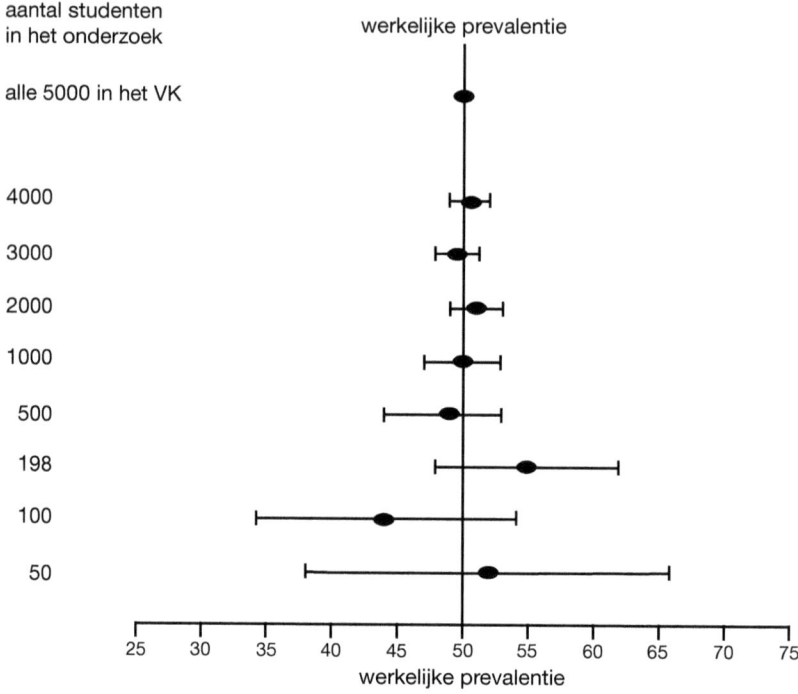

Figuur 2.2 *Schatting van de prevalentie van cannabisgebruik onder tandheelkundestudenten in het VK in het onderzoek door Underwood en Fox (2000), derde onderzoek van onderen (n = 198) en zeven fictieve onderzoeken van verschillende omvang. De stip staat steeds voor de schatting van de prevalentie, en de uiteinden van de lijn voor de boven- en ondergrens van het 95%-betrouwbaarheidsinterval. De verticale lijn (bij 50%) is de werkelijke prevalentie (op basis van alle studenten in het VK).*

2.5 Hoe valide zijn de resultaten?

Om te bepalen hoe valide de uitkomsten zijn, kijken we naar de manier waarop het onderzoek is uitgevoerd, wie er in de steekproef zijn opgenomen en hoe de resultaten zijn geanalyseerd. Het perfecte onderzoek bestaat niet; vaak eindigen onderzoekers hun rapport met inzichten die ze achteraf hebben over manieren waarop hun onderzoek is te verbeteren. De algemene uitkomsten hebben we al beoordeeld, dus het doel van deze paragraaf is te kijken of bepaalde onderdelen van het onderzoek van invloed kunnen zijn op onze interpretatie van de resultaten, maar ook of er sterke punten zijn die de conclusies mede ondersteunen.

Kader 2.7
Bias: elke invloed die ertoe leidt dat uitkomsten van een onderzoek (bijvoorbeeld de prevalentie of incidentie) systematisch worden overschat of onderschat ten opzichte van de werkelijke waarde

Bias kan ontstaan door de manier waarop mensen responderen bij een onderzoek, eigenschappen van de proefpersonen of door de manier waarop de onderzoekers hun onderzoek hebben uitgevoerd

IS ER SPRAKE VAN BIAS?
Bij de interpretatie van de resultaten moeten we ons altijd afvragen of er sprake is van enige bias die de resultaten kan hebben vertekend. Bias (vertekening) wil zeggen dat er een factor of eigenschap is in het onderzoek, van de proefpersonen of de manier waarop het onderzoek is opgezet, die de resultaten naar een bepaalde richting doet verschuiven zodat de gemeten resultaten een overschatting of onderschatting opleveren van de werkelijke waarde (kader 2.7). Bias is iets anders dan de willekeurige (of toevallige) variatie, die alleen aangeeft dat er toevalsverschillen zijn tussen mensen. Hieronder bespreken we enkele voorbeelden van mogelijke bias; in de navolgende hoofdstukken zullen nog meer vormen aan de orde komen. Een manier om na te gaan of en hoe er sprake kan zijn van bias is dat u zich voorstelt zelf een van de respondenten te zijn of een onderzoeker, en u zelf de vraag stelt: 'Hoe kan ik de resultaten *negatief* beïnvloeden, zodat ze niet representatief meer zijn voor wat er werkelijk gaande is?'

Hoe kunnen respondenten voor bias zorgen?
Respondenten kunnen op twee manieren voor bias zorgen: diegenen die helemaal niet responderen kunnen verschillen van diegenen die dat wel doen; en zij die wel responderen kunnen verkeerde informatie verschaffen. Enkele voorbeelden.

- Responsbias. Bepaalde subgroepen studenten zullen wellicht minder op de vragenlijst reageren. Studenten met een culturele achtergrond die alcohol en drugs verbiedt, willen wellicht niet aan het onderzoek meedoen. Als dergelijke studenten minder vaak alcohol of drugs gebruiken, vallen de schattingen van de prevalentie op basis van de metingen hoger uit dan de werkelijke prevalentie. Evenzo responderen studenten met ernstige alcohol- of drugsproblemen misschien minder vaak, waardoor juist onderschatting ontstaat van de prevalentie van alcohol- en druggebruik.
- Rapportagebias. Sommige respondenten geven wellicht foutieve informatie. Een proefpersoon kan zijn gewoonten over- of onderrapporteren. Rokers kunnen bijvoorbeeld zeggen dat ze nooit gerookt hebben, of degene die veertig sigaretten per dag rookt kan melden dat het er maar tien per dag zijn. Ook kunnen er niet-rokers zijn die zeggen dat ze roken.

Hoe foutieve rapportage tot bias leidt: in tabel 2.3 wordt duidelijk hoe bias kan ontstaan en hoe deze de onderzoeksresultaten kan vertekenen. Als de ene groep mensen vaker zijn gewoonten foutief rapporteert dan de andere, zullen de meetresultaten geen accurate schattingen opleveren van de werkelijke prevalenties. Als bijvoorbeeld tien rokers foutief melden geen roker te zijn, schatten we de prevalentie van roken op 20% terwijl deze eigenlijk 30% is.

Tabel 2.3 Fictieve studie onder honderd tandheelkundestudenten van wie bekend is of ze wel of niet roken en wier antwoorden vergeleken worden met de werkelijkheid. Aangenomen wordt dat tien van de rokers niet eerlijk antwoorden en zichzelf als niet-rokers presenteren.

	rapportage als roker	rapportage als niet-roker	totaal	
werkelijk roker	20	10	30	werkelijke prevalentie van roken is 30%
werkelijk niet-roker	0	70	70	
totaal	20	80	100	

gemeten prevalentie van roken is 20%

Door deze vorm van foutieve rapportage ontstaat een *onderschatting* van de werkelijke prevalentie van roken. Hieruit blijkt dat bias alleen kan ontstaan als er een *verschuiving in één richting* is. Als er evenveel niet-rokers waren die zich ten onrechte presenteren als rokers, zou er geen vertekening (bias) ontstaan van de schatting. We weten echter dat niet-rokers zeer zelden rapporteren dat ze roker zijn. Dus zullen er meer rokers zijn die foutief rapporteren en blijken enquêtes meestal een onderrapportage op te leveren van de prevalentie van roken.

Hoe kan de onderzoeksopzet tot bias leiden?
- Waarnemersbias. Omdat de enquête door de student zelf werd ingevuld en niet tijdens een een-op-eenvraaggesprek met een van de onderzoekers, is het niet mogelijk dat de houding van de onderzoeker tot bias in de antwoorden heeft geleid; er is geen waarnemersbias.
- Onderzoekersbias. De enquête zou zodanig geformuleerd kunnen zijn dat de antwoorden voldoen aan de verwachtingen van de onderzoeker. Er kunnen bijvoorbeeld vragen bij zitten die studenten die alcohol drinken ertoe aanzetten een hogere consumptie te rapporteren dan die in werkelijkheid is. We moeten de oorspronkelijke vragenlijst bekijken om dat te kunnen beoordelen.

STERKE PUNTEN EN BEPERKINGEN
Bij het lezen van een artikel moeten we ons afvragen in hoeverre de onderzoeksopzet en de gegevensanalyse gericht zijn op het doel van het onderzoek. Dat kan door de belangrijkste sterke en zwakke punten van het onderzoek op een rij te zetten en op basis daarvan een oordeel te vormen over de validiteit van de resultaten en de vraag of ze algemeen van toepassing zijn of niet. Hierna is een aantal sterke en zwakke punten van dit artikel genoemd. Soortgelijke overwegingen kunnen van toepassing zijn op elk ander onderzoek. Het kan voor de lezer een goede oefening zijn, zelf een lijst te maken alvorens verder te lezen.

Sterke punten
1 De enquête werd afgenomen onder studenten uit alle studiejaren, zodat gemeten kon worden of er verschillen bestonden tussen gewoonten van studenten naar studiejaar (alinea 5). Als bijvoorbeeld alleen eerstejaars bestudeerd waren, konden we niet weten of hun gewoonten lijken op die van studenten in andere jaren, met name de vijfdejaarsstudenten (afstudeerjaar).
2 De vragenlijst was anoniem (alinea 8). Aangezien de identiteit van de studenten niet is te achterhalen, is de kans op respons groter en is de kans kleiner dat ze niet naar waarheid zouden antwoorden, vooral als het gaat om het gebruik van illegale middelen zoals cannabis.

3 Er werd de studenten gevraagd hoeveel alcohol ze hadden gebruikt in de week voorafgaand aan het invullen van de vragenlijst (alinea 14). Dat kunnen ze zich waarschijnlijk beter herinneren dan wanneer ze een schatting zouden moeten maken van hun gemiddelde gebruik over een langere periode.
4 De vragenlijst was al uitgeprobeerd op 25 medische studenten (alinea 7) om er zeker van te zijn dat de vragen voldoende helder geformuleerd waren.
5 Er was een redelijk hoog responspercentage. In dit geval is het responspercentage het percentage studenten dat de vragenlijst terugstuurde naar de onderzoekers. Van een totaal van 264 tandheelkundestudenten (alinea 5) reageerden er 200 (alinea 9): een responspercentage van 76%. Er is geen algemeen geaccepteerde grens voor responspercentages, maar het zal duidelijk zijn dat 90% heel goed is en 10% heel weinig. We weten echter niet of alle respondenten alle vragen beantwoord hebben. Bij andere onderzoeken is het responspercentage ook wel gedefinieerd als het percentage personen dat heeft gereageerd en een voldoende aantal vragen heeft ingevuld. Is het waarschijnlijk dat de eigenschappen van de 24% studenten die niet hebben gereageerd, overeenkomen met die van de respondenten? Aangezien er weinig onderzoeken zijn met 100% respons, is het steeds belangrijk om u af te vragen of de respons hoog genoeg is en of de onderzoekers getracht hebben karakteristieken te achterhalen van de niet-responderende proefpersonen. Soms benaderen ze een willekeurig aantal non-respondenten om te achterhalen welke karakteristieken ze hebben en wellicht zelfs waarom ze niet gereageerd hebben.
6 Over rookgedrag zijn de gegevens van voor en na de start van de opleiding achterhaald (zie Subjects and methods in de samenvatting). Daardoor was een vergelijking mogelijk van het percentage rokers op die twee momenten (alinea 23).

Beperkingen

1 Hoewel uit de titel van het artikel valt op te maken dat we naar de gewoonten kijken van tandheelkundestudenten aan alle universiteiten in het VK in 1998, is maar aan één faculteit het onderzoek uitgevoerd (alinea 5). Om de meetresultaten van toepassing te laten zijn op alle tandheelkundestudenten in het VK, moeten we aannemen dat de eigenschappen van de studenten aan deze universiteit overeenkomen met die aan alle tandheelkundefaculteiten in het VK. Als de studenten van die faculteit uit alle hoeken van het land komen, zou die aanname correct kunnen zijn. Aan de andere kant is

de verkrijgbaarheid van cannabis en alcohol per universiteit misschien verschillend. In de paragraaf *Discussion* (alinea 25) wordt gesteld dat aan deze tandheelkundefaculteit relatief veel studenten uit etnische minderheden studeren, die wellicht minder alcohol, illegale middelen en sigaretten gebruiken. Als die aanname correct is, zijn de schattingen van de werkelijke prevalentie uit dit onderzoek te laag.
2 Het onderzoek is uit 1998 (*alinea 7*) en pas in 2000 gepubliceerd. Sindsdien kunnen de gewoonten van de studenten veranderd zijn. Zijn de resultaten nog van toepassing op de studenten van nu of zijn die substantieel veranderd?
3 Het gebruik van sigaretten, alcohol en cannabis is gemeten aan de hand van zelfrapportage, zodat de nauwkeurigheid van de meetresultaten afhangt van de herinnering en oprechtheid van de studenten. Dat zijn beide belangrijke nadelen als het gaat om het invullen van vragenlijsten over eigen karakteristieken en levensstijl van de respondenten. Voor veel mensen is het moeilijk zich details te herinneren over hun leefstijl van jaren terug en sommigen vertellen niet de waarheid als ze vragen krijgen over gevoelige onderwerpen (bijvoorbeeld seksuele gewoonten). We moeten dus goed kijken naar wat er precies gevraagd is en hoe groot de kans is dat mensen zich informatie niet goed herinneren of erover liegen. De onderzoekers hebben geprobeerd de mate van foutieve rapportage in te schatten en ze dachten dat de studenten hun gewoonten accuraat zouden rapporteren (*alinea 25*).
4 We weten niet of de 24% studenten die niet antwoordden essentieel verschilden van de repondenten.

CONSISTENTIE MET ANDERE ONDERZOEKEN
We kunnen de uitkomsten vergelijken met die van andere enquêtes uit die tijd. Er is bijvoorbeeld een *General Household Survey* in Groot-Brittannië waarin de prevalentie van verschillende gewoonten die met leefstijl te maken hebben wordt gemeten onder de volwassen bevolking. In de leeftijdsgroep van 20- tot 24-jarigen was de prevalentie van roken 42% onder mannen en 39% onder vrouwen, ten opzichte van 10% en 5% onder mannelijke en vrouwelijke tandheelkundestudenten volgens Underwood en Fox. Dat zou betekenen dat tandheelkundestudenten veel minder vaak roken dan mensen van dezelfde leeftijd in de totale bevolking.

2.6 Wat is de waarde van het onderzoek voor de tandheelkundige praktijk?

Op het eerste gezicht hebben de onderzoeksresultaten geen directe betekenis voor de algemene tandheelkundige praktijk. De gezondheid en gewoonten van praktiserende tandartsen kan echter van invloed zijn op de zorg die zij aan hun patiënten verlenen. Aangezien veel studenten alcohol drinken en een aanzienlijk deel van hen ooit drugs gebruikt heeft, kan dat invloed hebben op hun examenprestaties, hun klinische prestaties en op de lange termijn ook op hun gezondheid. Faculteiten Tandheelkunde zouden tot de slotsom kunnen komen dat er een vorm van begeleiding moet komen voor studenten. De onderzoeksresultaten doen ook de vraag rijzen of de overmatige drankconsumptie en het druggebruik na behalen van het tandartsdiploma aanhouden. Vaak is het zo dat een onderzoek de gestelde onderzoeksvraag beantwoordt, maar dat het ook leidt tot de vaststelling van een of meer andere onderwerpen voor een vervolgonderzoek.

LEERPUNTEN
- De prevalentie van een ziekte is het percentage of relatieve aantal mensen dat de ziekte op een bepaald moment heeft.
- De incidentie van een ziekte is het percentage of relatieve aantal (proportie) mensen dat de ziekte in een bepaalde tijdsperiode voor het eerst of opnieuw krijgt.
- Het relatieve risico en het absolute risicoverschil zijn maten waarmee de aantallen (of percentages) van twee groepen worden vergeleken.
- De standaardfout van een prevalentie is een maat voor de onzekerheid van een schatting van de *werkelijke* prevalentie die we doen op basis van slechts een steekproef.
- Een betrouwbaarheidsinterval biedt een spectrum/traject waarbinnen de werkelijke (populatie)prevalentie of incidentie met een zekere mate van waarschijnlijkheid valt.
- Kijk bij het lezen van een cross-sectioneel onderzoek goed naar:
  - het doel van de studie;
  - de samenstelling van de steekproef;
  - mogelijke vormen van bias;
  - sterke en zwakke punten van de onderzoeksopzet, uitvoering en analyse van de resultaten;
  - op wie de resultaten van toepassing zullen zijn.

Dankbetuiging
Met dank aan het British Dental Journal en Ben Underwood voor het verlenen van toestemming voor de opname van het artikel bij dit hoofdstuk.

Oefening
Beantwoord de volgende vragen met betrekking tot het artikel van Underwood en Fox (2000).
1 Wat is de algehele prevalentie van regelmatig cannabisgebruik in dit onderzoek? Hoeveel studenten in dit onderzoek hebben, gezien deze schatting, geantwoord dat ze op dat moment geregeld cannabis gebruikten?
2 Verschilt de prevalentie van het huidige regelmatig cannabisgebruik per geslacht en per studiejaar?
3 Wat is het relatieve risico dat iemand rookt die al eerder gerookt heeft ten opzichte van iemand die niet eerder gerookt heeft? Geef een interpretatie van het relatieve risico.
4 Het is algemeen bekend dat mensen die roken vaker alcohol drinken. Als tandheelkundestudenten die veel roken minder vaak de vragenlijst hebben ingevuld, wat zou dan het effect zijn op de geschatte prevalentie van alcoholgebruik?

RESEARCH
law and ethics

A survey of alcohol and drug use among UK based dental undergraduates

B. Underwood[1] and K. Fox

Objective This study was designed to investigate the prevalence of alcohol and drug use.
Design Anonymous self-report questionnaire
Setting A UK dental school in May 1998
Subjects and methods 1st–5th year dental undergraduates (n = 264) were questioned on their use of alcohol and tobacco, cannabis and other illicit drugs whilst at dental school, and before entry.
Results Eighty two per cent of male and 90% of female undergraduates reported drinking alcohol. Of those drinking, 63% of males and 42% of females drank in excess of sensible weekly limits (14 units for females, 21 units for males), with 56% of males and 58.5% of females 'binge drinking'. Regular tobacco smoking (10 or more cigarettes a day) was found to have a statistically significant association with year of study, 4th–5th year undergraduates being eight times more likely to regularly smoke than their junior colleagues. Fifty five per cent of undergraduates reported cannabis use at least once or twice since starting dental school, with 8% of males and 6% of females reporting current regular use at least once a week.
Conclusion Dental undergraduates are drinking above sensible weekly limits of alcohol, binge drinking and indulging in illicit drug use. Dental Schools should designate a teacher responsible for education of undergraduates regarding alcohol and substance abuse.

[1]*Red Lea Dental Practice, Market Place, Easingwold North Yorkshire, YO61 3AD*
*Correspondence to: B. Underwood
REFEREED PAPER
Received 18.10.00; Accepted 18.07.00
© British Dental Journal 2000; 189: 314–417

Alcohol and drug use among UK school children and university students is increasing.[1,2,3,4,5] A recent nation-wide survey[6] of second-year university students from a range of faculties found many consuming alcohol above sensible limits[7,8,9] and using cannabis and other illicit drugs. Binge drinking[10] has also been widely reported among students,[11,12,13] with established associated health risks and connections with anti-social behaviour.

Surveys of medical students' alcohol[11,12] and drug use[13,14] have shown similar high levels to their

RESEARCH
law and ethics

non-medical counterparts. Alarmingly, medical students constitute a group who will exert an influence disproportionate to its numbers on future social and economic health in the UK,[13] a fact also applicable to dental under-graduates.

The Dental Health Support Programme, formerly known as the Sick Dentists' Scheme, was founded in 1986 with the aim of supporting qualified dentists with alcohol and drug addictions and has to date helped over 500 UK dentists;[15] the high incidence giving cause for concern in the profession. This concern is now being felt at the undergraduate level, with the new GDC guidelines stating:

> Behaviour reflecting adversely on the profession, such as dishonesty, indecency or violence; convictions in a court of law; or problems related to alcohol or drugs, during the time as an undergraduate dental student could lead to the first application for registration being referred to the President. It could easily be taken into consideration later if the Council had cause to consider the conduct of a registered dentist.[16]

Prior to this study, no significant information existed on the prevalence of alcohol and drug use among UK dental undergraduates. This information is needed before the current concerns can be addressed, and will provide a basis for future research and education.

Method

A survey was conducted at one UK dental school of all undergraduates studying in years 1 to 5 (n = 264). A self-report questionnaire was distributed, by the organiser, to 2nd, 3rd and 4th year students before scheduled lectures. Absentees, 1st and 5th year students were contacted via internal mail.

The questionnaire consisted of 4 sides of A4 text on a folded A3 sheet, the cover page acting as a participant information sheet. Questions were asked in closed ended format in standard English making them easily answered, scored and coded (for analysis by computer). The length of the questionnaire was kept as short as feasible allowing completion in less than 5 minutes. Participants were provided with a free pen to act as an incentive and increase anonymity. Return of completed questionnaires was via a self-seal envelope labelled with the organiser's name. In addition the label gave the location of a sealed respondents' box.

The questionnaire was administered over a 2 week period from the 25th May 1998 to the 5th June 1998, avoiding Dental Student Society social events or examination periods, which may not have represented an average week. Prior to distribution, the questionnaire was piloted on 25 medical students, 5 from each year. This highlighted only minor problems that were then corrected before full-scale administration.

Anonymity of participants was essential and, therefore, no name or ethnic group was requested, also no individual questionnaire or year group responses were reported. It was stressed that completion of the questionnaire was voluntary, with no obligation to respond. Confidentiality was strictly maintained with all completed questionnaires being seen exclusively by the survey organiser.

The response rate was high, with 200 undergraduates completing the questionnaire, one respondent who omitted their gender and year was not included in the study.

Ethical approval
Ethical approval was granted by the local research ethics committee. Consent for the questionnaire to be distributed at the Dental School was given by the senior staff.

Statistical analysis
Statistical analysis was carried out using SPSS for Windows. Analysis using a variety of non-parametric techniques was undertaken. Results are descriptive and basically quantitative. Associations between variables were analysed by the Chi-square test and Fisher's exact test.

RESEARCH
law and ethics

Results
Tobacco
Regular tobacco use (10 or more cigarettes per day) was most highly reported among 4th and 5th year males with 21% currently smoking and 15% smoking prior to becoming undergraduates. Only 4% of 1st to 3rd year males reported current regular tobacco use with 6% reporting regular use before entering dental school. Tobacco use among female undergraduates showed similar findings to their male colleagues, with 13% of 4th and 5th years regularly smoking and 1% of 1st to 3rd years, however 22% of 1st to 3rd year females reported smoking tobacco only whilst drinking.

Alcohol
Eighty two per cent of males and 90% of females reported drinking alcohol. Of those drinking 'sensible levels' (0–21 units per week male, 0–14 units female) were exceeded by 63% of males and 42% females. Hazardous drinking, >50 units per week for males, >35 units for females, was reported by 13% of males and 7% of females (Figure 1).

Figures are reported as units of alcohol consumed last week, as they were found to be consistently higher than those which the undergraduates

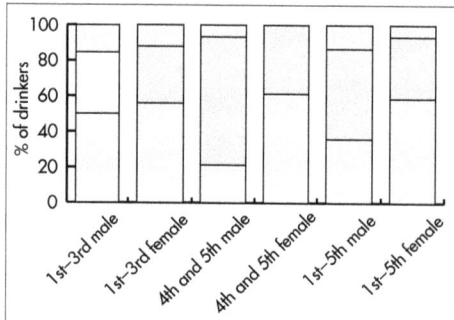

Fig. 1 Level of alcohol consumption by dental undergraduates. Green, hazardous to health level of alcohol consumption; red, increased risk; yellow, sensible level of alcohol being consumed.

Table 1 Binge drinking by dental undergraduates

Gender and Year	n	Binge drinking %
Male 1–3	42	45.2
Female 1–3	64	68.7
Male 4–5	30	70.0
Female 4–5	36	40.0
Male 1–5	73	55.6
Female 1–5	100	58.5

reported as their average number of units consumed weekly.

Binge drinking,[10] (defined as drinking half the recommended weekly units of alcohol in one session, i.e. at least seven units for women and 10 units for men) was reported by 56% of males and 58.5% of females with 70% of 4th and 5th year males reporting binge drinking (Table 1). Thirty per cent of those drinking alcohol overestimated their safe weekly maximum consumption (11% of males and 4% of females if Department of Health limits are used) and 71% reported their alcohol intake was less prior to becoming a dental undergraduate.

Cannabis
Sixty two per cent of males and 49.5% of females reported cannabis use since becoming a dental undergraduate, with 44% of males having used cannabis more than once or twice and 8% reporting current regular use (regular being defined as at least once a week). Twenty six percent of females reported having used cannabis more than once or twice whilst an undergraduate, 6% reporting current regular use.

Highest current regular cannabis use was reported amongst male 4th and 5th year undergraduates as 15%, with 59% reporting having used cannabis more than once or twice and 15% reporting regular cannabis use before entering dental school (Table 2). Lowest regular cannabis use was reported by male 1st–3rd years as 4%.

RESEARCH
law and ethics

Table 2 Cannabis use since becoming a dental undergraduate

Gender and year	n	Never %	once or twice %	>once or twice %	past regular user, but not in current year of study %	past regular user but not now %	current regular user %
Male 1–3	53	45.3	20.8	26.4	3.8	0.0	3.8
Female 1–3	73	54.8	26.0	9.6	4.1	1.4	4.1
Male 4–5	34	26.5	14.7	23.5	14.7	5.9	14.7
Female 4–5	38	42.1	18.4	15.8	5.3	7.9	10.5
Male 1–5	87	37.9	18.4	25.3	8.0	2.3	8.0
Female 1–5	111	50.5	23.4	11.7	4.5	3.6	6.3
Whole	198	44.9	21.2	17.7	6.1	3.0	7.1

18 **Other illicit drugs, amyl nitrate and inhalant use**
Forty five per cent of males and 34% of females reported illicit drug use other than cannabis whilst a dental undergraduate, with 40% of males and 31% of females reporting use before entry to dental school. These figures increase, when amyl nitrate and inhalants (which are not classified as illegal drugs) are included, to 48% of males and 36% of females using drugs whilst undergraduates and 45% of males and 33.5% of females having used drugs prior to entry.

19 After cannabis (55%) the next most commonly used drugs whilst a dental undergraduate were, amphetamines (16%), amyl nitrate (13%), Ecstasy and magic mushrooms (8%), LSD (5.5%), cocaine (4.5%) and inhalants (2.5%).

20 Current regular drug use other than cannabis was rarely reported, with 2.9% of 4th–5th year males using amphetamines and 1.4% of 1st–3rd year females using ecstasy at least once a month.

Associations
21 A highly statistically significant association between year of under-graduate study and regular tobacco use was found ($p < 0.001$), with 4th–5th year undergraduates being eight times more likely to regularly smoke tobacco than their 1st–3rd year colleagues.
22 No significant associations were found between year of under-graduate study and drinking over sensible weekly limits or regular cannabis use. There was no significant association between those who drank above sensible limits and smoked tobacco on a regular basis.

23 Those smoking regularly before entering dental school were found to be statistically significantly more likely to be a current regular tobacco smoker ($p < 0.001$). Of the 14 undergraduates regularly smoking before entering dental school, 9 had continued to regularly smoke, whereas only 6 undergraduates out of 184 had become regular smokers since entry to dental school.

Discussion
24 The results of this survey reflect drug and alcohol use among under-graduates at one UK dental school. However, there is little reason to suspect students at the university surveyed are unique in their experiences. Unpublished data from a recent study of 75% of all vocational dental practitioners revealed a similar level of alcohol and drug use during their times as undergraduates.

25 A high response rate was achieved, with 76% of undergraduates completing the questionnaire. Honesty of responses is difficult to access, as with all self-report surveys, but discussions with participants after the survey suggested truthful responses had been reported, with methods used to maintain anonymity being appreciated. For ethical reasons individual year's responses are not reported due to fears of a breach of anonymity. Ethnic background was not questioned. This may affect the results of the study, as there is a large group of

RESEARCH
law and ethics

ethnic minority students in the dental school. It has been found in previous studies[6,13] that these groups have much lower levels of alcohol consumption, cannabis use and tobacco smoking than whites.

Figures quoted for sensible weekly alcohol consumption levels (14 units for women, 21 units for men) throughout this report are those recommended by the British Medical Association[7] and The Royal College of Physicians, Psychiatrists, and General Practitioners.[8] These are lower than the levels recommended by the Department of Health,[17] (21 units for women, 28 units for men) which have been criticised.[9]

Of those drinking alcohol, 63% of male and 42% of female under-graduates surveyed drank over sensible limits for their gender, levels similar to those reported by students in general[6] (61% males, 48% females), an obvious cause for concern. More alarming is how alcohol is consumed, with binge drinking[10] being reported by 56% of male and 58.5% of female dental undergraduates, this is double that found in university students in general (28%). Highest levels of binge drinking were reported by male 4th–5th years and female 1st–3rd years at 70% and 69% respectively. The reason for this pattern of alcohol consumption may be due to students restricting drinking during the week because of clinical commitments and then binging at weekends. Binge drinking with resultant inebriation has been associated with unprotected sexual contacts, unplanned pregnancies and sexually transmitted diseases, such as HIV.[18,19] Links between crime (especially violent crime) and heavy drinking[20,21] have been found, with drink related crime being highest among young males who have been binge drinking at weekends. It would be hard to deny the enjoyment associated with drinking alcohol. There is however, a point after which the hazards outweigh the benefits. Despite formal guidance given on professionalism within the dental course, there would still appear to be a prevalent culture of heavy drinking by undergraduates. Without further intervention this is likely to continue with inevitable consequences.

Regular tobacco smoking (10 or more cigarettes per day) was found to have statistically significant associations ($p < 0.001$) with year of study, senior undergraduates of both sexes being more likely to smoke regularly than their juniors. Due to the cross sectional nature of this survey, it is not possible to say whether there is an upward progression in frequency of smoking from first through fifth year. Twenty one per cent of male and 13% of female 4th–5th years reported smoking at least 10 cigarettes a day, and 21% of female 1st–3rd years reported smoking only whilst drinking. This gives cause for concern, as these individuals will have future responsibility for the health care of the general population.

Regular cannabis use (weekly or more often) by dental under-graduates was found to be lower than that by students in general,[6] at 8% by males and 6% by females compared to 23% and 16%. Fifty five per cent of dental undergraduates reported cannabis use at least once or twice since coming to dental school, therefore, over half of undergraduates have used a Class B illegal drug, and in doing so risk possible criminal convictions with wider ramifications for future employment or even registration.

Illicit drug use, other than cannabis, (excluding amyl nitrate and inhalants, which are not illegal to use) was reported by 45% of male and 34% of female undergraduates, whilst at dental school, 40% of males and 31% of females reporting use before becoming an under-graduate. This is lower than that found in university students[6] in general at 59%, this figure does however, include amyl nitrate. Regular illicit drug use (once a month or more often), other than cannabis was rarely reported.

This study gives only a snapshot of the current situation, and it is not known how those surveyed will change in their habits once qualified, therefore the results of this survey should be used as a baseline. Longitudinal studies of those participating in

RESEARCH
law and ethics

this survey should be carried out yearly to monitor changes in drug and alcohol use during vocational training and beyond. It may also be advisable to survey levels of stress in future studies, as a recent BDA survey[22] found high levels of alcohol consumption by dentists was associated with raised stress levels.

In conclusion, this survey has found undergraduates at the dental school surveyed drinking above sensible weekly limits, binge drinking and indulging in illicit drug use to a degree which may damage health and future careers. The Royal College of Physicians of Edinburgh and the Medical Council on Alcoholism, recommend medical schools designate a teacher responsible for education of students about alcohol and substance abuse and for monitoring the impact of such information.[23] This advice is also applicable to Dental Schools.

The authors gratefully acknowledge all undergraduates who took part in this study, Dr B. Scaife for statistical support and Dr P. N. Nixon for advice on questionnaire design.

1 Plant M, Plant M. *Risk-takers: alcohol, drugs, sex and youth*. London: Tavistock/Routledge, 1992.
2 Balding J. *Young people in 1993* Exeter Schools Health Education Unit; University of Exeter, 1994.
3 Wright J D, Pearl L. Knowledge and experience of young people regarding drug misuse, 1969–94. *Br Med J* 1995; 310: 20–24.
4 Calman K. On the state of public health. *Health Trends* 1995; 27:71–75.
5 Royal College of Physicians. Alcohol and the young. *J R Coll Phys London* 1995; 29: 470–74.
6 Webb E, Ashton C H, Kelly P, Kamali F. Alcohol and drug use in UK university students. *The Lancet* 1996; 348: 922–25.
7 British Medical Association. *Alcohol: guidelines on sensible drinking*. London BMA, 1995.
8 Royal College of Physicians, Psychiatrists, and General Practitioners. *Alcohol and the heart in perspective: sensible limits reaffirmed*. London: Royal Colleges, 1995.
9 Edward G. Sensible drinking: doctors should stick with the independent medical advice. *Br Med J* 1996; 312: 1.
10 Moore L, Smith C, Catford J. Binge drinking: prevalence, patterns and policy. *Health Educ Res* 1994; 9: 497–505.
11 File S E, Mabbutt P S, Shaffer J. Alcohol consumption and lifestyle in medical students. *J Psycopharmacol* 1994; 8: 22–26.
12 Collier D J, Beales I L P. Drinking among medical students: a questionnaire survey. *Br Med J* 1989; 299: 19–22.
13 Ashton C H, Kamali F. Personality and lifestyles, alcohol and drug consumption in a sample of British medical students. *Med Educ* 1995; 29: 187–92.
14 Gravensten J S, Kong W P, Marks R G: Drug use by anaesthesia personnel and medical students. *Anaesthesiol* 1980; 53: s345.
15 Willis J. The drugs don't work. *BDA Launchpad* 2000: 1: 23–26.
16 The General Dental Council. *Maintaining Standards*. General Dental Council. London, 1997
17 Inter-Departmental Working Group. *Sensible drinking*. Department of Health, London, 1995.
18 Robertson, J A, Plant M A. Alcohol, sex and risk of HIV infection. *Drug and Alcohol Dependence* 1998; 22: 75–78.
19 Bagnal, G. Education as a solution: the need for care, modesty and realism. In Anderton, D. (ed), *Drinking to your Health: The Allegations and the Evidence*. Social Affairs Unit, London, 1990.
20 Home Office Standing Conference on Crime Prevention. *Report of the Working Group on Young People and Alcohol*. Crown Office, London, 1987.
21 Tuck, M. Drinking and disorder: *a study of non-metropolitan violence*. Home Office Research Study 10. HMSO, London, 1980.
22 Kay E, Scarrott D. A survey of dental professionals' health and well-being. *Br Dent J* 1997 183: 340–345.
23 Ritson E B. Teaching medical students about alcohol. *Br Med J* 1990 300: 134–5.

Metingen bij mensen 3

In hoofdstuk 2 zijn de belangrijkste aspecten van het tellen van mensen geïntroduceerd. Dit hoofdstuk is een inleiding van onderzoek waarbij metingen bij mensen (of objecten) worden gedaan. Voorbeelden van zulke metingen zijn bloeddruk, het aantal vullingen in het gebit of de benodigde tijd om te herstellen van een mondoperatie. In dit hoofdstuk gaat het vooral om interpretatie van de meetresultaten en niet om de onderzoeksopzet zelf: metingen kunnen bij elke vorm van onderzoek gedaan worden. Centraal staat het concept van natuurlijke variatie. Mensen verschillen van elkaar, en elke eigenschap die we meten kan van persoon tot persoon variëren. Mensen hebben verschillende bloeddrukken, verschillende aantallen vullingen en verschillende herstelperiodes na een operatie. Met deze variatie dient rekening te worden gehouden bij de interpretatie van wetenschappelijk onderzoek. In dit hoofdstuk zullen wij het over metingen hebben aan de hand van de resultaten van een onderzoek naar de werkzaamheid van verschillende witmakende tandpasta's.

> **Referentie:** Sharif N, MacDonald E, Hughes J, Newcombe RG, Addy M. *The chemical stain removal properties of 'whitening' toothpaste products: studies in vitro.* Br Dent J 2000; 620-4.

Het artikel is gebaseerd op metingen op modellen met kunsthars elementen, maar dezelfde principes zijn van toepassing op onderzoek bij mensen.

3.1 Wat is het doel van het onderzoek?

De cosmeticamarkt is groot en aan tandpasta's die de tanden witter maken kunnen mensen relatief veel geld uitgeven. Deze tandpasta's zijn gewoonlijk duurder dan gewone tandpasta's. Patiënten zouden hun tandarts kunnen vragen welke tandpasta hij het beste acht. Er zijn veel verschillende merken op de markt, maar dat wil nog niet zeggen dat ze allemaal effectief zijn. Het is dus belangrijk dat de tandarts de beschikbare informatie begrijpt en kan interpreteren. Het doel van het onderzoek van Sharif et al. was de werkzaamheid van verschillende witmakende tandpasta's te vergelijken met die van een gewone tandpasta en van poetsen met water alleen.

Tabel 3.1 Fictieve gegevens van het effect van een witmakende tandpasta (Superdrug Ultracare) op dertig modellen met kunsthars elementen. Elke meting betreft de mate van verkleuring na vijf minuten blootstelling (gemeten in eenheden optische dichtheid).									
54	65	86	31	39	68	65	58	56	56
29	30	43	44	90	74	78	57	57	53
37	42	46	75	58	59	43	64	69	67

3.2 Hoe is het onderzoek uitgevoerd?

Het onderzoek van Sharif et al. (2000) is een vergelijking van 28 witmakende tandpasta's (allemaal in de winkel verkrijgbaar), zeven experimentele tandpasta's, één gewone tandpasta en water. De auteurs voeren een serie experimenten uit op modellen met kunsthars elementen in plaats van op echte tanden. Elk model werd op gelijke wijze verkleurd, door het beurtelings gedurende twee minuten in menselijk speeksel onder te dompelen, gedurende twee minuten in een mondwater met 0,2% chloorhexidine en gedurende een uur in een theeoplossing, totdat de optische dichtheid van de verkleuring > 2,0 was. Deze werd gemeten door de modellen in een spectrofotometer te plaatsen.
Om te testen hoe effectief elke pasta de modellen wit maakte, werd 3 g tandpasta verdund met 10 ml water. Vervolgens werden de modellen hierin ondergedompeld (of in 15 ml water) in een afgesloten fles. Die werd vervolgens gedurende een minuut geschud. Daarna werd het model met kunsthars elementen eruit gehaald, kort onder water afgespoeld en te drogen gelegd. Die procedure werd vier keer herhaald zodat elk model in totaal vijf minuten in een pasta ondergedompeld was. Voor elke tandpasta werden meerdere modellen (3 of 6) gebruikt. Het belangrijkste meetresultaat was de mate van verkleuring die na vijf minuten nog aanwezig was, gemeten met een spectrofotometer. De meeteenheid was dus 'eenheid van optische dichtheid'.

HET BEGRIP NATUURLIJKE VARIATIE

In tabel 3.1 staan fictieve gegevens van dertig modellen met kunsthars elementen die met dezelfde witmakende tandpasta behandeld zijn (de gegevens zijn afkomstig van Superdrug Ultracare, onderzoek 1 in het artikel van Sharif et al., 2000). De essentie van deze bespreking verandert niet als tanden van verschillende mensen waren gebruikt in plaats van modellen. Elk cijfer geeft de mate van verkleuring aan na vijf minuten, gemeten in eenheden optische dichtheid. Er zijn veel verschillende waarden, van 29 tot 90 eenheden optische dichtheid, ook al is voor elk model dezelfde tandpasta gebruikt. Het effect op de proefmodellen varieert net zoals het effect op de tanden van verschillende mensen zou variëren.

Vervolgens is er een manier nodig om op basis van al die metingen de werkzaamheid van de tandpasta weer te geven. Dat kan door twee maten te specificeren: het gemiddelde en de spreiding (i.e. de mate waarin de metingen verspreid liggen rond dat gemiddelde). Hoe we gemiddelde en spreiding definiëren, hangt af van de verdeling van de resultaten.

De gegevens zijn samen te vatten in een tabel die het aantal meetresultaten binnen een bepaald interval aangeeft (tabel 3.2). Om de verdeling van de resultaten te zien, wordt met de cijfers uit die tabel een histogram gemaakt (zoals in figuur 3.1). Daarin is eenvoudig te zien hoeveel modellen een waarde scoren binnen de bepaalde grenzen. Er zijn bijvoorbeeld vijf modellen die een verkleuring van 40-49 eenheden optische dichtheid laten zien en negen van 50-59 eenheden.

De verticale as kan ook in percentages omgezet worden: 16,7% van de metingen viel binnen de 40-49 eenheden optische dichtheid (figuur 3.1b). Of het histogram nu gebaseerd is op aantallen of percentages op de verticale as (y-as), de vorm zal steeds dezelfde zijn. Meestal is de beste optie gebruik te maken van percentages op de y-as, omdat dan het totale aantal metingen wordt meegewogen en er direct vergeleken kan worden met andere histogrammen, gebaseerd op grotere of kleinere aantallen modellen.

Het histogram in figuur 3.1 lijkt symmetrisch: aan beide zijden van het centrum (categorie met de meeste modellen) is een ongeveer even grote spreiding. De meting die het centrum van de uitkomsten het best aangeeft heet het rekenkundig gemiddelde. Om op het rekenkundig gemiddelde te komen, worden de meetresultaten opgeteld en gedeeld door het aantal metingen. In het voorbeeld is de som van alle meetresultaten 1.693 en het totale aantal metingen is 30, dus het gemiddelde is 56,4 eenheden optische dichtheid (1.693 : 30). De gemiddelde

Tabel 3.2 Verkleuring na vijf minuten blootstelling aan een witmakende tandpasta. De uitkomsten van tabel 3.1 zijn in acht categorieën onderverdeeld (Sharif et al., 2000).

verkleuring (eenheden optische dichtheid)	aantal modellen (frequentie)	percentage
20-29	1	3,3
30-39	4	13,3
40-49	5	16,7
50-59	9	30,0
60-69	6	20,0
70-79	3	10,0
80-89	1	3,3
90-99	1	3,3
totaal	30	100,0*

* De werkelijke som is 99,9% en niet 100%, als gevolg van de afronding van de deelpercentages.

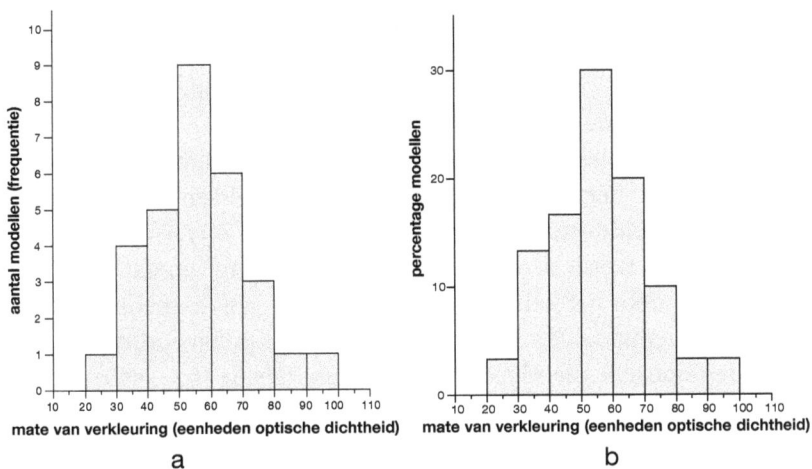

Figuur 3.1 Histogram van de mate van verkleuring voor de uitkomsten van de dertig modellen in tabel 3.1. Het histogram bij (a) is gebaseerd op het aantal modellen naar mate van verkleuring (tabel 3.4). Het histogram in (b) is gebaseerd op het percentage modellen binnen elke categorie van verkleuring.

verkleuring na de behandeling is dus ongeveer 56 eenheden optische dichtheid.

Kader 3.1
Het gemiddelde is een maat voor het centrum van de verdeling van de meetresultaten:

$$\text{gemiddelde} = \frac{\text{som van alle meetresultaten}}{\text{aantal meetresultaten}}$$

De standaarddeviatie is een maat voor de spreiding van de verdeling rond het gemiddelde:

standaarddeviatie =

$$\sqrt{\frac{\text{som van (de afwijking van elk meetresultaat ten opzichte van het gemiddelde)}^2}{\text{aantal meetresultaten} - 1}}$$

Nu de gemiddelde waarde is vastgesteld, blijven er dertig waarden die zich elk op enige afstand bevinden van dat gemiddelde. Hoe ver liggen de metingen verspreid rond het centrum? In hoeverre varieert de mate van verkleuring tussen de modellen onderling? De meest gebruikte maat voor spreiding is de standaarddeviatie. Daarmee wordt de gemiddelde afstand beschreven van de metingen ten opzichte van hun gemiddelde waarde (kader 3.1).

In tabel 3.3 is te zien hoe een standaarddeviatie wordt berekend uit vijf meetresultaten. Eerst worden de resultaten opgeteld en gedeeld door 5 om de gemiddelde waarde vast te stellen: (50 + 52 + 57 + 59 + 62) : 5 = 56. Vervolgens wordt berekend hoe ver elke meting van dat gemiddelde af ligt door het gemiddelde af te trekken van de meting (meetresultaat – gemiddelde). Het meetresultaat 52 ligt bijvoorbeeld – 4 eenheden optische dichtheid onder het gemiddelde (52 – 56 = – 4) en het meetresultaat 59 ligt + 3 eenheden optische dichtheid boven het gemiddelde (59 – 56 = + 3).

Als we alle afwijkingen van het gemiddelde optellen (– 6, – 4, + 1, + 3, + 6), is het resultaat 0: de negatieve afwijkingen neutraliseren de positieve omdat het gemiddelde precies in het centrum van alle metingen ligt. Om dat te omzeilen, wordt met de kwadraten van de afwijkingen gewerkt. Het gemiddelde van deze kwadraten is (36 + 16 + 1 + 9 + 36) : 4 = 24,5. Het lijkt logisch, dat de som gedeeld moet worden door 5, maar in werkelijkheid wordt hij gedeeld door het aantal metingen – 1 (dit heet het aantal vrijheidsgraden en wordt altijd gebruikt bij de berekening van een standaarddeviatie van een onderzoeksgroep). Vervolgens moet, om terug te keren naar de oorspron-

Tabel 3.3 Voorbeeld van berekening van de standaarddeviatie op basis van vijf meetresultaten.					
eenheden optische dichtheid	50	52	57	59	62
afwijking van het gemiddelde (56)	– 6	– 4	+ 1	+ 3	+ 6
afwijking in het kwadraat	36	16	1	9	36
Berekening standaarddeviatie					
1. som van de gekwadrateerde afwijkingen = 98					
2. deling door (aantal meetresultaten – 1) = 98 / (5 – 1) = 24,5					
3. worteltrekking om tot standaarddeviatie te komen = $\sqrt{24,5}$ = 4,95					

kelijke orde van grootte, de wortel worden getrokken uit het gemiddelde van de gekwadrateerde afwijkingen. Daaruit komt de standaarddeviatie naar voren van 4,95. Dat betekent dat onder deze meetresultaten de waarden afwijken van het gemiddelde met gemiddeld 5 eenheden optische dichtheid.

De standaarddeviatie voor de dertig meetresultaten in tabel 3.1 is 16 eenheden optische dichtheid. Dat betekent dat de meetwaarden gemiddeld met 16 eenheden optische dichtheid afwijken van het gemiddelde (van 56 eenheden optische dichtheid).

3.3 Gemiddelden voor een selectie van tandpasta's en water

In tabel 3.4 staan de gemiddelden en de standaarddeviaties van een selectie van de witmakende tandpasta's uit het artikel van Sharif et al. (2000). Het is duidelijk dat de geselecteerde tandpasta's behoorlijk variëren in effectiviteit. Macleans Whitening lijkt het meest effectief omdat het de laagste gemiddelde mate van verkleuring achterlaat (6,4 eenheden optische dichtheid). De standaarddeviatie is 2,2 en dat betekent dat de waarden van de zes modellen met kunsthars elementen waarop getest is gemiddeld 2,2 eenheden optische dichtheid afwijken van het gemiddelde van 6,4. Hoewel sommige witmakende tandpasta's effectief de verkleuring blijken te verminderen, blijken andere een vergelijkbaar of zelfs minder goed resultaat te halen dan een gewone tandpasta (Colgate Regular) of zelfs niet beter dan water.

De gemiddelden zijn te gebruiken om uit de verschillende witmakende tandpasta's de beste te kiezen. Voor het maken van dergelijke vergelijkingen bestaat een aantal statistische methoden, die in hoofdstuk 4 aan de orde zullen komen.

Tabel 3.4 Gemiddelde en standaarddeviatie van de mate van verkleuring (eenheden optische dichtheid) na vijf minuten behandeling met een selectie van de tandpasta's en water.

merk	gemiddelde	standaarddeviatie	aantal modellen
Beverley Hills Natural Whitening	71,0	5,1	6
Boots Advanced Whitening	30,1	5,5	6
Macleans Whitening	6,4	2,2	6
Pearl Drops	63,9	9,1	6
Colgate Regular	63,1	6,9	6
Water	71,5	11,0	6

3.4 Normale verdeling

Het histogram in figuur 3.1 is symmetrisch van vorm en als er een curve (of: kromme) omheen getekend wordt, is die klokvormig (figuur 3.2). Zo'n curve biedt een manier om een set meetresultaten te beschrijven (op soortgelijke wijze als het histogram). Deze klokvormige curve heet de normale verdeling (soms ook wel de Gauss-verdeling of kromme om verwarring te voorkomen met de in het Nederlands veelgebruikte term 'normaal'). Hij biedt een goede manier om de verdeling, of distributie, te beschrijven van een meting. Veel metingen in de geneeskunde en tandheelkunde hebben een normale verdeling.

De normale verdeling heeft enkele nuttige wiskundige eigenschappen. Als het gemiddelde en de standaarddeviatie bekend zijn, is er een formule waarmee de klokvormige curve getekend kan worden. Zou de curve moeten worden getekend op basis van een histogram, dan zouden er honderden metingen verricht moeten worden voor een gladde curve. Omdat de normale verdeling valt af te leiden van enkel het gemiddelde en de standaarddeviatie, kan met slechts een klein aantal metingen al een beeld verkregen worden van de resultaten. Op basis van het gemiddelde en de standaarddeviatie van de dertig resultaten in tabel 3.1 (gemiddelde 56 en standaarddeviatie 16 eenheden optische dichtheid) ontstaat een normale verdeling zoals weergegeven in figuur 3.3. Op de horizontale as (x-as) staan de mogelijke resultaten; hier dus de mate van verkleuring in optische eenheden. Op de denkbeeldige verticale as (y-as) staat de relatieve fre-

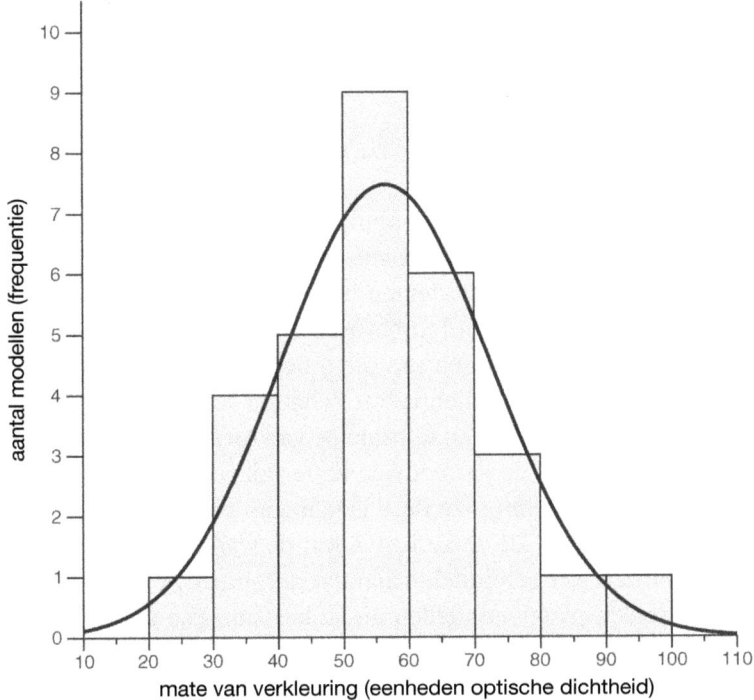

Figuur 3.2 Histogram van de mate van verkleuring op basis van de dertig meetresultaten uit tabel 3.2. Er is een gladde, klokvormige curve (normale verdeling) overheen getekend.

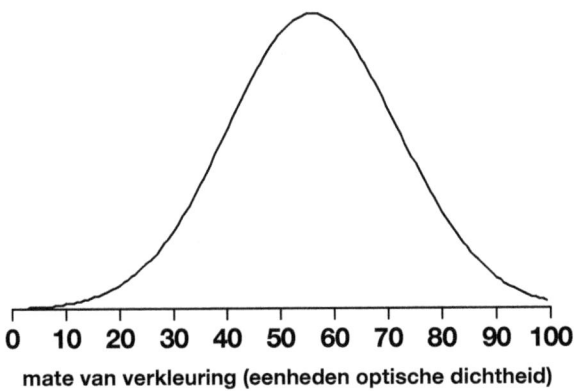

Figuur 3.3 Normale verdelingscurve voor Superdrug Ultracare.

quentie waarmee de uitkomsten voorkomen berekend uit de formule van normale verdeling.[1] De normale curve biedt een goede manier om in één grafiek zowel het gemiddelde als de spreiding weer te geven.

DE IMPLICATIES VAN EEN ONDERZOEK OP EEN GROEP MENSEN

In hoofdstuk 2 zijn de concepten populatie en onderzoeksgroep besproken. Gezocht werd naar informatie over een grote populatie, namelijk alle tandheelkundestudenten in het Verenigd Koninkrijk in 1998, maar het onderzoek werd uitgevoerd bij slechts een beperkte groep mensen. De meetwaarden van die groep werden gebruikt om parameters (in dit geval prevalenties) te schatten voor de hele populatie. In dit hoofdstuk is hetzelfde principe van toepassing: de belangrijkste parameter is de gemiddelde mate van verkleuring die rest na vijf minuten behandeling, en deze is gemeten bij onderzoeksgroepen ter grootte van zes. De vraag is dus wat de ware gemiddelde waarde is. Dat zou het gemiddelde zijn dat gevonden wordt in een onderzoek met *alle* plastic modellen die er bestaan. Een dergelijk onderzoek is uiteraard niet uitvoerbaar, maar met behulp van het gemiddelde van de onderzoeksgroep valt een schatting te maken van het ware gemiddelde, en met betrouwbaarheidsintervallen kan worden nagegaan hoe waarschijnlijk die schatting is, gezien de grootte van de onderzoeksgroep.

In gewoon Nederlands betekent het woord 'populatie' hetzelfde als bevolking: de inwoners van een geografisch gebied. In onderzoekstermen betekent populatie de verzameling van alle mensen (specimens, monsters, of modellen) die men wil onderzoeken. Als we een steekproef uit de populatie nemen, dan willen we die groep gebruiken om gevolgtrekkingen te maken die niet alleen voor de individuen in de groep gelden, maar voor de gehele populatie waaruit ze voortkomen. In de tandheelkunde of geneeskunde worden vaak mensen bestudeerd met een specifieke ziekte en wil men niet alleen uitspraken kunnen doen over de mensen in de onderzoeksgroep, maar over iedereen die de ziekte heeft of wellicht nog krijgt. Bij bijvoorbeeld een onderzoek naar een nieuwe pijnstiller voor kinderen bij tandheelkundige behandelingen wordt het middel getest op een groep kinderen, terwijl men wil weten wat het middel doet bij alle kinderen, nu en in de toekomst. De populatie van alle kinderen is niet te onderzoeken. Bij extrapolatie van de gegevens over een groep naar de gehele populatie waaruit die

---

[1] De formule voor de normale verdeling is ingewikkeld voor wie er niet mee vertrouwd is, maar behoeft in dit verband geen bespreking.

groep komt, bestaat er altijd enige onzekerheid over wat wel en niet af te leiden valt van de groep naar de populatie. Om die onzekerheid te beschrijven, bestaan er methoden; de krachtigste methode is het betrouwbaarheidsinterval.

Zoals reeds beschreven voor proporties (het relatieve aantal mensen, zie figuur 2.1 in hoofdstuk 2), valt te verwachten dat de proportie mensen met een bepaalde eigenschap per onderzoek varieert (i.e. per steekproef). Hoe kleiner de onderzoeksgroep waaruit de proportie berekend is, des te onzekerder zal het zijn dat de gemeten schatting dicht bij de werkelijke waarde ligt (zie figuur 2.2 in hoofdstuk 2). Deze principes gelden voor elke statistische schatting, inclusief de gemiddelde waarde. Wat er ook gemeten wordt, de uitkomst zal anders zijn bij een andere onderzoeksgroep, en hoe meer mensen gemeten worden, des te zekerder het is dat de metingen in de onderzoeksgroep een afspiegeling zijn van de werkelijke waarde voor de populatie.

In figuur 3.4 zijn de mate van verkleuring na vijf minuten behandeling en de standaarddeviatie voor twintig fictieve onderzoeken met Superdrug Ultracare weergegeven. Van onderzoek 1 staan de resultaten in tabel 3.1 (gemiddelde waarde van 56, standaarddeviatie van 16 en onderzoeksgrootte van 30 metingen). De overige onderzoeken zijn verzonnen. Elk onderzoek is gebaseerd op dezelfde hoeveelheid modellen met kunsthars elementen, maar bij elk komt er een ander gemiddelde uit. Met elk onderzoek inclusief 95%-betrouwbaarheidsinterval is een poging gedaan, het ware gemiddelde te schatten waarvan, voor het doel van deze bespreking, wordt aangenomen dat het 58 eenheden optische dichtheid is. Sommige onderzoeken hebben een gemiddelde dat hoger ligt dan 58 en andere een gemiddelde daaronder, maar alle betrouwbaarheidsintervallen bevatten het ware gemiddelde, behalve onderzoek 17. Dat is naar verwachting: een 95%-betrouwbaarheidsinterval houdt in dat het interval het ware gemiddelde zal bevatten in 95% van de gevallen, en dus het ware gemiddelde zal missen in 5% van de gevallen (i.e. 1 op 20 onderzoeken).

De variabiliteit van een statistische uitkomst (of het nu een proportie of een gemiddelde betreft) valt te kwantificeren met de standaardfout. Dat is een maat voor de onzekerheid over de schatting van de werkelijke waarde op basis van een enkele onderzoeksgroep. De standaardfout van het gemiddelde geeft aan dat het gemiddelde van onderzoeksgroep tot onderzoeksgroep kan verschillen. Een belangrijke toepassing van de standaardfout is dat die gebruikt kan worden om het betrouwbaarheidsinterval te berekenen.

De standaardfout van een gemiddelde berekenen is niet moeilijk.

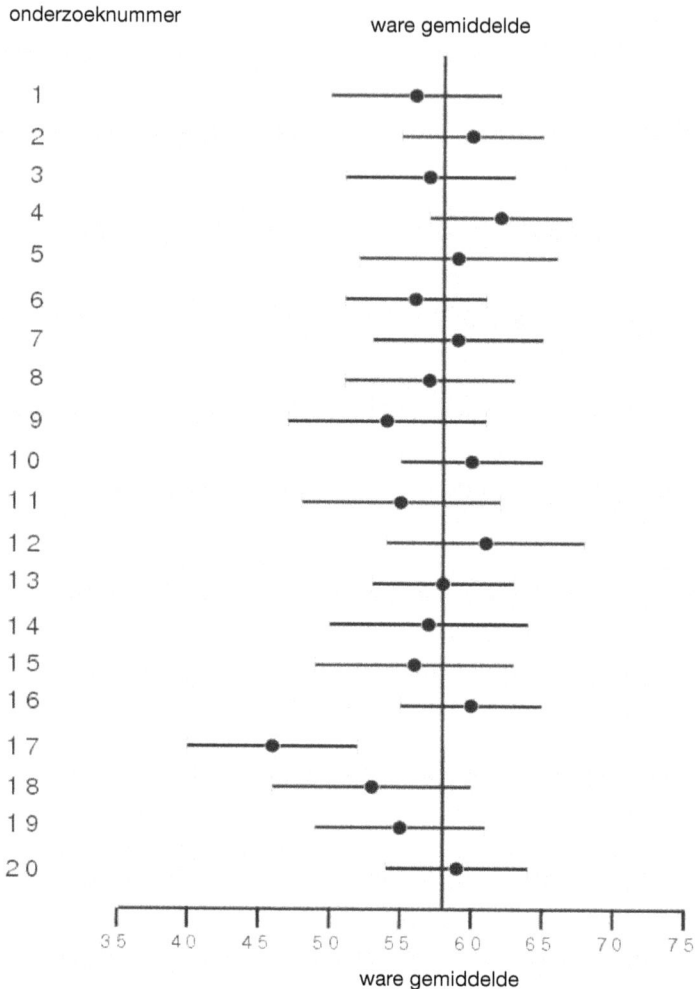

Figuur 3.4 *Het gemiddelde en het 95%-betrouwbaarheidsinterval van twintig fictieve onderzoeken naar de witmakende tandpasta Superdrug Ultracare (de resultaten zijn afkomstig van de gegevens in tabel 3.1). Het werkelijke gemiddelde is in dit voorbeeld gesteld op 58 eenheden optische dichtheid.*

Hiervoor neemt men de standaarddeviatie van de onderzoeksgroep en deelt die door de wortel uit het aantal metingen in de onderzoeksgroep. Soms worden standaardfout en standaarddeviatie met elkaar verward. De standaarddeviatie geeft aan hoe ver de meetresultaten van een onderzoeksgroep verspreid liggen rondom het gemiddelde. De standaardfout geeft niet de spreiding van de metingen weer, maar de nauwkeurigheid waarmee het gemiddelde van een populatie op basis van de steekproef vastgesteld kan worden (in dit geval de gemiddelde waarde) (kader 3.2).

> **Kader 3.2**
> Voor de n = 30 meetresultaten in tabel 3.1:
> gemiddelde mate van verkleuring na behandeling = $\bar{x}$ = 56 eenheden optische dichtheid
> standaarddeviatie van de metingen = s = 16 eenheden optische dichtheid
> standaardfout van het gemiddelde (SE) = $\frac{s}{\sqrt{n}} = \frac{16}{\sqrt{30}} = 2{,}9$ eenheden optische dichtheid
> (het gemiddelde en de standaardafwijking van een onderzoeksgroep worden vaak genoteerd als respectievelijk $\bar{x}$ en sd)

> **Kader 3.3**
> *Het betrouwbaarheidsinterval (BI) van een populatiegemiddelde berekenen*
>
> ondergrens van het BI =
> gemeten populatiegemiddelde − (1,96 × standaardfout)
>
> bovengrens van het BI =
> gemeten gemiddelde + (1,96 × standaardfout)
>
> De factor 1,96 geldt bij ongeveer dertig of meer metingen; bij kleinere onderzoeksgroepen wordt deze factor iets groter en hangt hij af van de groepsgrootte

Voor de resultaten uit tabel 3.1 geldt dat het gemiddelde ligt bij 56 eenheden optische dichtheid en dat de resultaten daaromheen verspreid liggen met een afstand van gemiddeld 16 eenheden optische dichtheid. De standaardfout is 2,9, dus als er meerdere onderzoeken gedaan zouden worden, elk op basis van dertig modellen, dan zouden alle gemiddelde uitkomsten van die onderzoeken een spreiding hebben van ongeveer 2,9 rond het ware gemiddelde. De standaardfout van het gemiddelde wordt gebruikt voor de berekening van het 95%-betrouwbaarheidsinterval van het gemiddelde (kader 3.3).
Met de uitkomsten van de dertig meetresultaten uit tabel 3.1, waarvan

Tabel 3.5 Gemiddelde en 95%-betrouwbaarheidsinterval van de mate van vergeling na vijf minuten behandeling (in eenheden optische dichtheid) voor een selectie van tandpasta's en voor water (Sharif et al., 2000).

merk	gemiddelde	95%-betrouwbaarheidsinterval
Beverley Hills Natural Whitening	71,0	65,6 tot 76,3
Boots Advanced Whitening	30,1	24,3 tot 35,9
Macleans Whitening	6,4	4,1 tot 8,7
Pearl Drops	63,9	54,3 tot 73,4
Colgate Regular	63,1	55,9 tot 70,3
Water	71,5	60,0 tot 83,0

het gemiddelde 56 is en de standaardfout 2,9, wordt het 95%-betrouwbaarheidsinterval 50 (56 − 1,96 × 2,9) tot 62 (56 + 1,96 × 2,9). Met die informatie kan gesteld worden dat de beste schatting van het ware gemiddelde voor de tandpasta Superdrug Ultracare 56 eenheden optische dichtheid is, maar dat dat ware gemiddelde met 95% zekerheid ligt tussen 50 en 62.

In tabel 3.5 staan de gemiddelden en de 95%-betrouwbaarheidsintervallen van de tandpasta's uit tabel 3.4. Het ware gemiddelde van Pearl Drops bijvoorbeeld ligt waarschijnlijk tussen 54,3 en 73,4, terwijl het ware gemiddelde van water waarschijnlijk ligt tussen 60,0 en 83,0. Die twee intervallen hebben een grote overlap, wat betekent dat Pearl Drops en water hetzelfde bleekeffect zouden kunnen hebben. In hoofdstuk 4 worden formele, ofwel gestandaardiseerde, manieren besproken om twee tandpasta's met elkaar te vergelijken.

3.5 De resultaten vergelijken van asymmetrische uitkomsten

De principes die hierboven geïntroduceerd zijn, gaan over uitkomsten met een symmetrie: het histogram is evenwichtig opgebouwd rond het centrum. Bij metingen met een onevenwichtige verdeling is geen sprake van een normale verdeling. Een voorbeeld hiervan is kauwkracht. In figuur 3.5 staat een histogram van de metingen van kauwkracht (in newton, N) van 500 vrouwen. De vorm is niet symmetrisch, maar scheef verdeeld naar links (andere metingen kunnen naar rechts scheef verdeeld zijn). In een dergelijke situatie zal de gemiddelde uitkomst geen goede schatting opleveren van het centrum van de uitkomsten.

De mediaan is de waarde die evenveel uitkomsten onder zich heeft liggen als boven zich. In figuur 3.5 is de mediaan dus de waarde waar 250 uitkomsten onder liggen en 250 uitkomsten boven. Dat is de waarde van 400 N. De gemiddelde waarde is 480 N: hoger dus dan de mediaan onder invloed van de relatief kleine groep vrouwen met een zeer grote kauwkracht. Als de onderzoeksgegevens niet symmetrisch verdeeld zijn, kan het centrum het best beschreven worden door de mediaan.

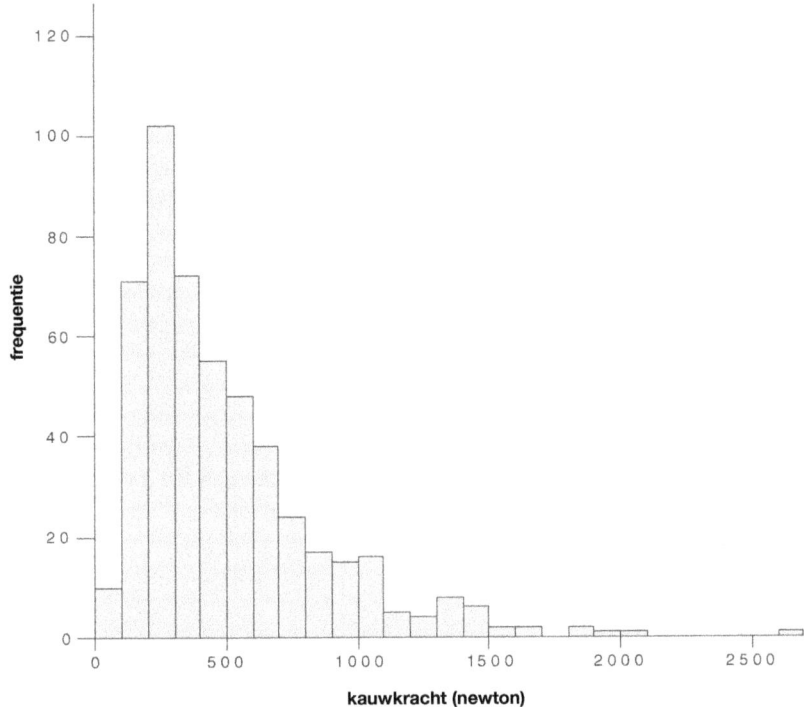

Figuur 3.5 Fictieve meetresultaten van de kauwkracht van 500 vrouwen.

Evenzo is de standaarddeviatie niet de beste manier om de spreiding van scheef verdeelde waarden te beschrijven. Ter illustratie dienen de onderstaande acht meetresultaten:

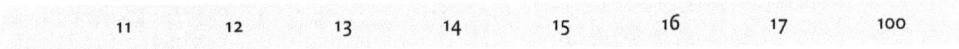

De standaarddeviatie is 30, maar dat is duidelijk niet de gemiddelde spreiding van de meeste meetwaarden, die zich concentreren rond de 14. Evenals het gemiddelde zal de standaarddeviatie beïnvloed worden door de zeer grote (of zeer kleine) afwijkende meetwaarden. Als de meetwaarden niet symmetrisch verdeeld zijn, valt de spreiding het best te beschrijven door middel van de kwartielafstand (ook wel interkwartielbereik of kwartielinterval). Dat is de afstand tussen de 25- en de 75-percentiel. De 50-percentiel is de mediaan.

De 25-percentiel is de waarde waaronder zich 25% van de meetresultaten bevinden en de 75-percentiel is de waarde waaronder zich 75% van de meetresultaten bevinden (en dus 25% erboven). In het voorbeeld van de genoemde acht meetresultaten, betekent 25% van de resultaten twee meetresultaten (25% van 8), dus ligt de 25-percentiel tussen de tweede en de derde uitkomst, dus rond de 12,5. De 75-percentiel heeft twee metingen boven zich en ligt dus tussen de zesde en zevende uitkomst: ongeveer 16,5. De kwartielafstand is dus van 12,5 tot 16,5 en de grootte is 4 (figuur 3.6). In kader 3.4 worden de verschillende maten voor gemiddelde en spreiding vergeleken voor deze acht voorbeeldmetingen.

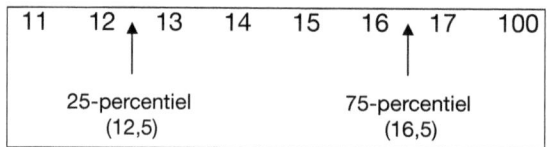

Figuur 3.6 *Acht fictieve meetresultaten en de schatting van het 25- en het 75-percentiel.*

Kader 3.4

gemiddelde	24,8	
mediaan	14,5	de mediaan ligt dichter bij het centrum van de meetresultaten dan het gemiddelde
standaarddeviatie	30	
kwartielafstand	4	de kwartielafstand geeft een beter idee van de spreiding dan de standaarddeviatie

In het voorbeeld van de 500 vrouwen is de 25-percentiel de kauwkrachtmeting waaronder zich 125 meetresultaten bevinden (25% van 500): dat is 243 N. De 75-percentiel is 588 N (er zijn 125 meetresultaten hoger dan dat). De helft van de vrouwen heeft dus een kauwkracht tussen de 243 N en 588 N en de kwartielafstand is 345 N (588 − 243). Omdat de resultaten asymmetrisch of scheef verdeeld zijn, geven de mediaan en de kwartielafstand een betere beschrijving van de gegevens dan het gemiddelde en de standaarddeviatie.

LEERPUNTEN
- Bij metingen aan mensen is er sprake van natuurlijke variatie.
- Het centrum en de spreiding moeten worden bepaald om de meetresultaten van een groep mensen te kunnen beschrijven.
  - Gemiddelde en standaarddeviatie worden gebruikt als de gegevens symmetrisch zijn (normaal verdeeld).
  - Mediaan en kwartielafstand worden gebruikt als de gegevens scheef verdeeld zijn (niet normaal verdeeld).
- Het betrouwbaarheidsinterval voor een gemiddelde is het interval waarbinnen het ware gemiddelde (van de totale populatie) waarschijnlijk ligt.

Oefening

1 De veertig fictieve observaties in tabel 3.6 geven de resterende mate van verkleuring weer (in eenheden optische dichtheid) na behandeling met een witmakende tandpasta bij veertig modellen met kunsthars elementen. Bereken het gemiddelde, de mediaan en de kwartielafstand.

Tabel 3.6	40 fictieve observaties								
28	19	43	26	28	41	30	31	29	29
26	22	33	31	23	37	30	27	34	34
27	35	30	31	27	28	27	25	29	36
27	23	41	33	31	29	33	27	30	30

2 Bij de meetresultaten in tabel 3.6 is de standaarddeviatie 5,05 eenheden optische dichtheid. Wat wil dat zeggen?
3 Is de verdeling symmetrisch (normaal) of scheef? Wat zijn dus de beste maten voor het centrum en de spreiding van deze meetresultaten?
4 Bereken de standaardfout van het gemiddelde.
5 Wat is het 95%-betrouwbaarheidsinterval van het ware gemiddelde van deze specifieke witmakende tandpasta? Bespreek de uitkomsten.
6 Als er maar vijftien metingen gedaan waren in plaats van veertig, wat zou dan het effect zijn voor het 95%-betrouwbaarheidsinterval?

Groepen vergelijken en verbanden bestuderen

4

In de hoofdstukken 2 en 3 is besproken, hoe de eigenschappen van een groep mensen (of dingen) te beschrijven zijn door middel van tellen en meten. Dat gebeurde door een proportie (percentage) of een gemiddelde te schatten van een *enkele* groep.
Bij onderzoek naar de oorzaak of de behandeling van een mondziekte moeten de eigenschappen van twee of meer groepen *vergeleken* worden. Of een nieuwe behandeling voor parodontitis effectief is, valt niet te zeggen zonder een vergelijking met een groep mensen te maken die de nieuwe behandeling niet gekregen heeft. Evenzo kan pas bepaald worden of roken een oorzaak is van mondkanker als het risico bij rokers verhoogd blijkt vergeleken met dat van niet-rokers.
In hoofdstuk 2 zijn de begrippen relatief risico en absoluut risicoverschil geïntroduceerd. Beide zijn af te leiden uit een vergelijking van twee percentages. In dit hoofdstuk wordt daarop voortgebouwd en wordt uitgelegd hoe twee gemiddelden met elkaar vergeleken kunnen worden. De eerste twee paragrafen zijn gebaseerd op de resultaten die reeds in hoofdstuk 2 en 3 werden gepresenteerd. De laatste paragraaf gaat over een methode om verbanden te onderzoeken. Sommige fundamentele concepten die in latere hoofdstukken worden gebruikt, worden in dit hoofdstuk beschreven.

4.1 Twee percentages (of proporties) vergelijken

In het wetenschappelijke artikel bij hoofdstuk 2 beschrijven de auteurs de prevalentie van studenten die gelegenheidsdrinker zijn. (Zie tabel 1 van het artikel van Underwood en Fox.) Met de meetresultaten van alleen de vrouwelijke studenten kunnen we een tabel maken die het gelegenheidsdrinken in de verschillende studiejaren vergelijkt (tabel 4.1). Voor vrouwelijke studenten is het risico dat ze gelegenheidsdrinker zijn in de eerste drie studiejaren 69%, terwijl dat in het vierde en vijfde jaar 39% is. Dat houdt in dat het relatieve risico van gelegenheidsdrinker zijn in de eerste drie jaren ten opzichte van het vierde en vijfde jaar is 69/39 = 1,8. Dat wil zeggen: de vrouwelijke studenten in de jaren 1 tot en met 3 hebben een 1,8 maal (of bijna tweemaal) zo grote kans dat ze gelegenheidsdrinker zijn als de studentes in de jaren 4 en 5.

Met het relatieve risico wordt het risico van een groep vergeleken met dat van een andere groep. Bij de interpretatie van een relatief risico moet dus duidelijk zijn wat die andere groep is. Het heeft bijvoorbeeld geen betekenis als gesteld wordt dat 'vrouwelijke studenten in de eerste drie studiejaren tweemaal zoveel kans hebben om gelegenheidsdrinker te zijn'. Daar moet informatie bij: 'Vrouwelijke studenten in de eerste drie studiejaren hebben tweemaal zoveel kans om gelegenheidsdrinker te zijn *als studentes in het vierde en vijfde jaar*.' De groep waarmee wordt vergeleken, heet de referentiegroep en welke groep dat is, is een kwestie van keuze. In het bovenstaande voorbeeld bestaat de referentiegroep uit vierde- en vijfdejaars. Wat zou er gebeuren als we de studiejaren 1 tot en met 3 als referentiegroep namen? Dan zou het relatieve risico zijn 39/69 = 0,56. De interpretatie daarvan luidt: 'vrouwelijke studenten in het vierde en vijfde studiejaar hebben *ongeveer de helft* zoveel kans om gelegenheidsdrinker te zijn als de studentes in de eerste drie studiejaren.'

Tabel 4.1 Gelegenheidsdrinkers onder honderd vrouwelijke studenten ingedeeld naar studiejaar (Underwood & Fox, 2000).

gelegenheidsdrinker	vrouwelijke studenten aantal (%)	
	jaar 1-3	jaar 4-5
ja	44 (69)	14 (39)*
nee	20 (31)	22 (61)
	64 (100)	36 (100)

* In tabel 1 van het artikel van Underwood en Fox gerapporteerd als 40%

Wat zou het relatieve risico zijn als gelegenheidsdrinken niet gerelateerd was aan het studiejaar? In dat geval zou het percentage vrouwelijke studenten in beide groepen gelijk zijn. Als twee risico's exact gelijk zijn, ontstaat bij deling van het een door het ander een relatief risico van 1. Die waarde heet de neutrale waarde voor het relatieve risico (neutrale waarde is de waarde van de parameter onder de nulhypothese oftewel de waarde van geen effect of geen verschil).

Een andere manier om gelegenheidsdrinken te vergelijken in de verschillende studiejaren, is door te kijken naar het absolute risicoverschil. Dat wordt gevonden door de twee percentages van elkaar af te trekken. In dit voorbeeld: 69% − 39% = 30%, hetgeen betekent dat 30% meer vrouwelijke studenten in de eerste drie studiejaren gelegenheidsdrinkt dan in het vierde en vijfde jaar. Als er dus honderd vrouwelijke studenten in de eerste drie studiejaren zitten en honderd in het vierde en vijfde jaar, dan zouden er naar verwachting in de eerste groep dertig gelegenheidsdrinkers meer zijn. Ook hier bestaat de referentiegroep uit het vierde en vijfde jaar. Even goed kunnen de studentes van de eerste drie studiejaren als referentiegroep gekozen worden. Dat zou een absoluut risicoverschil opleveren van 39% − 69% = − 30%. Het minteken betekent dat er 30% minder vrouwen in het vierde en vijfde jaar gelegenheidsdrinkt dan in de eerste drie studiejaren. Wat zou de neutrale waarde zijn voor het absolute risicoverschil? Als het percentage gelegenheidsdrinkers in elk studiejaar gelijk was, zou, gezien het feit dat we de risico's aftrekken, de neutrale waarde 0 zijn.

Bij de interpretatie van relatieve risico's en risicoverschillen moet goed in ogenschouw gehouden worden welke vergelijking precies gemaakt is en welke groep als referentie gebruikt is. Hoe de vergelijking ook gemaakt wordt, de grootte van het verschil zal steeds hetzelfde zijn, alleen de richting zal verschillen: tweemaal zo riskant is het omgekeerde van half zo riskant; 30% meer risico is het omgekeerde van 30% minder risico. In tabel 4.2 zijn de vergelijkingen van het gelegenheidsdrinken onder vrouwelijke studenten in verschillende studiejaren samengevat.

Het relatieve risico (of risicoverschil) geeft de grootte aan van het effect, maar niet of het effect schadelijk is of juist voordelig; dat hangt af van de aard van de gebruikte uitkomstmaat. Is de uitkomst een positieve, zoals het percentage levende mensen of het percentage kinderen zonder cariës, dan houdt een relatief risico groter dan 1 een voordelig effect in. Is de uitkomst een negatieve, zoals het percentage overleden mensen of het percentage mensen met pijn na een ingreep in de mond, dan houdt een relatief risico groter dan 1 schadelijkheid in. In kader 4.1 wordt dit toegelicht.

DE IMPLICATIES VAN HET GEBRUIK VAN PERSONEN IN EEN STEEKPROEF

In hoofdstuk 2 werd een 95%-betrouwbaarheidsinterval berekend voor een enkele proportie. Dat interval biedt een maat voor de precisie waarmee de werkelijke proportie kan worden geschat. Vaak is het interessant, de proporties tussen verschillende groepen te vergelijken. In dat geval is het interessantste statistische getal het getal dat aangeeft

Tabel 4.2 Specificatie van de referentiegroep en het effect hiervan op relatief risico en risicoverschil (gegevens uit: Underwood & Fox, 2000).

referentie-groep	relatief risico (RR) of absoluut risico-verschil (ARD)	vergelijking
jaar 4-5	RR = 1,8 (of 1/0,56)	jaar 1-3 tweemaal zo vaak drinker als jaar 4-5
jaar 1-3	RR = 0,56 (of 1/1,8)	jaar 4-5 half zo vaak drinker als jaar 1-3
jaar 4-5	ARD = 30%	30% meer drinkers in jaar 1-3 dan in jaar 4-5
jaar 1-3	ARD = – 30%	30% minder drinkers in jaar 4-5 dan in jaar 1-3

Kader 4.1
Uitkomstmaat: *percentage patiënten dat na 1 maand hersteld is van gingivitis.*

antibioticum A	antibioticum B	relatief risico
90%	70%	1,3 (90/70)
		antibioticum A is beter dan B

Uitkomstmaat: *percentage patiënten dat na een kaakchirurgische ingreep pijn heeft*

behandeling C	behandeling D	relatief risico
40%	20%	2,0 (40/20)
		behandeling C geeft meer napijn dan D

hoeveel, of hoe weinig, de groepen van elkaar verschillen. Het risico van gelegenheidsdrinken onder vrouwelijke studenten in de eerste drie studiejaren is bijvoorbeeld 69%, en in het vierde en vijfde jaar 39%. Daaruit volgt een risicoverschil van 30%. Als de drinkgewoonten van alle vrouwelijke tandheelkundestudenten in het Verenigd Koninkrijk in 1998 beschikbaar of meetbaar zouden zijn, dan zou het werkelijke risicoverschil te bepalen zijn. Het risicoverschil is echter in een steekproef gemeten en dat levert enkel een schatting op van het werkelijke risicoverschil. Wat zou er gebeuren als een andere steekproef genomen werd; hoe groot zou het gemeten risicoverschil dan zijn? Het is niet waarschijnlijk dat exact hetzelfde risicoverschil gevonden zou worden als in de onderhavige steekproef. Daarom moet er enig idee zijn van de mate waarin risicoverschillen van meerdere groepen van elkaar zullen verschillen. De standaardfout van het risicoverschil geeft aan in welke mate het risicoverschil waarschijnlijk per steekproef zal variëren en biedt een maat voor de onzekerheid van de schatting van het werkelijke risicoverschil. De standaardfout van het risicoverschil in het voorbeeld is ongeveer 10%. Hoe dat berekend wordt, doet hier niet ter zake (details hierover zijn te vinden in de boeken over epidemiologie en medische statistiek, zie Literatuur achter in dit boek). Als er verschillende even grote onderzoeksgroepen met vrouwelijke studenten zouden zijn, zouden de risicoverschillen per groep waarschijnlijk gemiddeld 10% variëren. Op basis van de standaardfout kan een betrouwbaarheidsinterval berekend worden (kader 4.2). Voor het risicoverschil van 30% uit het voorbeeld, is het 95%-betrouwbaarheidsinterval 10-50%. De beste schatting van het werkelijke verschil in gelegenheidsdrinken tussen de verschillende studiejaren is dus 30%. Het betrouwbaarheidsinterval geeft het traject van waarden aan waarbinnen met redelijke waarschijnlijkheid (95%) het werkelijke verschil zal liggen. In dit geval is dat betrouwbaarheidsinterval tamelijk groot: het werkelijke verschil kan slechts 10% zijn, maar ook 50%. De schatting behelst in dit geval dus een grote mate van onzekerheid. Het risicoverschil kan liggen tussen de − 100% en + 100%.

Kader 4.2
De berekening van het 95%-betrouwbaarheidsinterval (BI) van een absoluut risicoverschil (ARD) is eenvoudig:

ondergrens BI = gemeten ARD − (1,96 × standaardfout van het ARD)
bovengrens BI = gemeten ARD + (1,96 × standaardfout van het ARD)

Berekening van het 95%-betrouwbaarheidsinterval van een relatief risico (RR) vindt plaats op basis van het logaritme van het relatieve risico en vervolgens het antilogaritme van het resultaat:

ondergrens BI = antilog [log gemeten RR − (1,96 × standaardfout van log RR)]
bovengrens BI = antilog [log gemeten RR + (1,96 × standaardfout van log RR)]

Aangezien elke statistische uitkomst van een meting een standaardfout zal bevatten, die aangeeft in welke mate de uitkomst zal variëren per steekproef, is er altijd een betrouwbaarheidsinterval voor de statistische uitkomst te berekenen.

Kader 4.3
Gelegenheidsdrinken onder vrouwelijke studenten in de jaren 1 tot en met 3 vergeleken met die in de jaren 4 en 5

absoluut risicoverschil = 30%	95%-betrouwbaarheidsinterval is 10% tot 50%
relatief risico = 1,8	95%-betrouwbaarheidsinterval is 1,1 tot 2,8

De andere methode die gebruikt werd voor een vergelijking van het gelegenheidsdrinken in de twee groepen was het relatieve risico (geschat op 1,8): de vrouwelijke studenten in de eerste drie studiejaren zijn 1,8 maal zo vaak gelegenheidsdrinker als de studentes in het vierde en vijfde jaar. Het relatieve risico zal net als het risicoverschil per steekproef variëren. De standaardfout is te bepalen en te gebruiken om een betrouwbaarheidsinterval te berekenen (kader 4.2). Het 95%-betrouwbaarheidsinterval voor het werkelijke relatieve risico loopt van 1,1 tot 2,8. Het werkelijke relatieve risico is onbekend, maar de kans is 95% dat het ergens tussen 1,1 en 2,8 ligt (kader 4.3).

IS HET GEMETEN EFFECT EEN TOEVALLIGE BEVINDING?
In het bovenstaande voorbeeld is er sprake van een prevalentieverschil van 30% tussen de eerste drie studiejaren en het vierde en vijfde studiejaar onder vrouwelijke studenten. Dat lijkt een vrij groot verschil, maar is het wel zeker dat dit percentage het *werkelijke* verschil in de onderliggende populatie aangeeft? Als het onderzoek was gebaseerd op *alle* vrouwelijke tandheelkundestudenten in het Verenigd Koninkrijk, zou er dan een verschil in deze orde van grootte gemeten zijn of misschien wel helemaal geen verschil? Kan het gevonden verschil van 30% een toevalsbevinding zijn van dit ene onderzoek? Om daarachter te komen, gebruiken we een statistische toets waaruit een *p-waarde* komt. Bij een vergelijking van twee of meer proporties of percentages wordt vaak een zogeheten chi-kwadraattest (χ^2) gebruikt om een p-waarde te berekenen. De details van deze test en de manier waarop p-waarden worden berekend, vallen niet binnen het bereik van dit boek omdat het hier vooral gaat om de interpretatie (zie de boeken

over epidemiologie en medische statistiek onder Literatuur achter in dit boek). Met de chi-kwadraattest worden de verschillen tussen twee prevalenties vergeleken, met meeweging van de omvang van de steekproef waarop elke prevalentie is gebaseerd.

De p-waarde bij een verschil van 30% (69% versus 39%), als elk percentage is gebaseerd op respectievelijk 64 en 36 studenten, is 0,003. De interpretatie daarvan luidt als volgt. Als het onderzoek was gebaseerd op elke vrouwelijke tandheelkundestudent in het Verenigd Koninkrijk in 1998 en er bleek geen enkel verschil te zijn tussen het gelegenheidsdrinken van studenten per studiejaar, dan zou het werkelijke verschil o zijn. Zelfs bij een werkelijk verschil van 0 zouden bij verschillende onderzoeken onder verschillende onderzoeksgroepen incidenteel verschillen van 30% of meer gevonden kunnen worden, gewoon per toeval. De p-waarde van 0,003 geeft aan dat een verschil van deze grootte slechts bij drie op de 1000 onderzoeken van dezelfde grootte per toeval gemeten zou worden als er in werkelijkheid geen verschil was. Dat betekent dat het niet waarschijnlijk is dat het gemeten resultaat (het verschil van 30%) toeval is. Het verschil dat tussen de diverse studiejaren gevonden is, weerspiegelt waarschijnlijk een werkelijk verschil.

Kader 4.4

verschil tussen twee proporties (absoluut risicoverschil)	als p-waarde $\leq$ 0,05, dan is het gemeten risicoverschil statistisch significant	het werkelijke verschil is waarschijnlijk niet 0; waarschijnlijk is er een werkelijk effect
neutrale waarde = 0	als p-waarde > 0,05, dan is het gemeten risicoverschil niet statistisch significant	er is niet voldoende bewijs om te stellen dat er een effect is
verhouding tussen twee proporties (relatief risico)	als p-waarde $\leq$ 0,05, dan is het gemeten relatieve risico statistisch significant	het werkelijke relatieve risico is waarschijnlijk niet 1; waarschijnlijk is er een werkelijk effect
neutrale waarde = 1	als p-waarde > 0,05, dan is het gemeten relatieve risico niet statistisch significant	er is niet voldoende bewijs om te stellen dat er een effect is

De p-waarde ligt altijd in het bereik van 0 tot 1. Volgens afspraak is bij een p-waarde van $\leq$ 0,05 het gemeten resultaat statistisch significant en is het niet waarschijnlijk dat het door toeval is gevonden. Bij een p-waarde van > 0,05 is het resultaat statistisch niet significant en is er geen bewijs van een werkelijk verschil. Als een resultaat gemeten wordt dat niet statistisch significant is, dan is niet automatisch de conclusie dat er geen effect is, alleen dat er niet voldoende bewijs is om te stellen dat er wel een effect is (kader 4.4).

Bij het maken van vergelijkingen is er altijd een relatie tussen betrouwbaarheidsintervallen en p-waarden (kader 4.5). Als een betrouwbaarheidsinterval niet de neutrale waarde bevat, wil dat zeggen dat het meetresultaat statistisch significant is (de p-waarde is $\leq 0{,}05$). Bevat het betrouwbaarheidsinterval wel de neutrale waarde, dan zal de p-waarde $> 0{,}05$ zijn en zal het meetresultaat niet statistisch significant zijn. In het verleden werden in de meeste publicaties alleen p-waarden vermeld en geen betrouwbaarheidsintervallen. Maar beide zijn nuttig. De p-waarde geeft aan hoe waarschijnlijk het is dat het meetresultaat bij toeval is ontstaan en het betrouwbaarheidsinterval geeft het traject aan van de kleinste tot de grootste waarde waarbinnen het werkelijke effect waarschijnlijk ligt.

Kader 4.5

relatieve risico
neutrale waarde = 1

indien het 95-procents betrouwbaarheidsinterval de 1 bevat, dan zal p > 0.05	indien p > 0.05, dan zal het betrouwbaarheidsinterval de 1 bevatten
indien het 95-procents betrouwbaarheidsinterval de 1 niet bevat, dan zal p $\leq$ 0.05	indien p $\leq$ 0.05, dan zal het betrouwbaarheidsinterval de 1 niet bevatten

risicoverschil
neutrale waarde = 0

indien het 95-procents betrouwbaarheidsinterval de 0 bevat, dan zal p > 0.05	indien p > 0.05, dan zal het betrouwbaarheidsinterval de 0 bevatten
indien het 95-procents betrouwbaarheidsinterval de 0 niet bevat, dan zal p $\leq$ 0.05	indien p $\leq$ 0.05, dan zal het betrouwbaarheidsinterval de 0 niet bevatten

ALTERNATIEVE INTERPRETATIE VAN RISICO

Als het relatieve risico veel groter is dan 1, is het idee van een twee- of tienmaal zo grote kans gemakkelijk uit te leggen. Maar als het relatieve risico kleiner is dan 2, kan de interpretatie moeilijker zijn: een 1,15 keer zo groot risico is intuïtief wellicht minder eenvoudig te begrijpen. Relatief risico wordt daarom soms uitgedrukt als een procentuele verandering van het risico, omdat dit gemakkelijker uit te leggen is. Dat wordt vaak de relatieve risicoreductie genoemd als het relatieve risico kleiner is dan 1, en relatieve risicotoename (extra risico) als het groter is dan 1.

De procentuele verandering van het risico is het verschil tussen de twee risico's uitgedrukt als percentage van het risico in de referentiegroep. Als het risico bijvoorbeeld 20% was in groep A en 50% in groep B, en groep B geldt als referentiegroep, dan is het absolute risicoverschil 20% − 50% = − 30%. Het minteken betekent eenvoudig dat het risico in groep A kleiner is dan in groep B. De procentuele verandering van het risico, ofwel de risicoreductie, is hier 60%, te berekenen als volgt: (− 30/50) × 100. Dit valt ook direct uit het relatieve risico te berekenen (kader 4.6).

Kader 4.6

risico in groep A = R_A	procentuele risicoverandering	= $[(R_A - R_B)/R_B] \times 100$
risico in groep B = R_B		= $[R_A/R_B - R_B/R_B] \times 100$
		= $[R_A/R_B - 1] \times 100$
		= [relatief risico − 1] × 100
risico in groep A = 20%	procentuele risicoverandering	= $[(20 - 50)/50] \times 100$
risico in groep B = 50%		= − 60%
	(relatief risico − 1) × 100	(0,4 − 1) × 100
		= − 60%

Het relatieve risico van groep A ten opzichte van groep B is 0,4, dus is de risicoverandering (0,4 − 1) × 100 = − 60%. In groep A is het risico 60% gereduceerd ten opzichte van het risico in groep B (kader 4.6). Evenzo valt een relatief risico van 1,35 te interpreteren als een extra risico van 35%: het risico in groep A is 35% verhoogd ten opzichte van het risico in groep B.

Als het relatieve risico groter is dan 2, wordt de bijbehorende procentuele verandering onpraktisch. Het relatieve risico van mondkanker bij rokers is bijvoorbeeld ongeveer 20. Dat is equivalent aan een risicoverhoging van 1900%: ([20 − 1] × 100). Bij een groot relatief risico is het dan ook niet nodig het om te zetten in een procentuele verandering. Het volstaat te zeggen dat het risico tweemaal zo groot is (relatief risico van 2) of 20 maal zo groot (relatief risico van 20).

4.2 Twee gemiddelden vergelijken

In hoofdstuk 3 werd de werkzaamheid besproken van verschillende witmakende tandpasta's. Hieronder worden die met elkaar vergeleken. In tabel 4.3 staan de resultaten van verschillende tandpasta's en water. Daarover kunnen de volgende vragen gesteld worden.
- Is Boots Advanced Whitening effectiever dan Beverley Hills Natural Whitening?
- Is Macleans Whitening effectiever dan water?
- Is Pearl Drops even effectief als water?
- Is Pearl Drops even effectief als een gewone tandpasta, Colgate Regular?

Tabel 4.3 Gemiddelden en standaarddeviaties van de mate van verkleuring na vijf minuten behandeling (Sharif et al., 2000).

middel	gemiddelde	standaarddeviatie	aantal proefmodellen
Beverley Hills Natural Whitening	71,0	5,1	6
Boots Advanced Whitening	30,1	5,5	6
Macleans Whitening	6,4	2,2	6
Pearl Drops	63,9	9,1	6
Colgate Regular	63,1	6,9	6
Water	71,5	11,0	6

De bespreking hieronder is enkel gebaseerd op de resultaten van deze ene publicatie; verwezen wordt enkel naar het beperkte bewijs uit dit specifieke experiment met modellen met kunsthars elementen, waarin elke experimentele groep slechts een klein aantal modellen bevatte. De resultaten moeten niet worden opgevat als definitieve bewijzen van de effectiviteit van enig product hier behandeld.
Allereerst kan een beeld verkregen worden van de effectiviteit van de tandpasta's door een curve voor de normale verdeling te tekenen op basis van de gemiddelden en de standaarddeviaties. In figuur 4.1 zijn de verdelingen van Beverley Hills Whitening en Boots Advanced Whitening bij elkaar getekend en daaronder die van Pearl Drops en Colgate Regular. Op het oog is al te zien wat elke vergelijking oplevert. Figuur 4.1a toont duidelijk dat in dit onderzoek Boots Advanced Whitening beter presteerde dan Beverley Hills Natural Whitening: de curven hebben nauwelijks overlap. Figuur 4.1b toont dat Pearl Drops veel op Colgate Regular lijkt, aangezien de curven bijna op elkaar

liggen. Er is echter een objectief criterium nodig voor ware conclusies over de effectiviteit: statistische toetsen bieden dat.

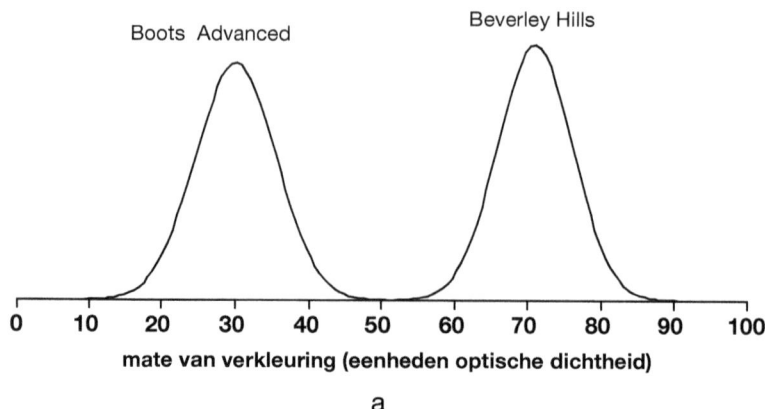

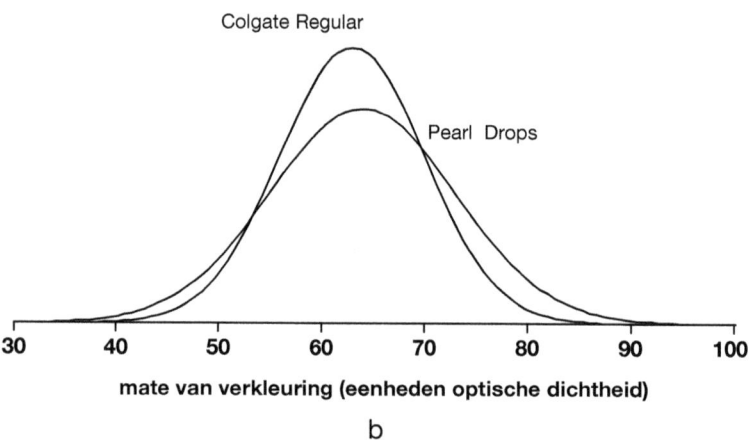

Figuur 4.1 *De normaalverdelingscurven van vier witmakende tandpasta's: (a) Boots Advanced versus Beverley Hills en (b) Colgate Regular versus Pearl Drops.*

IS HET GEMETEN EFFECT EEN TOEVALSBEVINDING?
Eerder in dit hoofdstuk werden met behulp van een statistische toets twee percentages met elkaar vergeleken. Er zijn ook toetsen voor de vergelijking van twee gemiddelden of twee medianen, als de onderzoeksgegevens niet normaal verdeeld zijn (zie de boeken over epidemiologie en medische statistiek onder Literatuur achter in dit boek). Voor de doeleinden van deze bespreking is de p-waarde van belang die uit deze toets komt, aangezien dat de waarde is die wordt geïnterpreteerd. Om te kunnen antwoorden of Boots Advanced Whitening ef-

fectiever is dan Beverley Hills Natural Whitening, wordt uitgegaan van de gemiddelde mate van verkleuring na vijf minuten incubatie. De gemiddelde waarden waren respectievelijk 30,1 en 71,0 eenheden optische dichtheid: een verschil van ongeveer 41 eenheden. Op dat verschil wordt een statistische toets uitgevoerd: een zogeheten t-test. Die test vergelijkt het verschil tussen de twee gemiddelden, met inbegrip van de omvang van de steekproef waarop de gemiddelden zijn gebaseerd en de standaarddeviatie binnen elk van die groepen. De toets leidt tot een p-waarde van < 0,001, maar wat houdt dat in?

Kader 4.7

verschil tussen twee gemiddelden	indien p-waarde < 0,05, dan is het gemeten verschil tussen gemiddelden statistisch significant	het werkelijke verschil tussen gemiddelden is waarschijnlijk niet 0; waarschijnlijk is er een werkelijk effect
neutrale waarde = 0	indien p-waarde > 0,05, dan is het gemeten verschil niet statistisch significant	er is niet voldoende bewijs om te spreken van een effect

Hebben de twee tandpasta's werkelijk precies hetzelfde effect, dan is het werkelijke verschil tussen de twee gemiddelden 0 (neutrale waarde is 0). Zelfs bij een werkelijk verschil van 0 zou in geval van meerdere onderzoeken, er wellicht één een verschil vinden van 41 eenheden of meer, eenvoudig per toeval. Bij een werkelijk verschil van 0 valt uit de p-waarde op te maken dat bij toeval een dergelijk groot verschil in minder dan één op de duizend onderzoeken van gelijke grootte gemeten zal worden. Dat betekent dat het gemeten resultaat (een verschil van 41 eenheden) waarschijnlijk niet per toeval is opgetreden, zodat het gemeten verschil tussen deze twee tandpasta's waarschijnlijk een werkelijk effect aangeeft. Het is gerechtvaardigd te zeggen dat uit het onderzoek blijkt dat Boots Advanced Whitening werkelijk meer verkleuring verwijdert dan Beverley Hills Whitening. Hoe kleiner de p-waarde, des te groter is de zekerheid dat er een werkelijk effect is (kader 4.7). Bij een zeer kleine p-waarde, bijvoorbeeld < 0,001, wordt vaak gezegd dat de uitkomst *statistisch zeer significant* is.

DE IMPLICATIES VAN HET GEBRUIK VAN EEN STEEKPROEF
In hoofdstuk 3 werden de betrouwbaarheidsintervallen berekend voor afzonderlijke gemiddelden, aangezien deze per steekproef zullen ver-

schillen. Het statistische getal waar het in deze paragraaf om gaat, is het verschil tussen gemiddelde effecten van twee tandpasta's, omdat daaruit valt op te maken hoeveel effectiever de ene tandpasta gemiddeld is ten opzichte van de andere. Hierboven bleek dat het verschil tussen de gemiddelden van Boots Advanced Whitening en Beverley Hills Whitening 41 eenheden optische dichtheid bedroeg. Bij een andere steekproef zou een andere schatting ontstaan van dit verschil in gemiddelden. Daarom wordt de onzekerheid van een schatting uitgedrukt in een betrouwbaarheidsinterval. Het 95%-betrouwbaarheidsinterval voor het werkelijke verschil is 34 tot 48 eenheden optische dichtheid. De interpretatie van die uitkomst luidt dat op basis van het huidige onderzoek de beste schatting van het werkelijke verschil 41 eenheden optische dichtheid is en dat met 95% zekerheid dit werkelijke verschil ligt tussen 34 en 48 eenheden optische dichtheid. Als de twee gemiddelden identiek zijn, dus de twee tandpasta's hetzelfde effect hebben, zal het verschil 0 zijn (neutrale waarde). Om die reden is het belangrijk te zien of het betrouwbaarheidsinterval het getal 0 bevat of niet. Zo ja, dan kan dat betekenen dat de twee tandpasta's even effectief zijn. In het hier besproken onderzoek bevat het betrouwbaarheidsinterval van 34 tot 48 eenheden niet de 0, dus is het onwaarschijnlijk dat deze tandpasta's hetzelfde effect hebben. Dat is consistent met een p-waarde van < 0,05, hetgeen immers ook betekent dat de werkelijke gemiddelden waarschijnlijk niet gelijk zijn. Er is altijd een verband tussen het betrouwbaarheidsinterval en de p-waarde (kader 4.8).

Kader 4.8

verschil in gemiddelden of in medianenneutrale waarde = 0	
indien het 95%-betrouwbaarheidsinterval de 0 bevat, dan zal p > 0,05	indien p > 0,05, dan zal het betrouwbaarheidsinterval de 0 bevatten
indien het 95%-betrouwbaarheidsinterval de 0 niet bevat, dan zal p $\leq$ 0,05	indien p $\leq$ 0,05, dan zal het betrouwbaarheidsinterval de 0 niet bevatten

In tabel 4.4 staan de 95%-betrouwbaarheidsintervallen en de p-waarden van een aantal verschillen uit tabel 4.3. Het verschil tussen gemiddelde meetwaarden, het 95%-betrouwbaarheidsinterval en de p-waarde zijn allemaal bruikbaar voor de interpretatie van meetresultaten.

Tabel 4.4 Vergelijking van een aantal witmakende tandpasta's (Sharif et al., 2000).			
vergelijking van tandpasta's (gemiddelde mate van verkleuring na 5 minuten, eenheden optische dichtheid) A vs. B	verschil tussen de gemiddelden *(gem.* A – gem. B)*	95%-BI voor het verschil	p-waarde
A: Beverley Hills (71,0) vs. B: Boots Advanced (30,1)	40,9	34,1 tot 47,8	< 0,001
A: Pearl Drops (63,9) vs. B: Colgate Regular (63,1)	0,8	-9,6 tot 11,2	0,86
A: Beverley Hills (71,0) vs. B: Colgate Regular (63,1)	7,9	0,1 tot 15,7	0,048
A: Pearl Drops (63,9) vs. B: water (71,5)	-7,6	-20,6 tot 5,4	0,22

* gem. = gemiddelde
De maat voor effectiviteit is de mate van verkleuring na behandeling. Uitgaand van het verschil tussen de gemiddelden betekent:
- een positieve waarde: de eerste tandpasta is minder effectief (er resteert meer verkleuring) dan de tweede (gem. A – gem. B);
- een negatieve waarde: de eerste tandpasta is effectiever dan de tweede (gem. A – gem. B).

Hieronder volgen enkele conclusies die uit de vergelijkingen in tabel 4.4 zijn te trekken.
- Boots Advanced maakt effectiever wit dan Beverley Hills. Er is een groot verschil tussen de twee gemiddelden (ongeveer 41 eenheden optische dichtheid), hetgeen statistisch significant is; i.e. het is onwaarschijnlijk dat het verschil bij toeval is gemeten. Het werkelijke verschil ligt naar verwachting ergens tussen 34 en 48 eenheden optische dichtheid, met de hoogste waarde bij Boots Advanced. De ondergrens van het 95%-betrouwbaarheidsinterval ligt ver boven 0, dus zelfs de kleinst mogelijke winst door Boots Advanced te gebruiken is waarschijnlijk nog 34 eenheden optische dichtheid.
- Het is niet bewezen dat Pearl Drops effectiever of minder effectief is dan Colgate Regular. Het verschil tussen de gemiddelden is klein, 0,8 eenheden optische dichtheid, en ligt dicht bij de 0. Het 95%-betrouwbaarheidsinterval bevat de 0. De p-waarde van 0,86 geeft aan dat als er geen onderliggend verschil zou zijn, we een verschil ter grootte van 0,8 (of groter) zouden kunnen meten in 86 van de 100 soortgelijke onderzoeken, enkel en alleen door toeval. Daarom is deze uitkomst statistisch niet significant: het verschil van 0,8 kan gemakkelijk ontstaan door natuurlijke variatie tussen de proefmodellen.

– Colgate Regular is gemiddeld ongeveer 8 eenheden effectiever dan Beverley Hills. Het resultaat is statistisch significant (p-waarde is 0,048). Het 95%-betrouwbaarheidsinterval laat zien dat het werkelijke verschil maar 0,1 eenheden klein zou kunnen zijn, maar ook tot wel 15,7 eenheden groot. Al geven deze resultaten dus aan dat er een werkelijk verschil is tussen de twee tandpasta's, toch kan het effect dermate klein zijn dat de een niet aanbevelenswaardiger is dan de ander. Het resultaat is dan statistisch significant, maar wellicht niet klinisch relevant.
– Het is onvoldoende bewezen dat Pearl Drops effectiever is dan water. Het verschil is – 7,6 eenheden optische dichtheid met een p-waarde van 0,22. Ook al is de uitkomst statistisch niet significant, toch kan het betrouwbaarheidsinterval nog extra informatie opleveren over de effectiviteit. Dat interval is van – 20,6 tot + 5,4 en al bevat het de 0, het grootste deel van het interval is negatief, dus ten faveure van Pearl Drops, tot wel – 20,6 eenheden. Als het werkelijke verschil maar liefst 20 eenheden optische dichtheid kan zijn ten faveure van Pearl Drops, zou dat klinisch van belang kunnen zijn. Vanwege de kleinschaligheid van dit onderzoek kunnen de onderzoekers besluiten een groter onderzoek, met meer gewicht, te doen om dit effect beter te bekijken. Een betrouwbaarheidsinterval kan dus een belangrijk effect laten doorschemeren, dat gemist wordt als alleen naar de p-waarde wordt gekeken.

Bij veel gepubliceerde resultaten geven het 95%-betrouwbaarheidsinterval en de p-waarde samen de informatie waarop een formele vergelijking valt te baseren. Een betrouwbaarheidsinterval is van nut omdat het een traject van mogelijke werkelijke effectgroottes aangeeft op basis van de set gegevens, terwijl de p-waarde aangeeft hoe waarschijnlijk het is dat een verschil ter grootte van wat in de steekproef te zien is enkel bij toeval wordt gevonden en er in werkelijkheid geen verschil is.

4.3 Het onderzoeken van verbanden

De methoden die in voorgaande paragraaf zijn behandeld, zijn bruikbaar voor een vergelijking van een bepaalde maat van twee verschillende groepen mensen. In deze paragraaf wordt besproken hoe het verband is te onderzoeken tussen twee metingen, gedaan bij dezelfde persoon of hetzelfde object. Allereerst wordt met een eenvoudig voorbeeld de methode toegelicht. Daarna wordt een bestaand voorbeeld uit de tandheelkunde gebruikt: een artikel over de fluoridering

van water, armoede en tandbederf. In het voorbeeld ter illustratie van de methode worden de bloeddruk en de leeftijd gemeten bij dertig mannen in Engeland. Er worden twee vragen gesteld:
- Is aan de hand van de leeftijd van een man te voorspellen wat zijn bloeddruk zal zijn?
- Hoe sterk is het verband tussen bloeddruk en leeftijd?

De technieken waarmee die vragen zijn te beantwoorden, zijn respectievelijk lineaire regressie en correlatie.

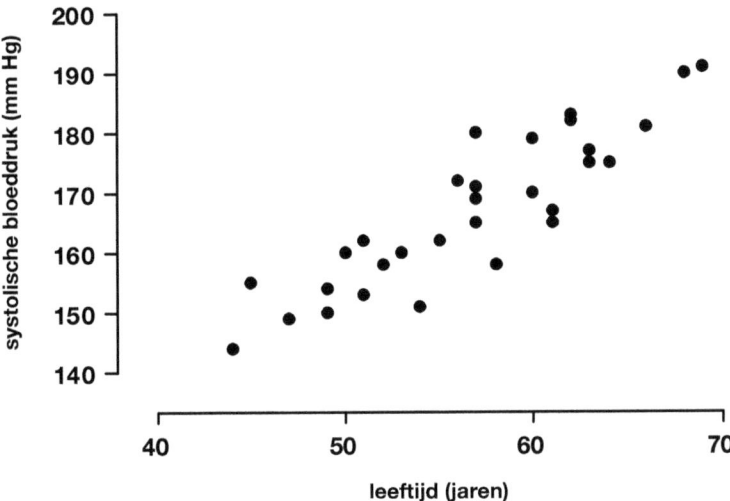

Figuur 4.2 *Spreidingsdiagram van leeftijd en systolische bloeddruk bij 30 Engelse mannen.*

LINEAIRE REGRESSIE

Figuur 4.2 is een **scatter plot** (spreidingsdiagram) van de bloeddrukmetingen en de leeftijden van dertig mannen in de leeftijd van 40 tot 70 jaar in Engeland. Als er geen verband was tussen leeftijd en bloeddruk, zouden de metingen vooral horizontaal verspreid liggen, dus zonder dat er een toename of afname met de leeftijd te zien is. Hoeveel neemt de bloeddruk gemiddeld toe per leeftijdsjaar? Die vraag valt te beantwoorden door een rechte lijn door de meetresultaten te trekken. Om de vergelijking voor de meest representatieve rechte lijn te vinden, zijn er wiskundige technieken. De lijn die gemiddeld het dichtst bij alle punten ligt, heet de lineaire-regressielijn. In figuur 4.3 is de regressielijn voor bloeddruk en leeftijd weergegeven.
Om hiervan een juiste interpretatie te maken, is een goed begrip nodig

van de wiskundige vergelijking voor een rechte lijn. Een vergelijking voor lineaire regressie heeft altijd de vorm van die in kader 4.9. In het hier besproken voorbeeld volgt de lijn in figuur 4.3 uit de volgende formule: systolische bloeddruk = 71 + (1,7 × leeftijd)
Op basis van de vergelijking valt voor elke leeftijd te berekenen wat de bloeddruk gemiddeld is.
- op de leeftijd van 50 jaar: gemiddelde bloeddruk = 71 + (1,7 × 50) = 156 mmHg
- op de leeftijd van 60 jaar: gemiddelde bloeddruk = 71 + (1,7 × 60) = 173 mmHg

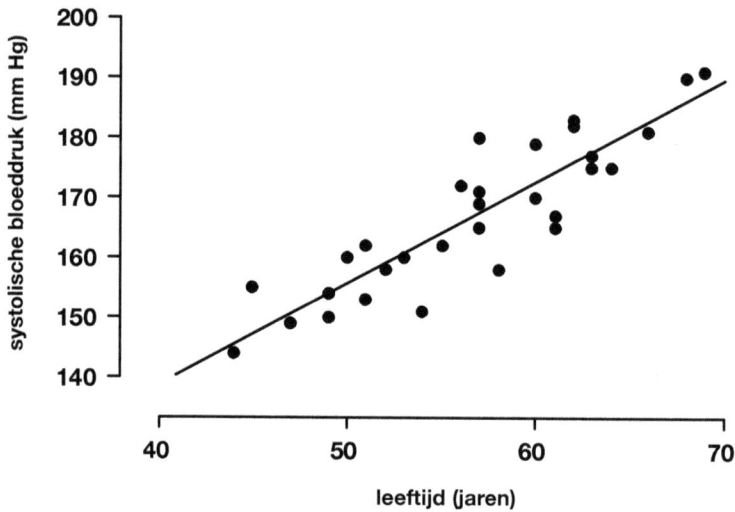

Figuur 4.3 *Spreidingsdiagram van leeftijd en systolische bloeddruk van 30 mannen in Engeland, met een regressielijn door de meetresultaten.*

Kader 4.9
$y = a + bx$

- x is de maat op de horizontale as (x-as): hier is x = leeftijd
- y is de maat op de verticale as (y-as): hier is y = bloeddruk
- b is de helling van de lijn en heet de regressiecoëfficiënt. Het is een kwantificering van de mate van verandering van y bij een verandering van x met 1 eenheid
- a is het intercept. Het geeft aan wat de y-waarde is bij $x = 0$

De helling van 1,7 van de lijn in figuur 4.3 wordt in figuur 4.4 toegelicht. De helling wordt weergegeven als J/I. I is een toename in leeftijd van tien jaar, van 50 tot 60. J is een toename in de bloeddruk van 17 mmHg, van 156 tot 173. Zodoende is de helling van de lijn 1,7 = 17/10. De schatting van de helling op 1,7 betekent dat bij elke toename in leeftijd van een jaar, de bloeddruk met 1,7 mmHg zal toenemen. Dat lijkt een kleine verandering, maar de bloeddruk over bijvoorbeeld vijf of tien jaar kan er ook mee geschat worden. Bij een leeftijdstoename van vijf jaar stijgt de bloeddruk met 8,5 mmHg (1,7 × 5) en bij tien jaar met 17 mmHg (1,7 × 10).

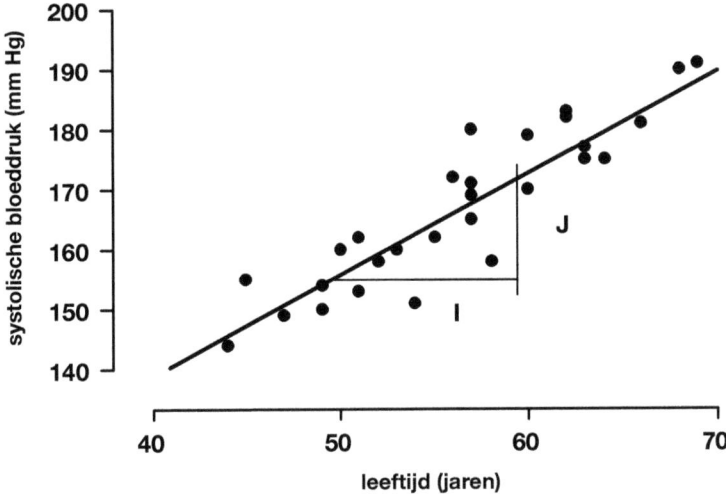

Figuur 4.4 *Spreidingsdiagram van leeftijd en systolische bloeddruk bij 30 mannen in Engeland, met een regressielijn door de meetresultaten. De breedte I is het verschil van tien leeftijdsjaren en dat gaat samen met een toename van de bloeddruk met 17 mmHg (de hoogte J). De helling van de regressielijn is J : I.*

Kader 4.10
Regressiecoëfficiënt, b, is de helling van de lineaire-regressielijn
b is de mate waarin y verandert bij een verandering van x met 1 eenheid

Betrouwbaarheidsinterval van een helling b (gemeten regressiecoëfficiënt):
95%-BI voor $b = b \pm 1,96 \times$ standaardfout van b

De regressielijn volgt uit een beperkt aantal metingen, waaruit bij voorkeur gevolgtrekkingen moeten kunnen worden gedaan over het verband tussen leeftijd en bloeddruk voor de totale populatie; in dit geval alle mannen in Engeland in de leeftijd van 40 tot 70 jaar. Net als bij elk statistisch getal dat tot nu toe is behandeld (percentage, relatief risico, gemiddelde en verschil tussen twee gemiddelden), zal ook de helling een bepaalde standaardfout bevatten; die wordt gebruikt om het 95%-betrouwbaarheidsinterval voor de helling te schatten (kader 4.10). De standaardfout van de helling in figuur 4.3 is 0,153, dus het 95%-betrouwbaarheidsinterval is van 1,4 tot 2,0. De interpretatie daarvan luidt dat de beste schatting van de werkelijke helling, de mate waarin de bloeddruk toeneemt per leeftijdsjaar, 1,7 is en dat met 95% zekerheid de werkelijke waarde ergens tussen 1,4 en 2,0 ligt. Dat impliceert tevens dat de beste schatting van de mate waarin de bloeddruk stijgt per tien jaar 17 mmHg is en dat met 95% zekerheid de werkelijke waarde ergens ligt tussen 14 mmHg en 20 mmHg.

Kader 4.11

kwantificering van het verband tussen twee factoren (hellingshoek) Neutrale waarde = 0	indien p-waarde ≤ 0,05, dan is de gemeten helling statistisch significant. De werkelijke helling is waarschijnlijk niet 0; waarschijnlijk is er een werkelijk verband
	indien p-waarde > 0,05, dan is de gemeten helling statistisch niet significant. Er is niet voldoende bewijs om te zeggen dat er een verband is, i.e. dat de werkelijke helling niet 0 is

Als er helemaal geen verband zou bestaan tussen de leeftijd en de systolische bloeddruk, zou de lijn horizontaal zijn en de helling 0; de neutrale waarde van een regressiecoëfficiënt is 0. Te toetsen valt of de grootte van de regressiecoëfficiënt groot genoeg is om te beweren dat hij waarschijnlijk niet per toeval is gemeten (kader 4.11). In het voorbeeld is de p-waarde voor de regressiecoëfficiënt < 0,001. Dat betekent dat in het geval dat er werkelijk geen verband bestond en de werkelijke helling 0 was (neutrale waarde), de kans dat enkel door toeval een helling gevonden zou worden van 1,7 (of hoger) kleiner is dan één op duizend. Zodoende is de kans zeer klein dat de werkelijke helling 0 is en kan gesteld worden dat er een verband bestaat tussen bloeddruk en leeftijd.

Op basis van de regressielijn valt te voorspellen welke bloeddruk te verwachten is bij een man van een bepaalde leeftijd. De geschatte bloeddruk van een man van 55 is bijvoorbeeld 164 mmHg (71 + 1,7 × 55). Dit is de *gemiddelde* bloeddruk bij een man van 55 jaar; uiteraard zal er variatie zijn tussen verschillende mannen van 55. Een dergelijke voorspelling mag alleen gedaan worden binnen het traject van waarden (x-variabelen) waarop de steekproef was gebaseerd: hier dus voor mannen in de leeftijd van 40 tot 70 jaar. Dit, omdat weliswaar een rechte lijn door de gegevens in dit traject te trekken is, maar onder mannen die jonger of ouder zijn zou de verhouding wel eens anders kunnen zijn.

De bloeddruk neemt toe met de leeftijd, dus de helling loopt naar boven: de regressiecoëfficiënt is positief. Als een regressielijn naar beneden helt, wil dat zeggen dat de waarde van de ene variabele afneemt naarmate de andere toeneemt. Het aantal tanden neemt af met de leeftijd, dus de helling van een regressielijn voor het verband tussen aantal tanden en leeftijd zal naar beneden lopen. De regressiecoëfficiënt zal hier negatief zijn.

CORRELATIE

Hoe sterk is het verband tussen bloeddruk en leeftijd? Stel dat iemands bloeddruk exact te voorspellen is aan de hand van zijn leeftijd. Dan zouden alle meetwaarden in de onderzoeksgroep (alle punten in het spreidingsdiagram) op de regressielijn liggen (figuur 4.5). In werkelijkheid valt te verwachten dat de punten enigszins rond de lijn verspreid liggen. Als die spreiding zeer klein is, is het verband tussen de twee variabelen sterk en kan de lijn gebruikt worden voor het doen van nauwkeurige voorspellingen. Is de spreiding zeer groot, dan is het verband tussen de variabelen zwak, en zullen voorspellingen minder exact zijn. Beide mogelijkheden zijn in figuur 4.6 weergegeven.

De correlatiecoëfficiënt is een maat voor de sterkte van de samenhang tussen twee variabelen. Hij kan een waarde hebben tussen − 1 en 1 (kader 4.12). De correlatiecoëfficiënt voor systolische bloeddruk en leeftijd (op basis van de gegevens in figuur 4.2) is 0,89, hetgeen betekent dat het verband sterk is. Kan die mate van correlatie een toevallige bevinding zijn van dit enkele onderzoek? Het is mogelijk te toetsen of de correlatiecoëfficiënt dermate groot is dat toeval onwaarschijnlijk is, de p-waarde geeft dit aan. De p-waarde is hier < 0,001, dus is het zeer onwaarschijnlijk dat een dermate sterk verband puur bij toeval wordt gevonden.

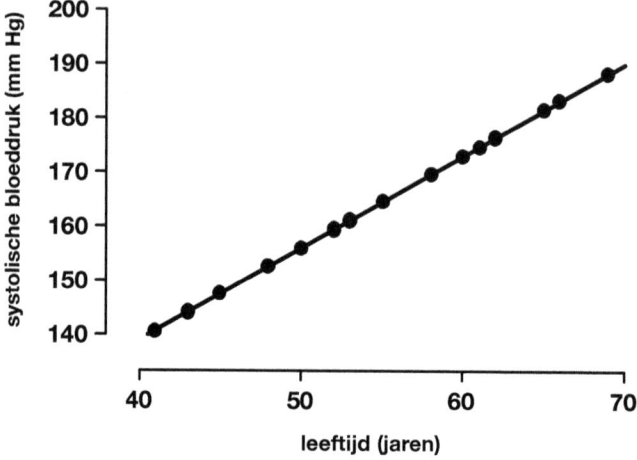

Figuur 4.5 *Spreidingsdiagram van leeftijd en systolische bloeddruk bij 15 mannen met een perfecte relatie tussen leeftijd en bloeddruk.*

Kader 4.12
De correlatiecoëfficiënt r is een maat voor sterkte van het lineaire verband tussen twee variabelen

r kan een waarde hebben tussen − 1 en + 1

r = − 1 of r = + 1 betekent dat de ene variabele volledig uit de andere te herleiden is via een lineaire relatie
r = 0 betekent, dat er geen lineair verband is tussen de twee variabelen

een positieve waarde voor r betekent dat bij stijging van de ene variabele ook de andere stijgt
een negatieve waarde voor r betekent dat bij stijging van de ene variabele de andere daalt

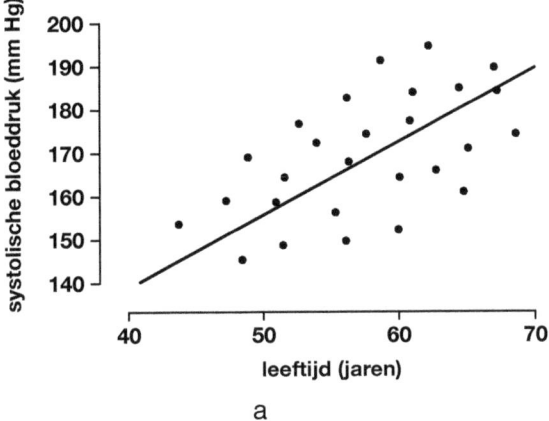

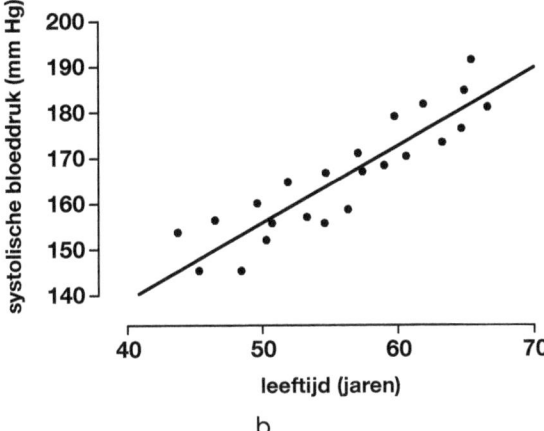

Figuur 4.6 Spreidingsdiagrammen van leeftijd en bloeddruk. In figuur 4.6a liggen de punten wijd verspreid en is de regressielijn dus niet goed bruikbaar voor voorspellingen. In figuur 4.6b is er weinig spreiding rond de regressielijn, zodat die lijn goed bruikbaar is voor voorspellingen.

Het kwadraat van de correlatiecoëfficiënt, r^2, geeft eveneens bruikbare informatie (kader 4.13). Het geeft aan in hoeverre variatie in y wordt veroorzaakt door x. De correlatiecoëfficiënt tussen systolische bloeddruk en leeftijd is 0,89, dus $r^2 = 0,79$. Dat betekent dat 79% van de variabiliteit in systolische bloeddruk valt terug te voeren op de variatie in leeftijd.

Kader 4.13
De correlatiecoëfficiënt in het kwadraat, r^2, is de mate waarin de y-variabele verklaard wordt door de x-variabele

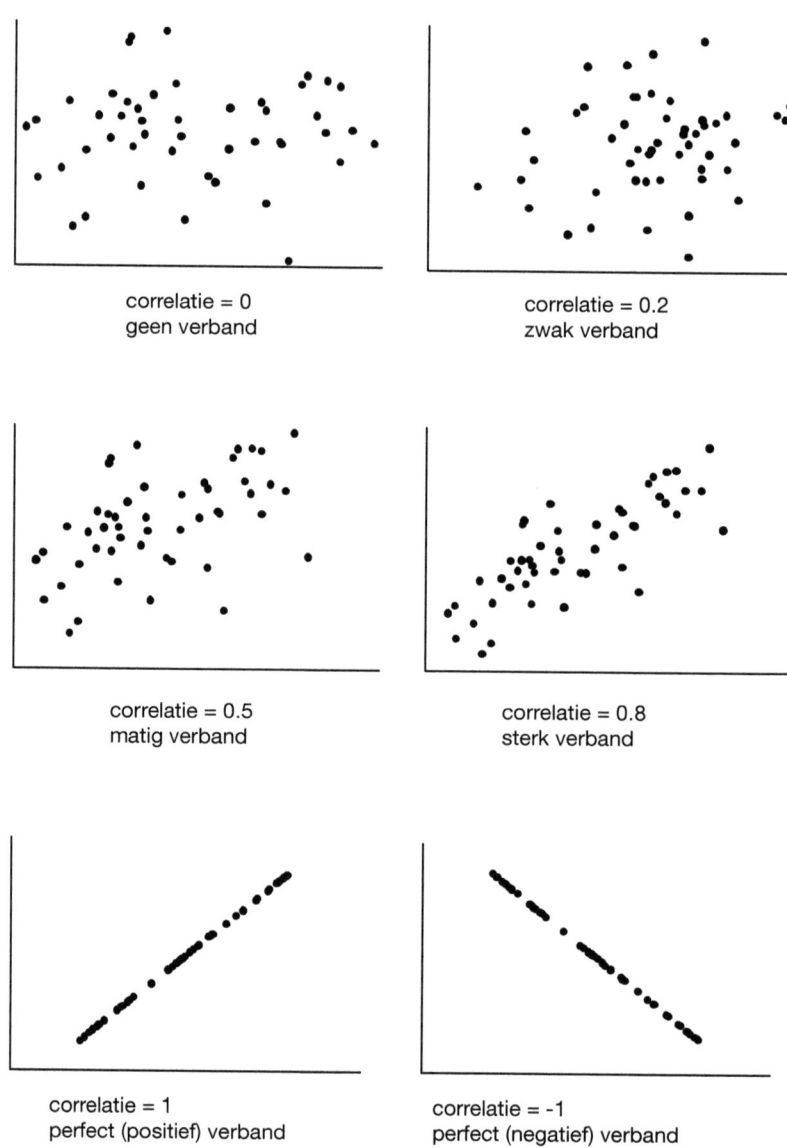

Figuur 4.7 Spreidingsdiagrammen met verschillende correlaties.

Een correlatie van 1 of − 1 geeft aan dat er geen spreiding is rond de regressielijn en dat, indien de waarde van een van de twee variabelen bekend is, de andere exact te voorspellen is. Het plus- of minteken voor de correlatiecoëfficiënt geeft aan of de lijn een stijgende of een dalende helling heeft (de regressiecoëfficiënt zal hetzelfde teken, plus of min, hebben). Een correlatie van 0 houdt in dat er geen verband is tussen de twee variabelen. In figuur 4.7 staan spreidingsdiagrammen met verschillende correlatiecoëfficiënten.

VOORBEELD VAN REGRESSIE EN CORRELATIE
Een regressieanalyse wordt vaak uitgevoerd op metingen bij mensen; daarbij vertegenwoordigt elk punt in het spreidingsdiagram een individu. Een regressieanalyse kan ook toegepast worden bij groepen mensen; daarbij vertegenwoordigt elke punt een meting bij een groep individuen. Is de groep mensen bijvoorbeeld een afspiegeling van mensen in een bepaald geografisch gebied, dan heet het onderzoek een ecologisch onderzoek. Een voorbeeld hiervan komt uit het volgende artikel, waarin elke observatie gebaseerd is op een groot aantal kinderen in een kiesdistrict.

> *Referentie: Jones CM, Worthington H. Waterfluoridation, poverty and tooth decay in 12-year-old children. J. Dent 2000;28:389-93.*

Van dit artikel zijn de samenvatting en een figuur (figuur 4.8) opgenomen (zie verderop, aan het einde van dit hoofdstuk). De onderzoeksgroepen waren hier kiesdistricten. Van elk district hadden de onderzoekers de volgende informatie:
– de Townsend-score: een maat voor sociale deprivatie. Hoe hoger de score, des te hoger de mate van sociale deprivatie. De gemiddelde score voor Engeland is 0;
– het gemiddelde DMFT-getal (*decayed, missing or filled teeth*) van 12-jarigen (volgens gegevens uit een onderzoek van de National Health Service);
– of het water in het district al dan niet gefluorideerd was.

In figuur 4.8 is het spreidingsdiagram met de regressielijn te zien voor het DMFT-getal tegen de Townsend-score voor twee streken: Liverpool, waar het water niet gefluorideerd is, en Newcastle waar dat wel het geval is. In Liverpool waren er 33 kiesdistricten en in Newcastle 26. Op basis van de twee regressielijnen is enigszins op te maken of de relatie tussen de gebitstatus van kinderen in een kiesdistrict en de

mate van sociale deprivatie hetzelfde is in gefluorideerde als in niet-gefluorideerde gebieden.
De regressielijn in Liverpool, een niet-gefluorideerd gebied, is:

gemiddeld DMFT-getal per district = 1,3496 + (0,1048 × Townsend-score)

De regressiecoëfficiënt is 0,1048, dus voor elke toename van de Townsend-score van 1 eenheid (dus naarmate de armoede toeneemt), neemt het gemiddelde DMFT-getal toe met 0,1048 (gebitsgezondheid neemt af). De p-waarde is weer < 0,05 en dat betekent dat de helling van de regressielijn statistisch significant is en dat het niet waarschijnlijk is dat het verband per toeval wordt geconstateerd; de werkelijke helling is groter dan 0. Het kwadraat van de correlatiecoëfficiënt (hier genaamd R^2) is 0,49, hetgeen wil zeggen dat 49% van de variatie in het gemiddelde DMFT-getal in de verschillende districten valt terug te voeren op de deprivatiescore. De correlatiecoëfficiënt is 0,7 (de wortel uit 0,49), hetgeen wil zeggen dat er een redelijk sterk lineair verband is tussen de Townsend-score en het gemiddelde DMFT-getal.

De regressielijn van Newcastle, een gefluorideerd gebied, is:

gemiddeld DMFT-getal per district = 0,8433 + (0,0315 × Townsend-score)

Bij elke toename van de Townsend-score met 1 eenheid stijgt het gemiddelde DMFT-getal in een district met 0,0315. De p-waarde is weer < 0,05 dus de regressielijn is statistisch significant. Het percentage variabiliteit dat door de regressielijn verklaard wordt is 26.

De helling van de regressielijn van het niet-gefluorideerde Liverpool (0,1048) is veel steiler dan die van het gefluorideerde Newcastle (0,0315). Dat betekent dat het verband tussen deprivatie en tandbederf sterker is in gebieden waar het water niet gefluorideerd is. Dat hebben de onderzoekers vervolgens diepgaander onderzocht door een multipele lineaire regressie uit te voeren, waarbij gekeken wordt naar het gezamenlijke effect van deprivatie en fluoridering op DMFT. Hun conclusie was dat 'door implementatie van fluoridering het tandbederf onder 12-jarigen duidelijk verminderde evenals sociaaleconomisch bepaalde gezondheidsverschillen'.
Ter illustratie van de grootte van het effect van fluoridering van water,

bestudeerden de onderzoekers de waarde van het gemiddelde DMFT-getal bij een Townsend-score van 0 (de gemiddelde score voor Engeland):

gemiddelde DMFT voor Liverpool is $(0{,}1048 \times 0) + 1{,}3496 = 1{,}3496$
gemiddelde DMFT voor Newcastle is $(0{,}0315 \times 0) + 0{,}8433 = 0{,}8433$
procentuele verandering door fluoride toe te voegen $[(1{,}3496 - 0{,}8433)/1{,}3496] \times 100 = 37\%$

Dit houdt in dat als de deprivatiescore op het gemiddelde van Engeland gezet wordt, naar schatting een reductie van 37% optreedt in het gemiddelde DMFT-getal onder 12-jarigen in gefluorideerde gebieden ten opzichte van kinderen in niet-gefluorideerde gebieden.

VERBAND EN CAUSAAL VERBAND
In bovenstaande voorbeelden van regressie en correlatie wordt een verband gelegd tussen bloeddruk en leeftijd en tussen sociale deprivatie en gebitsgezondheid. *Een verband tussen twee factoren houdt niet automatisch in dat de ene factor de andere veroorzaakt.* Het verband kan door een andere gemeenschappelijke factor zijn ontstaan. Bekend is bijvoorbeeld dat er een verband is tussen gewicht en bloeddruk, en dat mensen meestal zwaarder worden naarmate ze ouder worden. Mogelijk wordt het verband tussen leeftijd en bloeddruk in zijn geheel verklaard door de gewichtstoename met de leeftijd. De factor gewicht is een verstorende variabele ('confounder' in het Engels) in het verband tussen bloeddruk en leeftijd. De onderwerpen causaliteit en verstorende variabelen worden in hoofdstuk 6 meer gedetailleerd behandeld.

LEERPUNTEN
Bij vergelijking van twee groepen geldt:
- mensen tellen: relatief risico geeft aan hoe veel keer zo waarschijnlijk een bepaalde eigenschap in de ene groep bestaat ten opzichte van de andere;
- mensen tellen: risicoverschil geeft aan hoeveel meer mensen in de ene groep de eigenschap hebben ten opzichte van die in de andere;
- metingen doen bij mensen: het verschil tussen twee gemiddelden geeft aan hoeveel groter de maat in de ene groep gemiddeld is ten opzichte van de andere.

Bij vergelijking van twee metingen bij dezelfde personen of onderzoeksgroepen geldt:
- lineaire regressie kwantificeert de verwachte toename van een variabele als de andere met 1 eenheid stijgt;
- een correlatiecoëfficiënt kwantificeert de sterkte van een verband tussen twee variabelen;
- een verband tussen twee factoren betekent niet per se dat de ene factor de andere veroorzaakt.

Voor p-waarden en betrouwbaarheidsintervallen geldt:
- p-waarden geven aan of het gemeten effect (relatief risico, risicoverschil, correlatiecoëfficiënt of regressiehelling) waarschijnlijk een toevallige bevinding is of waarschijnlijk niet;
- indien de p-waarde ≤ 0,05 dan is het gemeten effect statistisch significant en is er waarschijnlijk een werkelijk effect;
- indien de p-waarde > 0,05 dan is het gemeten effect statistisch niet significant en is er onvoldoende bewijs van een werkelijk effect;
- betrouwbaarheidsintervallen geven een traject weer waarbinnen het werkelijke effect waarschijnlijk ligt;
- p-waarde en betrouwbaarheidsinterval staan met elkaar in verband.

Dankbetuiging
Met dank aan het *Journal of Dentistry* en de uitgever Elsevier voor de toestemming voor opname van de samenvatting en figuur 1 van het artikel door Jones en Worthington (2000).

Oefening

Tabel 4.5 Fictieve relatieve risico's van een aantal risicofactoren voor parodontitis.

risicofactor	vergelijking	relatieve risico
vitamine C	veel vs. weinig vitamine C in voeding	0,35
mannelijke geslacht	mannelijk vs. vrouwelijk	0,80
thee drinken	theedrinker vs. geen theedrinker	1,04
suikergebruik	veel vs. weinig suikerconsumptie	1,39
roken	huidig roker vs. nooit gerookt	5,50

1 In tabel 4.5 staan *fictieve* relatieve risico's van verschillende risicofactoren voor parodontitis. Druk het relatieve risico uit als procentuele verandering van het risico (i.e. extra risico of relatieve risicoreductie). Interpreteer de uitkomsten.

2 In tabel 4.6 staan de vergelijkingen die gelden voor witmakende tandpasta's en water. Wat kunt u zeggen over Rembrandt versus Janina en Aquafresh Whitening versus water?
3 In tabel 4.7 staan de uitkomsten van een regressieanalyse van een onderzoek op basis van alle 5-jarigen op openbare scholen in een district van Londen. Het onderzoek betrof 55 scholen en op elke school werden gemeten (1) de DMFT-score van de kinderen op die school, (2) scores op verschillende schoolvakken (wiskunde, Engels, lezen) en (3) een score voor sociale armoede in de wijken waarin de scholen lagen (Jarman-score: hoge score = hoge mate van sociale armoede). Ook werd de proportie kinderen die een gratis maaltijd kregen per school gegeven (referentie: Muirhead V, Marcenes W. An ecological study of caries experience, school performance and material deprivation in 5-year-old state primary school children. Community Dent Oral Epidemiol 2004;32:265-70). Er werden lineaire regressieanalyses uitgevoerd op de formule:

DMFT-score = a + b × verklarende variabele

De verklarende variabelen waren: score voor wiskunde, score voor Engels, score voor lezen, Jarman-score, percentage kinderen dat gratis schoolmaaltijden kreeg. De regressiecoëfficiënten staan in tabel 4.7.
a Welke factoren hadden een statistisch significant verband met de DMFT-score?
b Geef een interpretatie van de regressiecoëfficiënten en hun betrouwbaarheidsintervallen.
c In hoeverre verandert de DMFT-score als de score voor wiskunde met 5 eenheden afneemt?
d Wat zijn de correlatiecoëfficiënten voor deze factoren? Welke factor blijkt het sterkste verband te houden met de DMFT-score?

Tabel 4.6 Vergelijking van selectie van witmakende tandpasta's (Sharif et al., 2000).			
vergelijking van tandpasta's (gemiddelde mate van verkleuring na 5 min, in eenheden optische dichtheid)	verschil tussen de gemiddelden gem. A – gem. B	95%-BI voor het verschil	p-waarde
Rembrandt (78,0) vs. Janina (65,7)	12,3	– 0,06 tot 24,6	0,051
Aquafresh Whitening (14,9) vs. water (71,5)	– 56,6	– 72,4 tot – 40,8	< 0,0001

Tabel 4.7 Uitkomsten van een lineaire regressieanalyse waarmee het verband van cariës met specifieke factoren is bestudeerd.

factor	regressiecoëfficiënt (b)	95%-BI	R^2-waarde
wiskunde	− 0,16	− 0,20 tot − 0,06	0,17
Engels	− 0,13	− 0,21 tot − 0,06	0,20
lezen	− 0,048	− 0,072 tot − 0,024	0,23
sociale deprivatie	0,021	0,003 tot 0,039	0,095
% kinderen met gratis maaltijden	0,016	0,01 tot 0,023	0,32

Water fluoridation, poverty and tooth decay in 12-year-old children
C.M. Jones[1], H. Worthington[2]

Received 9 July 1999; received in revised form 15 November 1999; accepted 10 December 1999

Abstract

Aim: To examine the influence of water fluoridation, and socio-economic deprivation on tooth decay in the permanent dentition of 12 year old children.
Setting: The North of England, fluoridated Newcastle and non-fluoridated Liverpool, A total of 6,638 children were examined.
Outcome Measures: Multiple Regression analysis of fluoride status, mean electoral ward DMFT in 1992/93 and ward Townsend scores from the 1991 census.
Results: Social deprivation and tooth decay were significantly correlated in areas with and without water fluoridation. Multiple linear regression showed a statistically significant interaction between ward Townsend score, mean DMFT and water fluoridation, showing that the more deprived the area the greater the reduction in tooth decay. At a Townsend score of zero (the English average) there was a predicted 37% reduction in decay in 12-year-old in fluoridated wards.
Conclusions: Tooth decay is strongly associated with social deprivation. The findings confirm that the implementation of water fluoridation has markedly reduced tooth decay in 12-year-old children and that

1 Highland Healt Board, Assynt House, Beechwood park, Inverness IV2 3HG, UK
2 Senior Lecturer in Dental Statistisc, Department of Oral Health & Development, Turner Dental School, University Dental Hospotal of Manchester, Manchester M15 6FH, UK

socio-economic dental health inequalities are reduced. ©2000 Published by Elsevier Science Ltd. All rights reserved.
Keywords: Water fluoridation; Deprivation, Townsend, Tooth decay, DMFT, Children, Electoral wards
C.M. Jones, H. Worthington – Journal of Dentistry 28 (2000) 389-393.

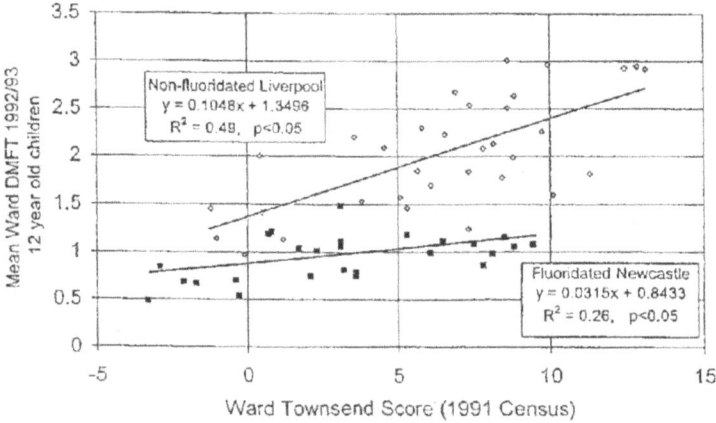

Figuur 4.8 *Scattergram of mean ward DMFT of 12-year-old children by ward Townsend score, fluoridated and non-fluoridated, with best-fit regression lines.*

5 Vaststellen van de effectiviteit van behandelingen

Het belangrijkste aspect van evidence-based tandheelkunde is waarschijnlijk dat bepaald kan worden of een behandeling of preventieve maatregel echt werkt. Tandartsen worden geregeld bezocht door vertegenwoordigers van tandheelkundige leveranciers, en zien wellicht vaak artikelen in tandheelkundige tijdschriften over een nieuwe behandeling of materiaal. Zo'n nieuwe behandeling kan gebruik van een nieuw tandheelkundig materiaal, geneesmiddel of klinische techniek behelzen, of een andere methode ter preventie of behandeling van mondaandoeningen.

Om te kunnen bepalen of de nieuwe behandeling de moeite waard is voor zijn eigen patiënten, moet de tandarts de onderzoeksresultaten en hun implicaties begrijpen. Toen bijvoorbeeld het antibioticum metronidazol voor het eerst werd gebruikt voor de behandeling van acute gingivitis, zal het niet volstaan hebben te zeggen dat 'metronidazol effectief is' of dat 'metronidazol zeer effectief is'. Een dergelijke stelling is een subjectieve beoordeling en is niet duidelijk genoeg. Wat wordt precies bedoeld met 'effectief'? Is dat de procentuele vermindering van het *aantal ulcererende interdentale papillen* bij follow-up na bijvoorbeeld een week, of het *aantal patiënten* dat geheel herstelt; of een andere maat? Weerspiegelen de bevindingen over de effectiviteit van metronidazol een waar effect of kunnen ze bij toeval gevonden zijn?

Bijna altijd is een klinisch onderzoek de beste manier om een nieuwe behandeling of preventieve maatregel te beoordelen. Het is een experiment met mensen, waarin een deel van de proefpersonen de ene behandeling krijgt en een ander deel een andere, zodat de effecten vergeleken kunnen worden. Een nieuwe behandeling wordt zelden in de tandheelkundige routine opgenomen voordat de werkzaamheid is aangetoond in een of meer klinische onderzoeken.

In dit hoofdstuk worden de wetenschappelijke aspecten uitgelegd van klinische onderzoeken: waarom ze nuttig zijn en hoe de resultaten moeten worden geïnterpreteerd. In de meeste publicaties worden verschillende metingen van effecten van een behandeling gepresenteerd. Bij het lezen van een artikel over een klinisch onderzoek is het goed, in het achterhoofd te houden wat het doel van het onderzoek was, wat de centrale uitkomstmaat is en welke behandelingen er gegeven zijn. Zo blijft de focus op de relevante resultaten en hoe die geïnterpreteerd moeten worden. In dit hoofdstuk worden twee klinische onderzoeken behandeld die elk een andere maat voor effectiviteit hanteerden: het ene gebaseerd op het tellen van mensen (als vervolg op hoofdstuk 2) en het andere op het doen van metingen bij mensen (als vervolg op hoofdstuk 3). Beide onderzoeken zijn volgens dezelfde principes opgezet, maar de interpretatie van de resultaten is anders, omdat er een andere maat is gekozen voor de effectiviteit. Daarom zullen de onderzoeken hieronder afzonderlijk behandeld worden.

5.1 Belangrijkste aspecten van de opzet van een gerandomiseerd klinisch onderzoek

Een gerandomiseerd onderzoek levert het krachtigste bewijs voor effectiviteit van een behandeling. Die kracht komt voort uit vier aspecten van de onderzoeksopzet: randomisatie, blindering, controle en specificatie van het soort patiënten opgenomen in het onderzoek. De onderzoekspopulatie van een klinisch onderzoek wordt gedefinieerd door de inclusie- en exclusiecriteria voor opname in, en uitsluiting van, het onderzoek. Omdat deze concepten voor elk onderzoek cruciaal zijn, worden ze kort besproken voordat de twee voorbeeldonderzoeken gepresenteerd worden.

RANDOMISATIE
De randomisatie bepaalt hoe de proefpersonen een behandeling krijgen toegewezen. Als twee of meer behandelingen vergeleken worden, moet per patiënt besloten worden welke behandeling hij of zij krijgt. Wordt die keuze aan de onderzoeker of patiënt overgelaten, dan zullen patiënten met een bepaalde eigenschap, bijvoorbeeld oudere patiënten of patiënten met ernstigere ziekte, in een van de onderzoeksgroepen oververtegenwoordigd zijn. Dat geeft bias (onzuiverheid of vertekening), waardoor de vergelijking van resultaten van de twee onderzoeksgroepen beïnvloed wordt. Bij randomisatie wordt elke proefpersoon ingedeeld bij een van de behandelingen, zodanig dat onderzoeker noch patiënt invloed op die keuze kan hebben. Door randomisatie wordt zeker gesteld dat elk individu in het onderzoek dezelfde kans heeft aan enige behandeling toegewezen te worden (kader 5.1).
De randomisatie zelf wordt vaak door een computer gedaan, die een nieuwe patiënt aan een van de behandelgroepen toewijst op basis van

het computerequivalent van een munt opgooien. Gooit de computer kop, dan krijgt de patiënt behandeling A, en gooit hij munt dan krijgt de patiënt behandeling B. Het doel van randomisatie is dat er twee (of meer) groepen ontstaan met dezelfde karakteristieken. De eigenschappen van de patiënten in verschillende behandelgroepen zullen nooit exact hetzelfde zijn; er zullen, bij wijze van toeval, altijd kleine verschillen zijn in kenmerken als leeftijd, sekse of ernst van ziekte. Maar de randomisatie is bedoeld om te zorgen dat het enige *systematische* verschil tussen de twee groepen dat van de gebruikte behandeling is. Dat betekent dat alle verschillen in uitkomsten die aan het eind van het onderzoek gevonden worden, toe te schrijven zouden moeten zijn aan de behandeling en niet aan enige andere factor.

Kader 5.1
Het doel van randomisatie is dat er onderzoeksgroepen ontstaan die zo veel mogelijk gelijk zijn wat betreft alle kenmerken behalve de behandeling, zodat het enige systematische verschil tussen de twee groepen de toegediende behandeling is. Om die reden moeten alle verschillen in meetresultaten aan het eind van het onderzoek toe te schrijven zijn aan behandeleffect en niet aan andere factoren.
De *persoon die de patiënt insluit* mag niet kunnen voorspellen hoe de volgende toewijzing aan een behandeling zal uitvallen

BLINDERING
Als de patiënt, de behandelaar, of de onderzoeker die de behandelresultaten beoordeelt, weet welke behandeling wordt gegeven, kan dat nadelig zijn voor de uitkomsten van het onderzoek. Een klinisch onderzoek heet dubbelblind als noch de patiënt, noch alle betrokkenen bij de behandeling of de resultatenbeoordeling op de hoogte zijn van de behandeling die gegeven is. In enkelblinde onderzoeken is het meestal alleen de patiënt die geblindeerd is voor de behandeling die hij of zij ondergaat. Patiënten en behandelaars kunnen een bepaalde verwachting hebben van een bepaalde behandeling, dus als ze weten welke er gegeven is, kan er bias ontstaan. Die mogelijke bias wordt geëlimineerd door blindering.
Als een patiënt weet dat hij of zij een niet-werkend middel krijgt, kan dat diens reactie op de behandeling beïnvloeden. Evenzo kan de tandarts die weet dat de patiënt het werkzame middel krijgt, deze patiënt anders begeleiden dan de patiënt van wie hij of zij weet dat die

het niet-werkzame middel krijgt. Al die situaties kunnen resulteren in een betere reactie onder de patiënten die de werkzame behandeling krijgen dan onder de patiënten die de niet-werkzame behandeling krijgen. Dat geeft bias in de resultaten ten faveure van de actieve behandeling. Blindering schakelt dus het effect uit van verwachtingen die de uitkomsten van het onderzoek kunnen beïnvloeden en een verschil tussen de twee onderzoeksgroepen kunnen veroorzaken dat niet door de therapeutische eigenschappen van de werkzame behandeling komt.

Soms is het niet mogelijk de patiënt of de onderzoeker te blinderen. In dat geval moet een uitkomstmaat gekozen worden die niet afhangt van opvattingen van patiënt of onderzoeker. Indien bijvoorbeeld het effect van scalen en polijsten wordt vergeleken met niet scalen en polijsten, dan zal een meting van de plaquescore bij een klinisch onderzoek na een jaar minder onderhevig zijn aan bias dan een vragenlijst over de tevredenheid van de patiënt.

GECONTROLEERD ONDERZOEK

Dit betekent eenvoudig dat er een referentiegroep is ter vergelijking: de uitkomst van de nieuwe behandeling bij de patiënten wordt vergeleken met de uitkomst in een referentiegroep (of controlegroep) die de behandeling niet krijgt. De controlegroep krijgt meestal ofwel een placebo, ofwel de huidige standaardbehandeling. Een placebo is een middel of een procedure zonder bekend werkzaam bestanddeel. Een placebo wordt liever gegeven dan helemaal geen behandeling, om dezelfde reden als die voor blindering: ter eliminatie van de mogelijkheid dat de verwachtingen van de patiënt over de effectiviteit van de behandeling bias opleveren bij de vergelijking van de twee onderzoeksgroepen. Als er een standaardbehandeling bestaat, is het niet ethisch om een placebo te geven omdat daarmee de patiënt een mogelijkheid tot verbetering ontnomen wordt.

CRITERIA VOOR IN- OF UITSLUITING

De onderzoekspopulatie van een klinisch onderzoek wordt gedefinieerd door een aantal criteria waaraan elke patiënt moet voldoen om in aanmerking te komen voor deelname. In die criteria zal de leeftijd nooit ontbreken. Elk onderzoek zal zijn eigen set criteria hebben, afhankelijk van de onderzoeksvraag. Voor de keuze wie al dan niet in het onderzoek wordt opgenomen, moeten de voordelen van een zeer selecte groep worden afgewogen tegen de voordelen van een grote variatie aan patiënten. Bij een zeer selecte groep zal de respons op behandeling eenduidiger zijn, waardoor het wellicht makkelijker aantoonbaar wordt dat de behandeling effect heeft. Maar de resultaten van zo'n onderzoek zijn mogelijk alleen van toepassing op een kleine groep patiënten. Een onderzoek met een grote variatie aan patiënten kan van meer algemene toepassing zijn, maar moet soms wel zeer grootschalig zijn om enige effectiviteit van de behandeling te kunnen aantonen onder verschillende soorten mensen en omstandigheden. Criteria voor in- en exclusie moeten eenduidig en nauwkeurig omschreven zijn, zodat de onderzoekspopulatie exact gedefinieerd is.

5.2 Mensen tellen in de opzet van een klinisch onderzoek

Lees eerst de publicatie die is opgenomen na dit hoofdstuk.

> **Referentie:** *Averley PA, Girdler NM, Bond S, Steen N, Steele J. A randomised controlled trial of paediatric conscious sedation for dental treatment using intravenous midazolam combined with inhaled nitrous oxide or nitrous oxide/sevoflurane. Anaesthesia 2004;59:844-52.*

WAT IS HET SPECIFIEKE DOEL VAN HET ONDERZOEK?
Onder het kopje *background* wordt het onderwerp van het onderzoek duidelijk geformuleerd. Het kan moeilijk zijn een tandheelkundige ingreep uit te voeren bij angstige kinderen. Van algehele anesthesie is vastgesteld dat die niet veilig genoeg is om buiten het ziekenhuis toe te passen (*alinea* 2), dus is er behoefte aan een alternatieve methode die zowel veilig als effectief is, om het de tandarts mogelijk te maken de tandheelkundige behandeling met succes te voltooien. De onderzoekers geven een kort overzicht van mogelijke alternatieven, namelijk twee sedatieve gassen, lachgas (*nitrous oxide, alinea* 1) en sevofluraan (*alinea* 7), en een intraveneus sedativum genaamd midazolam (*alinea* 5 en 6). Het doel is te onderzoeken of de toevoeging van een analgetisch gas aan midazolam effectief is of niet. Lachgas (NO, stikstofoxide) is niet alleen een licht sedatief gas en een analgeticum, maar ook een carrier voor potentere gassen zoals sevofluraan. Dat verklaart wellicht waarom er geen onderzoeksgroep was die met enkel sevofluraan werd behandeld.
Hoewel het onderzoek gebaseerd is op een steekproef van kinderen, is het doel de effecten te beschrijven voor *alle* kinderen (de doelgroep van het onderzoek), niet enkel voor de kinderen in het onderzoek.

WAT IS DE INTERVENTIE?
Er zijn drie interventies: medische lucht, lachgas en lachgas plus sevofluraan. Elke interventie wordt gevolgd door intraveneuze injectie met midazolam. Het is goed om het hoofddoel van het onderzoek te benoemen, alsmede de onderzochte behandelingen en de centrale uitkomstmaat, zoals in het voorbeeld in kader 5.2. De behandelingen worden gedetailleerd besproken in *alinea 18*.

Kader 5.2
Wat is het hoofddoel van het onderzoek?
Is, in combinatie met midazolam, lachgas met of zonder sevofluraan effectief voor de sedatie van angstige kinderen voor een tandheelkundige behandeling?

Welke gassen worden aan de patiënten toegewezen?
Alle kinderen krijgen intraveneus midazolam, na inhalatie van een van de volgende drie gassen:
– medische lucht
– lachgas
– lachgas plus sevofluraan

Wat is de centrale uitkomstmaat?
Of de tandarts de tandheelkundige behandeling kan voltooien of niet.

WAT IS DE CENTRALE UITKOMSTMAAT?
De belangrijkste maat voor de effectiviteit is of de tandarts de geplande tandheelkundige ingreep kon voltooien of niet (*alinea 9 en 30*). Is die uitkomst een goede maat om de doelstelling van het onderzoek te meten? Er zijn ook andere uitkomstmaten, bijvoorbeeld of het infuus goed kan worden aangelegd (voor de toediening van midazolam) of het angstniveau (zie eerste kolom van *tabel 2* in het artikel). Is een van die maten een betere uitkomstmaat dan de gekozene, of zijn er betere denkbaar die de onderzoekers niet overwogen hebben? De centrale uitkomstmaat moet klinisch relevant zijn. De kinderen kwamen voor een tandheelkundige ingreep, dus ter zake is uiteindelijk of hun die behandeling gegeven kon worden of niet. De mate van angst meten heeft nut, maar zelfs als de kinderen minder angstig zijn na toediening van een sedatief gas, kunnen ze nog steeds weigeren de behandeling te ondergaan, dus zou die uitkomstmaat niet de beste maat

voor doelmatigheid zijn. De maat die de onderzoekers als centrale uitkomstmaat hebben gekozen, is het meest ter zake.

WAT IS DE ONDERZOEKSPOPULATIE?

Tabel 5.1 biedt een overzicht van de inclusie- en exclusiecriteria voor kinderen in dit onderzoek. De criteria waarvoor de mate van angst en coöperatie gemeten moest worden, werden beide gemeten met daarvoor geaccepteerde meetinstrumenten. De invasiviteit van de behandeling werd gemeten met een standaardscorelijst (*alinea 13*). Het enige criterium dat zuiver gebaseerd was op het oordeel van de tandarts, was de mate waarin het kind begreep wat de behandeling inhield. De criteria waren breed genoeg om de resultaten van het onderzoek te kunnen generaliseren voor de meeste kinderen met een matige vorm van angst voor een tandheelkundige ingreep.

Tabel 5.1	In- en exclusiescriteria voor het onderzoek van Averley et al. (2004).
Inclusie-criteria	– leeftijd 6-14 jaar – door tandarts verwezen naar QAMC (specialistische afdeling) voor tandheelkundige ingreep met angstmanagement – mate van angst gerapporteerd door kind uitgedrukt als 4 of hoger op een schaal van 1 tot 10 – mate van coöperatie van het kind gerapporteerd door tandarts uitgedrukt als 3 of lager op een schaal van 1 tot 6 – invasiviteit van de geplande tandheelkundige ingreep (op een gestandaardiseerde schaal) – voldoende begrip van de behandeling – kind staat toe dat op hand en neusrug crème wordt aangebracht
Exclusie-criteria	overgevoeligheid voor benzodiazepines, sevofluraan, lachgas of lokale anesthetica

HOE IS HET ONDERZOEK UITGEVOERD?

Het onderzoek is een gecontroleerd, dubbelblind, gerandomiseerd onderzoek, al wordt dat in het artikel niet expliciet vermeld.

Randomisatie

De toewijzing aan een behandelgroep werd gecoördineerd door een verpleegkundige die niet bij het onderzoek betrokken was (*alinea 16*), een extra voorzorgsmaatregel om ervoor te zorgen dat geen enkele deelnemer aan het onderzoek de toewijzing kon beïnvloeden. Voorafgaand aan de afspraak met de anesthesist werd deze op de hoogte gesteld van de toegewezen interventie. Omdat de kinderen op die manier gerandomiseerd waren, kon het kind noch de tandarts weten welke behandeling gegeven werd. Daardoor kon er geen bias ontstaan doordat bijvoorbeeld de tandarts het werkzame gas aan de angstigste kinderen zou geven, of doordat zeer angstige kinderen de medische lucht zouden weigeren. In beide gevallen zouden immers de angstigste kinderen ondervertegenwoordigd zijn in een van de onderzoeksgroepen.

In *tabel* 1 van het artikel staan een aantal eigenschappen van de kinderen gemeten voorafgaand aan de behandeling (de zogeheten baselinekarakteristieken of uitgangswaarden). Die uitgangswaarden laten zien of de randomisatie vergelijkbare interventiegroepen heeft opgeleverd of niet. In elk verslag van een klinisch onderzoek moet een dergelijke tabel zijn opgenomen om aan te geven of er tussen de onderzoeksgroepen verschillen zijn, buiten de verschillen in behandeling, die de vergelijking kunnen beïnvloeden. De auteurs hebben meerdere factoren gekozen die mede bepalen of een tandheelkundige behandeling bij kinderen tot een goed einde komt, en deze voor elke interventiegroep gepresenteerd.

De meeste factoren bleken gelijkelijk over de groepen te zijn verdeeld, maar de auteurs melden kleine verschillen in geslacht en in angstniveau. Uit de gegevens van *tabel* 1 blijkt dat er een kleiner percentage jongens was onder de kinderen die lachgas plus sevofluraan kregen dan onder de kinderen die lucht of enkel lachgas kregen. Dat kan alleen van invloed zijn op de uitkomsten als bij jongens vaker (of minder vaak) een behandeling voltooid kan worden dan bij meisjes. Wat betreft angstniveau blijkt dat de kinderen die medische lucht kregen gemiddeld minder angstig waren dan de andere twee groepen. Dat kan een bias geven in de resultaten als deze kinderen daardoor ook vaker de behandeling voltooiden (het effect van de sederende gassen zou dan worden onderschat). Daarom moet worden overwogen in hoeverre dergelijke onevenwichtigheden de uitkomst van het onderzoek kunnen beïnvloeden. Hoe erg is het dat bepaalde factoren per groep verschillen? De informatie in *tabel* 1 geeft een beeld van de mate waarin de verschillen van invloed kunnen zijn op de resultaten. Wat betreft geslacht is het percentage jongetjes in de groep met lachgas plus sevofluraan slechts 8-11 lager dan in de andere groepen. Het gemiddelde angstniveau in de groep die lucht kreeg is maar ongeveer 0,5 lager dan in groep 2 en 3 (een klein verschil gezien het feit dat de angst op een tienpuntsschaal gemeten is). Het is dan ook niet waarschijnlijk dat verschillen van een dermate kleine omvang de resultaten substantieel beïnvloeden.

Hoewel de auteurs p-waarden hebben gerapporteerd voor de verschillen tussen de groepen (*tabel* 1 in het artikel), is veeleer de omvang van de onevenwichtigheid van belang dan de statistische significantie.

De p-waarde geeft alleen maar aan of het waarschijnlijk is dat een gemeten verschil door toeval is opgetreden. Als de patiëntengroepen zeer groot zijn, zullen ook kleine en onbelangrijke verschillen in vertegenwoordiging van eigenschappen nog statistisch significant zijn. Van belang is echter alleen of die verschillen groot genoeg zijn om de belangrijkste resultaten te vertekenen.

Blindering
Zowel de tandarts als het kind was geblindeerd voor de gegeven interventie (*alinea 19*). Als de tandarts zou weten dat het kind de placebo kreeg (medische lucht), dan zou hij de tandheelkundige ingreep wellicht minder doortastend uitvoeren. Andersom, als de tandarts zou weten dat het kind een van de actieve gassen had gekregen, zou hij misschien nadrukkelijker proberen de behandeling te voltooien in de overtuiging dat het kind voldoende gesedeerd was. De auteurs melden dat sevofluraan zoet ruikt (*alinea 7*). Het is mogelijk dat tandarts of kind zou ontdekken dat dit anders was dan bij de medische lucht of een van de andere gassen. In dat geval zijn ze wellicht niet geheel blind geweest voor de interventie.

Gecontroleerd onderzoek
De referentiegroep kreeg medische lucht plus midazolam. Dat is ethisch acceptabel omdat er in de praktijk geen actief gas bestaat dat als sederend middel wordt gebruikt, dus was het niet zo dat er een heilzame standaardbehandeling werd ontnomen aan de kinderen in deze controlegroep.

Groepsgrootte
Van de 2.348 kinderen die aan de criteria voor toelating voldeden werden er 848 gerandomiseerd ingedeeld in een van de drie gasgroepen en 697 werden in de analyse betrokken (*figuur 1 in het artikel*). Meestal zijn de interventiegroepen ongeveer even groot, maar in dit onderzoek waren er minder kinderen in de groep die medische lucht kreeg. Dit, omdat uit een vroege analyse naar voren kwam dat bij kinderen die uitsluitend lucht kregen het faalpercentage hoog was: aanleiding om in die groep geen kinderen meer in te delen (*alinea 29*).

WAT ZIJN DE BELANGRIJKSTE METINGEN?
De drie belangrijkste vergelijkingen zijn:
- lachgas versus lucht;
- lachgas plus sevofluraan versus lucht;
- lachgas plus sevofluraan versus lachgas.

Met de eerste twee wordt bepaald of de sederende gassen een beter resultaat opleveren dan lucht. Met de derde kan worden bepaald of het beter is sevofluraan toe te voegen aan het lachgas of niet.

In tabel 2 van het artikel zijn de belangrijkste resultaten overzichtelijk samengevat. In kolom 2 tot en met 4 staat voor elke gasgroep apart het eindresultaat voor de gekozen uitkomstmaat. Afhankelijk van de uitkomstmaat is het eindresultaat een percentage (als de uitkomstmaat wordt verkregen door het tellen van mensen) of een gemiddelde met een standaarddeviatie (als de uitkomstmaat wordt verkregen door metingen bij mensen, bijvoorbeeld de meting van de totale dosering midazolam). In de vijfde kolom staat een statistische toets waaruit blijkt of er verschillen zijn tussen de drie groepen. Als uit de toets een verschil bleek tussen twee groepen, dan werden er vergelijkingen gemaakt tussen de twee gassen om te kijken waar het verschil in zat. In kolom 6 tot en met 8 staan de effectgrootten van elk vergeleken paar, met de bijbehorende betrouwbaarheidsintervallen. Is de uitkomstmaat gebaseerd op een telling, dan is de vergelijking uitgedrukt als relatief risico; is de uitkomstmaat een gemiddelde, dan is de vergelijking uitgedrukt als het verschil in gemiddelden.

De primaire uitkomstmaat van dit onderzoek, of de tandarts de behandeling al dan niet kon voltooien, staat in de bovenste rij van de tabel. De relatieve risico's die daaruit volgen, evenals alternatieve manieren van formuleren van het RR, staan in kolom 6 tot en met 8 van die rij. In hoofdstuk 2 is besproken wat het relatieve risico precies inhoudt; het is eenvoudig te berekenen op basis van de meetwaarden (kader 5.3).

In tabel 5.2 zijn de belangrijkste meetresultaten berekend en wordt een korte interpretatie gegeven. Uit de vergelijking van bijvoorbeeld lachgas plus sevofluraan met lucht komt naar voren dat het relatieve risico 1,73 is: kinderen die de combinatie krijgen van de twee sederende gassen hebben een veel grotere kans dat de tandheelkundige behandeling kan worden voltooid dan kinderen die lucht krijgen (1,73 keer zo grote kans). In hoofdstuk 4 zijn al alternatieve manieren beschreven om een relatief risico te interpreteren. Zo houdt een relatief risico van 1,73 ook in dat de kans dat de behandeling voltooid wordt 73% groter is onder kinderen die lachgas plus sevofluraan krijgen ten opzichte van kinderen die medische lucht krijgen (risicotoename van 73%). Uit deze uitkomsten valt op te maken dat bij de sederende gassen het aantal kinderen dat de behandeling kan voltooien toeneemt, en dat de combinatie van de twee gassen effectiever was dan uitsluitend lachgas.

Kader 5.3
Groep 1: de kans (het risico) dat de behandeling met succes wordt voltooid = 94/174 = 0,5402.
Ongeveer de helft van de kinderen in groep 1 voltooit de behandeling

Groep 3: de kans (het risico) dat de behandeling met succes wordt voltooid = 249/269 = 0,9326.
Ongeveer 9 op de 10 kinderen in groep 3 voltooien de behandeling

Relatief risico: hoe veel keer zo groot is de kans (het risico) dat een kind in groep 3 de behandeling voltooit ten opzichte van een kind in groep 1?

Relatief risico = risico in groep 3/risico in groep 1 = 0,9326/ 0,5402 = 1,73
Een kind in groep 3 heeft 1,73 keer zoveel kans (risico) dat de behandeling voltooid wordt als een kind in groep 1

De implicaties van het gebruik van een onderzoeksgroep voor onderzoek

Betrouwbaarheidsintervallen

Gebleken is dat in de onderzoeksgroep van kinderen in dit onderzoek de combinatie van sederende gassen een beter effect had. Het werkelijke doel van het onderzoek is te bepalen wat het effect van de sederende gassen op *alle* angstige kinderen zal zijn, niet alleen op de kinderen in het onderzoek. Hoe zeker is het dat in een andere groep kinderen het relatieve risico van lachgas versus lucht in de buurt zal liggen van de gevonden 1,47? Het is niet waarschijnlijk dat het weer precies 1,47 is bij een tweede steekproef, maar zou het relatieve risico 1 kunnen zijn, hetgeen betekent dat er geen verschil in effect is. Het ware effect valt alleen te bepalen met een onderzoek met alle angstige kinderen van nu en in de toekomst, wat uiteraard onmogelijk is. Hoewel het ware effect dus niet *exact* is te meten, biedt het 95%-betrouwbaarheidsinterval wel een *spectrum* waarbinnen het waarschijnlijk ligt.
Het relatieve risico van lachgas versus lucht is 1,47, met een 95%-betrouwbaarheidsinterval van 1,27 tot 1,72 (*tabel* 2 in het artikel). De beste schatting van het ware effect is 1,47, maar met 95% zekerheid

Tabel 5.2 De belangrijkste vergelijkingen tussen behandelgroepen in het onderzoek van Averley et al. (2004).

vergelijking (groep 1 vs. groep 2)	risico in groep 1 R1	risico in groep 2 R2	relatief risico* R1/R2	interpretatie
lachgas vs. lucht	204/258 (80%)	94/174 (54%)	1,47	Kinderen die lachgas krijgen, hebben een 1,47 keer grotere kans dat ze de behandeling voltooien dan kinderen die lucht krijgen
lachgas plus sevofluraan vs. lucht	249/267 (93%)	94/174 (54%)	1,73	Kinderen die lachgas plus sevofluraan krijgen, hebben een 1,73 keer grotere kans dat ze de behandeling voltooien dan kinderen die lucht krijgen
lachgas plus sevofluraan vs. lachgas	249/267 (93%)	204/256 (80%)	1,17	Kinderen die lachgas plus sevofluraan krijgen, hebben een 1,17 keer grotere kans dat ze de behandeling voltooien dan kinderen die enkel lachgas krijgen

*Als twee behandelingen hetzelfde effect zouden hebben, dan zou de percentageverhouding 1 zijn: de neutrale waarde. De percentages R1 en R2 zijn afgerond.

valt te zeggen dat de werkelijke waarde van het ware effect tussen de 1,27 en 1,72 ligt. Lager dan 1,27 of hoger dan 1,72 ligt het ware relatieve risico dus zeer waarschijnlijk niet. Het doel van het onderzoek is te bepalen of de behandelingen (i.e. de gassen) al dan niet verschillen in effectiviteit. Hadden ze hetzelfde effect, dan zou het relatieve risico 1 zijn, de neutrale waarde. Omdat het 95%-BI voor het relatieve risico de 1 niet bevat, geldt dat als bewijs tegen de mogelijkheid dat lachgas geen effect heeft vergeleken bij lucht.

De breedte van het betrouwbaarheidsinterval hangt af van de standaardfout, die weer bepaald wordt door de grootte van het onderzoek (kader 5.4). Bij een grootschalig onderzoek zal het betrouwbaarheidsinterval smal zijn en is het waarschijnlijk dat de ware uitkomst binnen dat smalle spectrum ligt. In tabel 5.3 is te zien wat er met het betrouwbaarheidsinterval gebeurt indien precies dezelfde resultaten gemeten waren bij een tien keer zo groot onderzoek, een honderd keer zo groot of een tien keer zo klein onderzoek.

Tabel 5.3 Het 95%-betrouwbaarheidsinterval bij onderzoeken van verschillende omvang, maar met dezelfde schatting van het relatieve risico.

	risico voor lachgas	risico voor medische lucht	relatieve risico	betrouwbaarheidsinterval
onderzoek 1/10 zo groot	20/26	9/17	1,45*	0,88 tot 2,38
onderzoek Averley	204/256	94/174	1,47	1,27 tot 1,72
onderzoek 10 keer zo groot	2.040/2.560	940/1.740	1,47	1,41 tot 1,55
onderzoek 100 keer zo groot	20.400/25.600	9.400/17.400	1,47	1,45 tot 1,50

* De waarde die uit een 1/10 zo groot onderzoek kan komen die het dichtst bij 1,47 ligt.

Kader 5.4

GROOT onderzoek	→	kleine standaardfout	→	smal 95%-BI	→	NAUWKEURIGE schatting effect	→	HARDE conclusies
KLEIN onderzoek	→	GROTE standaardfout	→	BREED 95%-BI	→	ONnauwkeurige schatting effect	→	GEEN harde conclusies

Hoewel de schatting van het relatieve risico hetzelfde blijft, wordt naarmate de schaalgrootte van het onderzoek toeneemt de standaardfout kleiner en het betrouwbaarheidsinterval dus smaller: er is meer duidelijkheid over de precieze waarde van het ware relatieve risico. In de allergrootste studie ligt die waarde waarschijnlijk binnen het smalle spectrum van 1,45 tot 1,50. In een onderzoek dat 1/10 zo groot is als dat van Averley et al. bevat het betrouwbaarheidsinterval de 1, de neutrale waarde. Volgens dit betrouwbaarheidsinterval kan op basis van dit kleine onderzoek het ware relatieve risico op zijn laagst 0,88 zijn (risicoreductie) of op zijn hoogst 2,38 (zeer grote risicotoename). Het effect kan dus hoger zijn bij gebruik van lucht, of juist bij gebruik van lachgas, maar het kan ook zo zijn dat er geen effectverschil is (aangezien het betrouwbaarheidsinterval de 1 bevat). Bij het onderzoek van Averley et al. en de twee grotere onderzoeken bevat het betrouwbaarheidsinterval niet de 1: zowel de ondergrens als de bovengrens ligt boven 1 en alle mogelijke waarden in het spectrum geven een groter effect van lachgas aan.

Bij de interpretatie van de resultaten is zowel relatief risico (1,47) als

betrouwbaarheidsinterval (1,27 tot 1,72) van belang om de volgende vragen te beantwoorden:
- Hoe groot is het effect?
- Bevat het betrouwbaarheidsinterval de nulwaarde van 1?
- Wat is de laagst mogelijke en hoogst mogelijke waarde die het ware relatieve risico waarschijnlijk zal hebben?

Andere mogelijkheden om de effectiviteit van een behandeling te beschrijven

Het relatieve risico geeft aan hoeveel keer meer (of keer minder) effect het gas heeft waarmee de ene groep behandeld is ten opzichte van dat in een andere groep. Het geeft niet het aantal patiënten aan dat baat heeft bij de behandeling. Daarvoor zijn er twee veelgebruikte maten: het risicoverschil (besproken in hoofdstuk 2 en 4) en het number needed to treat (NNT; het aantal nodige behandelingen om één patiënt te doen profiteren). Deze twee maten komen niet voor in het artikel dat hier besproken wordt, maar zijn te berekenen met de resultaten uit tabel 5.2.

Tabel 5.4 Risicoverschil en number needed to treat bij de belangrijkste vergelijkingen uit het onderzoek van Averley et al. (2004).

vergelijking (groep 1 vs 2)	risico in groep 1 R1	risico in groep 2 R2	risicoverschil, %* R1 − R2 (95%-BI)	number needed to treat 100/(R2-R1) (95%-BI)
lachgas vs lucht	204/256 (80%)	94/174 (54%)	26 (17 tot 34)	4 (3 tot 6)
lachgas plus sevofluraan vs lucht	249/267 (93%)	94/174 (54%)	39 (31 tot 47)	3 (2 tot 3)
lachgas plus sevofluraan vs lachgas	249/267 (93%)	204/256 (80%)	13 (8 tot 19)	8 (5 tot 12)

* afgerond op dichtstbij gelegen gehele getal

Het risicoverschil is gemakkelijk te berekenen. Het relatieve risico dat uit elke vergelijking komt, is een verhouding tussen twee proporties (tabel 5.2). Het risicoverschil wordt verkregen door een aftreksom van de ene proportie en de andere. Bij twee behandelingen met hetzelfde effect zou het verschil tussen de proporties 0 zijn, dus een risicoverschil van 0 geeft aan dat er geen verschil in effect is. In tabel 5.4 zijn het risicoverschil en het number needed to treat weergegeven van elk van de drie belangrijkste vergelijkingen. Uit de vergelijking van lachgas met lucht komt een risicoverschil van 26% (80 − 54). Dat wil zeggen dat per honderd kinderen die met lachgas worden behandeld er 26 *extra* de behandeling zouden voltooien ten opzichte van een groep van honderd kinderen die lucht gekregen hebben. Het number needed to treat kwantificeert het aantal patiënten dat een nieuwe therapie moet krijgen om te zorgen dat er één extra patiënt baat bij heeft, ten opzichte van het geven van een andere therapie. Het NNT is af te leiden van het risicoverschil.

Uitkomst: geslaagde voltooiing van de tandheelkundige behandeling
Groep A (lachgas): risico $P_A = 204/256 = 0{,}80$
Groep B (lucht): risico $P_B = 94/174 = 0{,}54$

Number needed to treat (NNT): $\dfrac{1}{p_A - p_B} = \dfrac{1}{0{,}80 - 0{,}54} \approx 4$

Naar schatting moeten er vier kinderen behandeld worden met lachgas om één extra kind op te leveren bij wie de tandheelkundige behandeling wordt voltooid, ten opzichte van behandeling met lucht.

De vergelijkingen op basis van de risicoverschillen (tabel 5.4) leiden tot dezelfde conclusies als die op basis van de relatieve risico's (tabel 5.2), namelijk dat de sederende gassen effectiever zijn dan lucht. De 95%-BI's voor de risicoverschillen bevatten niet de 0 (de neutrale waarde als het gaat om risicoverschillen). Dat is consistent met het feit dat de 95%-BI's voor de relatieve risico's niet de 1 bevatten (de neutrale waarde als het gaat om de verhouding tussen twee risico's).

Relatief risico of risicoverschil?
Het voordeel van het relatieve risico is dat het meestal onafhankelijk is van de prevalentie van de risicofactor en daarom van toepassing op andere populaties dan de onderzoekspopulatie. Zo kon in het hier besproken onderzoek 54% van de kinderen de gebitsbehandeling voltooien met gebruik van uitsluitend lucht, maar nam dat percentage toe met een factor 1,47 tot 80 bij gebruik van lachgas (∼ 54% × relatief risico van 1,47). Als in een andere populatie slechts 20% de behandeling normaliter zou voltooien bij afwezigheid van een sederend gas, kan ervan worden uitgegaan dat ook dit percentage met een factor 1,47 zal toenemen, dus tot 29 (= 20% × 1,47). Het is, met andere woorden, aannemelijk dat het geschatte relatieve risico van 1,47 van toepassing zal zijn op andere groepen kinderen.
Het risicoverschil zal echter per populatie verschillen, afhankelijk van de prevalentie van het risico. Het voordeel ten opzichte van het rela-

Tabel 5.5	Risico dat de behandeling wordt voltooid: het effect van verschil in achtergrondrisico (R1) op het relatieve risico en het risicoverschil.			
risico bij kinderen die lucht krijgen R_1	risico bij kinderen die lachgas krijgen R_2	relatieve risico R_1/R_2	risicoverschil $R_2 - R_1$	number needed to treat $100/(R_2 - R_1)$
54,0%	79,7%	1,47	26%	4
20,0%	29,4%	1,47	9%	11

tieve risico is echter dat het risicoverschil aangeeft *hoeveel* mensen er baat zullen hebben bij de invoering van een nieuwe behandeling. In het bovenstaande voorbeeld is het risicoverschil tussen lachgas en lucht 26% (80% – 54%): als honderd kinderen lachgas krijgen zullen er 26 meer de behandeling voltooien dan wanneer ze lucht gekregen hadden. Daarentegen zal in een populatie waar het risico (de kans) 20% is dat een kind de gebitsbehandeling voltooit met enkel lucht, en het relatieve risico even goed 1,47 is, het risicoverschil tussen lachgas en lucht 9% zijn (29% – 20%). Dus in deze populatie zullen van de honderd kinderen die lachgas krijgen in plaats van lucht, er slechts negen extra de behandeling voltooien (tabel 5.5). Zowel het relatieve risico als het risicoverschil heeft nut bij vergelijking van tellingen bij mensen, al wordt het eerste vaker gerapporteerd omdat het direct te veralgemeniseren is voor andere patiëntenpopulaties (kader 5.5).

Kader 5.5
Relatief risico
– is meestal constant onder verschillende populaties en onafhankelijk van de onderliggende prevalentie (of incidentie) van de gemeten ziekte
– vormt een maat voor het behandeleffect die voor verschillende populaties kan gelden

Risicoverschil
– hangt af van de onderliggende prevalentie (of incidentie) en kan dus variëren per populatie
– vormt een maat voor het aantal mensen waarop de behandeling effect zal hebben binnen een bepaalde populatie

Is het gemeten effect een toevalsbevinding?

Bij elk wetenschappelijk onderzoek moet worden gekeken of het waarschijnlijk is dat de gemeten resultaten een waar effect weerspiegelen in de populatie, of een toevalsbevinding zijn binnen de specifieke onderzoeksgroep die gekozen is. Bij meting van een uitkomst in twee verschillende groepen mensen, zullen door natuurlijke variatie de waarden van de twee groepen nooit identiek zijn. Is het verschil in uitkomst tussen de twee groepen zeer groot, dan is het niet waarschijnlijk dat dit door toevallige variatie komt. Is het echter klein, dan kan het toeval zijn. Met een statistische toets is na te gaan of het resultaat dat in een onderzoek gevonden wordt waarschijnlijk door toeval komt of niet. Uit een statistische toets komt een p-waarde (p van *probability*), die aangeeft hoe waarschijnlijk het is dat bij toeval een dermate groot, of groter, verschil wordt gevonden als er in werkelijkheid geen onderliggend verschil is tussen de groepen. In *tabel 2* van het artikel staat een statistische toets waarin de proporties kinderen die de gebitsbehandeling voltooien van de verschillende groepen onderling vergeleken worden: χ^2 (chi kwadraat) = 9,64, p < 0,001. Het cijfer 9,64 wordt verkregen door een wiskundige formule die zowel de drie percentages als het aantal kinderen per behandelgroep bevat. Een dergelijk cijfer heet een toetsingsgrootheid en het wordt gebruikt om de p-waarde te berekenen. De toetsingsgrootheid zelf, en hoe deze wordt afgeleid, valt niet binnen het bestek van deze bespreking (zie voor details de boeken over epidemiologie en medische statistiek onder Literatuur achter in dit boek); van belang is hier de interpretatie van de p-waarde. Als er in het sedatieonderzoek werkelijk bij geen van de twee gassen een effect was, zou de proportie kinderen die de behandeling voltooien in alle groepen gelijk zijn. Er zijn echter duidelijke verschillen tussen de groepen (*tabel 2*). De kans dat er effecten van die grootte gemeten worden terwijl er in werkelijkheid geen verschil is (d.w.z. dat de nulhypothese waar is), is kleiner dan één op duizend; dat drukt de notatie p < 0,001 uit. Het is dus onwaarschijnlijk dat effecten van deze grootte uitsluitend door toeval gevonden worden.

Kader 5.6

GROTE verschillen	→	kleine p-waarde	→	niet waarschijnlijk dat verschil gevolg is van toeval (conclusie: er is een waar effect)
kleine verschillen	→	GROTE p-waarde	→	onvoldoende bewijs om te concluderen dat er een waar effect is (maar ook dat er geen effect is)

De regel is dat bij $p \leq 0{,}05$ gesproken wordt van statistische significantie. Als $p = 0{,}05$ dan wil dat zeggen dat bij één op de twintig onderzoeken van dezelfde grootte een even groot effect puur en alleen door toeval zal worden gevonden. Van belang is dat er altijd een kans is, hoe klein ook, dat een gevonden verschil per toeval is ontstaan in plaats van door een waar onderliggend verschil. Hoe kleiner de p-waarde, des te kleiner die kans is.

Als een resultaat statistisch significant is, geldt het als bewijs dat het na interventie gemeten verschil dermate groot is dat het waarschijnlijk niet door toeval is ontstaan. Is een resultaat niet statistisch significant, dan kan echter niet geconcludeerd worden dat er geen verschil is tussen de interventies; er is alleen niet voldoende bewijs dat er wel een verschil is. Verschillende mogelijkheden kunnen hieraan ten grondslag liggen (kader 5.7). Of een wetenschappelijk onderzoek een statistisch significant verschil kan aantonen, hangt sterk af van de grootte van het onderzoek. Wie wil weten of een geneesmiddel de mortaliteit door een hartaanval terugbrengt van 60% naar 50%, een verschil van 10%, heeft niets aan een onderzoek met slechts tien mensen per groep. De verwachting zou dan zijn dat in de ene groep zes mensen overlijden en in de andere vijf: een verschil van slechts één overlijden. Dat is niet voldoende om een harde conclusie op te baseren. Een dergelijk onderzoek is dus niet groot genoeg om een mortaliteitsverschil van 10% te detecteren. Het gevaar ontstaat dat een nieuwe behandeling afgedaan wordt als ineffectief op basis van een onderzoek dat te klein is om klinisch relevante verschillen op te merken. In hoofdstuk 8 wordt het belang van de grootte van de onderzoeksgroep nader uitgewerkt.

Kader 5.7
Waarom was het resultaat statistisch niet significant? Er zijn drie mogelijkheden:
1 Er is werkelijk geen verschil
2 Er is een waar verschil, maar door toeval werd een onderzoeksgroep gekozen die dat verschil niet vertoont
3 Er is een waar verschil, maar het onderzoek was te kleinschalig om het te detecteren

---

Zoals in hoofdstuk 4 besproken is, bestaat er een verband tussen statistische significantie en betrouwbaarheidsintervallen: als het betrouwbaarheidsinterval de neutrale waarde bevat, zal het verschil statistisch niet significant zijn; als het betrouwbaarheidsinterval de neutrale waarde niet bevat, zal het verschil statistisch significant zijn (kader 5.8). Zo is bij de vergelijking van de hoeveelheid geslaagde tandheelkundige behandelingen tussen groep 2 en 1 (rij 1 van tabel 2 in het artikel) het relatieve risico 1,47 en het betrouwbaarheidsinterval 1,27 tot 1,72. Dat het betrouwbaarheidsinterval de 1 niet bevat, betekent dat uit vergelijking van de twee groepen met een statistische toets een p-waarde komt < 0,05.

Kader 5.8

maat voor werkzaamheid	neutrale waarde	betrouwbaarheidsinterval	p-waarde
relatief risico	1	indien 95%-BI de 1 bevat	resultaten niet statistisch significant ($p > 0{,}05$)
		indien 95%-BI niet de 1 bevat	resultaten zijn statistisch significant ($p \leq 0{,}05$)
risicoverschil	0	indien 95%-BI de 0 bevat	resultaten niet statistisch significant ($p > 0{,}05$)
		indien 95%-BI de 0 niet bevat	resultaten zijn statistisch significant ($p \leq 0{,}05$)

Klinische relevantie en statistische significantie

De uitkomsten van een onderzoek moeten vanuit twee invalshoeken worden beschouwd: klinische relevantie en statistische significantie. Klinische relevantie houdt in dat de grootte van het behandeleffect wordt bekeken en gekeken wordt of het effect groot genoeg is om de bestaande praktijk te veranderen. Statistische significantie is minder subjectief want bepaald door de p-waarde: hoe kleiner deze waarde des te kleiner de kans dat de gevonden resultaten slechts door toeval zijn ontstaan. In het onderzoek was de p-waarde voor de vergelijking van het voltooiingspercentage van de drie gassen < 0,001. Dat betekent dat het verschil tussen de interventies dermate groot is dat het onwaarschijnlijk is dat het door toeval is ontstaan.

Om te concluderen of een resultaat klinisch relevant is, moet verder gekeken worden dan alleen naar de p-waarde. Ook de grootte van het behandeleffect moet dan worden meegewogen. Als bijvoorbeeld uit een onderzoek naar diëten en gewichtsafname blijkt dat er na een halfjaar een statistisch significant verschil tussen twee diëten was, maar de grootte van het verschil is slechts 0,5 kg, dan zal een arts waarschijnlijk niet het ene dieet aanbevelen als klinisch beter dan het andere. Is het verschil 5 kg, dan zal de arts het effectievere dieet aanbevelen. Klinische relevantie hangt niet alleen af van de bevinding dat er verschillen zijn tussen de groepen, maar ook van de grootte van dat verschil. In het hier besproken onderzoek levert een vergelijking van lucht met lachgas plus sevofluraan een risicoverschil op van 39% met een betrouwbaarheidsinterval van 31% tot 47%. Dat betekent dat als lachgas plus sevofluraan gebruikt wordt in plaats van lucht, er per honderd kinderen 39 meer de behandeling waarschijnlijk voltooien. Het kleinste waarschijnlijke aantal extra kinderen dat de behandeling voltooit is 31 en het grootste waarschijnlijke aantal is 47. Op grond van die gegevens zou de conclusie luiden dat het gebruik van lachgas plus sevofluraan waarschijnlijk het aantal kinderen dat de gebitsbehandeling voltooit substantieel doet toenemen en dat de toename klinisch relevant is.

Zowel de klinische relevantie als de statistische significantie dient te worden bezien bij de beslissing of een nieuwe behandeling in de praktijk moet worden toegepast. In het artikel is een voorbeeld te vinden van een afweging tussen klinische relevantie en statistische significantie, waar de auteurs resultaten rapporteren aangaande het slagingspercentage van de intubatie (*alinea 30*). Onder de subgroep van kinderen bij wie de intubatie lukte, was de *oddsratio* (kansverhouding, hetzelfde te interpreteren als relatieve risico/relatieve kans) dat de tandheelkundige behandeling voltooid kon worden tussen kinderen die lachgas kregen en kinderen die lucht kregen 1,61, het 95%-betrouwbaarheidsinterval 0,96 tot 2,72 en de p-waarde 0,075 (*paragraaf 30*). Hier bevat het betrouwbaarheidsinterval de 1, wat betekent dat de mogelijkheid bestaat dat het ware relatieve risico aangeeft dat er geen verschil is tussen de twee groepen. Dit is consistent met de p-waarde van 0,075, dus net boven de 0,05: de grotere slagingskans met stikstof is strikt genomen niet statistisch significant. Als dit resultaat alleen op basis van de p-waarde geïnterpreteerd zou worden, zou de conclusie kunnen luiden dat er geen bewijs is voor een effect. Maar de p-waarde ligt maar net onder het significantieniveau (hij ligt niet ver van de 0,05) en het betrouwbaarheidsinterval ligt grotendeels boven de 1, dus aan de kant van een groter effect bij lachgas. In de totale groep was lachgas effectief, dus is het aannemelijk dat het ook in de subgroep van kinderen die een intubatie kregen effectief was.

Als beslissingen uitsluitend op grond van statistische significantie worden genomen, kunnen er belangrijke effecten over het hoofd gezien worden, doordat er niet gekeken wordt naar de effectgrootte en het betrouwbaarheidsinterval. In de gevallen dat het betrouwbaarheidsinterval aangeeft dat er wellicht een klinisch bruikbaar effect is, maar het onderzoek te klein is om dat te onderscheiden, kan het aangewezen zijn om nader onderzoek te doen met een grotere onderzoeksgroep.

Bijwerkingen en veiligheid
Bij elke klinisch onderzoek waarin behandelingen vergeleken worden, is van belang of er bijwerkingen zijn opgetreden (negatieve gebeurtenissen of reacties). Bij onderzoeken met een geneesmiddel is het wettelijk vereist dat ernstige bijwerkingen worden gerapporteerd. Bij tandheelkundige experimenten zijn bijwerkingen relatief zeldzaam. Veel onderzoeken zijn wel groot genoeg om statistisch significante resultaten op te leveren voor de belangrijkste uitkomst, maar niet groot genoeg voor duidelijke conclusies aangaande zeldzame bijwerkingen. Dat is waarschijnlijk het geval in het hier besproken onderzoek (*alinea 37*). De onderzoekers melden dat de bijwerkingen gering waren en dat de enige klinisch relevante bijwerkingen met braken te maken hadden. Er waren zes gevallen van braken, allemaal in de groep die lachgas plus sevofluraan kreeg. Daaruit valt op te maken dat het wellicht door gebruik van twee sedativa tegelijk komt (*alinea 38*). Te berekenen valt het number needed to harm, dat hetzelfde geïnterpreteerd wordt als het number needed to treat, maar waarbij de uitkomstmaat het optreden van bijwerkingen betreft.

Uitkomst (negatief effect): braken
Groep A (lachgas plus sevofluraan): risico $P_A = 6/267 = 0{,}022$
Groep B (lucht): risico $P_B = 0/174 = 0$

Number needed to harm (NNH): $\dfrac{1}{p_A - p_B} = \dfrac{1}{0{,}022 - 0} = 44$

Naar schatting moeten 44 kinderen lachgas plus sevofluraan krijgen om te resulteren in één extra kind dat braakt ten opzichte van kinderen die lucht krijgen.
Bij de vergelijking van kinderen die braakten na lachgas plus sevofluraan (6/267) met lachgas (0/256) ontstaat een p-waarde van 0,03. De p-waarde voor de vergelijking met lucht (0/174) is 0,08 (de p-waarden staan niet in het artikel maar kunnen uit de proporties worden berekend). Hoewel die p-waarden dicht bij het breekpunt voor statistische significantie liggen (0,05), zou een grootschaliger onderzoek nodig zijn om te kunnen bevestigen dat dit geen toevalsbevinding is. Aangezien slechts 2% van de kinderen moest braken kan geconcludeerd worden, dat er weliswaar vaker bijwerkingen kunnen voorkomen in

een van de behandelgroepen, maar van korte duur en niet frequent; ze vormen geen reden voor bezorgdheid.

HOE HARD ZIJN DE BEWIJZEN?

In deze paragraaf wordt ingegaan op verschillende aspecten van de onderzoeksopzet en de manier van analyse van de gegevens.

Ontwerp van het onderzoek

Het betreft hier een dubbelblind gerandomiseerde gecontroleerd onderzoek. Het randomisatieproces, de blindering en de referentiegroep zorgen samen dat er geen bias ontstaat door verschillen in eigenschappen tussen de behandelgroepen, voorkeuren voor behandeling en menselijke verwachtingen.

Grootte van de steekproef

Was het onderzoek groot genoeg om een betekenisvolle vergelijking mogelijk te maken? Een fundamenteel aspect van het ontwerp van een onderzoek is de bepaling van het aantal benodigde proefpersonen. Als het onderzoek te weinig patiënten bevat, kunnen klinisch relevante effecten moeilijk worden opgemerkt en zijn de resultaten niet eenduidig. Een groter onderzoek kan de onderzoeksvraag naar behoren beantwoorden. Uit grootschalige onderzoeken komen gewoonlijk eenduidige resultaten en nauwkeurige schattingen van het behandeleffect. Maar als een onderzoek te groot is, zullen er patiënten zijn die de beste behandeling mislopen omdat het onderzoek later wordt afgerond. Het komt vaker voor dat een onderzoek te klein is om de onderzoeksvraag te beantwoorden dan te groot.

Het hier besproken onderzoek was groot genoeg om tot eenduidige resultaten te leiden die klinisch relevant zijn. De berekening van de groepsgrootte (*powerberekening*) werd gebaseerd op de resultaten van een kleine pilotstudie (*paragraaf* 12). In hoofdstuk 8 wordt de groepsgrootte nader besproken.

Therapietrouw

Bij veel onderzoeken zijn er patiënten die de toegewezen behandeling niet volgens het onderzoeksprotocol volgen. De term daarvoor is noncompliance. Bij een onderzoek waarin patiënten gedurende een periode geneesmiddelen nemen, kunnen er complianceverschillen zijn tussen de behandelgroepen, bijvoorbeeld vanwege bijwerkingen van een van de middelen. Als de therapietrouw gering is, loont het om na te gaan waarom. Zelfs al is een behandeling biologisch effectief, dan kan deze voor de praktijk ongeschikt zijn omdat maar weinig mensen bereid zijn de bijwerkingen te accepteren.

In dit onderzoek is de therapietrouw te bepalen door de proportie kinderen te nemen per behandelgroep die het hun toegewezen gas kregen en te zien of die proporties ongeveer gelijk zijn. In groep 1 was het percentage kinderen dat het gas kreeg dat hen was toegewezen (lucht) 78, in groep 2 (lachgas) 84 en in groep 3 (lachgas plus sevofluraan) 83 (figuur 1). De non-compliers werden niet in de analyse van het artikel opgenomen. Door een reanalyse waarin ze wél zijn opgenomen, veranderen de belangrijkste resultaten niet (zie verderop onder Intention-to-treatanalyse).

Uitval (lost to follow-up of drop-outs)

Bij patiënten die gedurende het onderzoekstraject uitvallen is het niet mogelijk de belangrijkste uitkomst te meten. Die patiënten moeten wellicht uit de analyse gehouden worden. Bij het hier besproken onderzoek is de belangrijkste uitkomst of de tandarts de behandeling kon voltooien en dat is voor elk kind bekend. Het probleem van uitval ontstaat meestal in onderzoeken waarin patiënten na een zekere periode terug moeten komen bij de tandarts voor nieuwe metingen. Zo kan bij een onderzoek met een nieuw antibioticum ter behandeling van gingivitis ulcerosa de belangrijkste uitkomst een maand na de behandeling worden gemeten. Als sommige patiënten ondanks pogingen om hen te benaderen, niet komen opdagen bij hun afspraak een maand na de behandeling, kan van hen niet bepaald worden of ze genezen zijn of niet. In dat geval zijn ze lost to follow-up ofwel uitgevallen. Onderzoekers spannen zich vaak uitermate in om deze uitval tot een minimum te beperken en ze hopen dat deze per onderzoeksgroep ongeveer gelijk is. Van de proefpersonen die uitvallen worden vaak de beginwaarden bij de start van het onderzoek in de publicatie opgenomen om de lezer te tonen dat er geen substantiële verschillen zijn tussen de behandelgroepen wat betreft het soort patiënten dat uitvalt.

Intention-to-treatanalyse

Intention-to-treat is een fundamentele benadering voor de analyse van gegevens uit klinische onderzoeken. De patiënten worden geanalyseerd volgens de behandelgroep waarnaar ze gerandomiseerd zijn, ongeacht of ze de behandeling daadwerkelijk gekregen hebben. Dat lijkt een oneerlijke methode van vergelijken. Waarom wordt iemand opgenomen in een analyse van het effect van een behandeling, als hij die behandeling helemaal niet gehad heeft? Het probleem dat kan ontstaan als deze mensen buiten de analyse worden gehouden, is dat de evenwichtige verdeling van patiënteigenschappen die door de randomisatie is aangebracht, verloren kan gaan. Dat is te zien in het voorbeeld in figuur 5.1 dat een fictief onderzoek weergeeft met honderd patiënten met mondkanker die gerandomiseerd zijn naar een operatie of naar chemotherapie.

De (10) inoperabele patiënten verschillen duidelijk op een punt van de andere patiënten in de operatiegroep: zij hebben waarschijnlijke een slechtere prognose. De vergelijkingen (A) en (B) zullen beide bias bevatten en de operatie er beter uit laten komen. In vergelijking (A) zijn de tien inoperabele patiënten uit de operatiegroep gehaald, maar hun equivalenten, tien inoperabele patiënten in de chemotherapiegroep, zijn er nog. In vergelijking (B) wordt de balans nog erger verstoord doordat de tien inoperabele patiënten uit de operatiegroep nu toegevoegd zijn aan de chemotherapiegroep. De enige eerlijke vergelijking die te maken is, is (C). Er is geen vergelijking mogelijk van *puur operatie* met *puur chemotherapie* in dit onderzoek. Wel is een vergelijking mogelijk van *operatie gevolgd door chemotherapie wanneer de tumor inoperabel blijkt* versus *chemotherapie*. Veel onderzoeken zijn zodanig ontworpen dat dit soort vergelijkingen gemaakt kan worden.

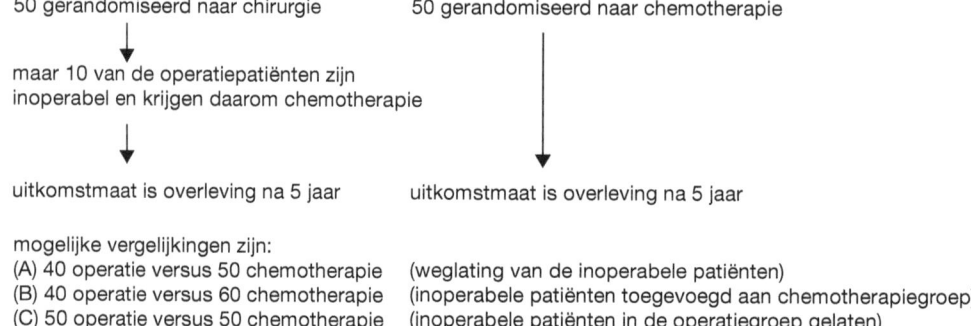

Figuur 5.1 *Hypothetisch onderzoek met honderd patiënten met mondkanker die gerandomiseerd ofwel chirurgie ofwel chemotherapie ondergingen.*

Het principe achter de intention-to-treatanalyse is dat de evenwichtige verdeling van de patiënten over de groepen wordt gehandhaafd. Het is mogelijk dat non-compliers (deelnemers die zich niet aan de behandelingen houden) verschillen van de rest van de patiënten in het onderzoek, dus door ze te verwijderen uit de analyse kan de evenwichtige verdeling van prognostische factoren verloren gaan. Bij een analyse met alleen de patiënten die de behandeling kregen die hen toegewezen was (compliers) wordt wel gesproken van een per-protocolanalyse (vergelijking A in figuur 5.1). Bij het onderzoek met sederende gassen werd wel gerapporteerd dat de analyse intention-to-treat was (alinea 26), maar in feite waren het per-protocolanalyses. In *figuur 1* van het artikel staat dat sommige kinderen die aan de drie groepen waren toegewezen, uit de analyse gelaten waren omdat ze niet kwamen opdagen, geen EMLA-crème lieten aanbrengen of het neuskapje weigerden. Daarom zijn de resultaten die in het artikel worden gepresenteerd alleen gebaseerd op kinderen die de toegewezen behandeling kregen. Dat is een vergelijking als die onder (A) in het voorbeeld van de mondkankerpatiënten in figuur 5.1. Alleen is de uitkomst bij deze kinderen bekend: geen van allen voltooide de tandheelkundige behandeling op dat moment. Dus kunnen de risico's alsnog berekend worden met deze kinderen erbij, door ze bij de noemer op te tellen in de risicoberekening. De resultaten van een intention-to-treatanalyse zijn op te maken uit de informatie die het artikel geeft, zoals getoond in tabel 5.6. Gelukkig lijken in dit geval de intention-to-treatresultaten op de per-protocolresultaten. Ondanks dat de onderzoekers de per-protocolanalyse rapporteerden, zijn hun conclusies dus niet ongeldig. Bij sommige onderzoeken zal het resultaat van een intention-to-treatanalyse heel anders zijn dan dat van een per-protocolanalyse. Als een publicatie van een onderzoek geen intention-to-treatanalyses bevat, is het vaak de moeite waard deze zo mogelijk zelf te berekenen.

Tabel 5.6 Relatieve risico's en risicoverschillen bij per-protocolanalyse en intention-to-treatanalyse (Averley et al., 2004).

	per-protocolanalyse (als in artikel)				intention-to-treatanalyse			
groep 1 vs. groep 2	groep 1 R1	groep 2 R2	relatief risico R1/R2	risico-verschil R1 − R2	groep 1 R1	groep 2 R2	relatief risico R1/R2	risicoverschil R1 − R2
lachgas vs. lucht	204/256	94/174	1,47	26%	204/306	94/222	1,57	24%
lachgas plus sevofluraan vs. lucht	249/267	94/174	1,73	39%	249/320	94/222	1,84	35%
lachgas plus sevofluraan vs. lachgas	249/267	240/256	1,17	14%	249/320	204/306	1,17	11%

Samenvatting van de onderzoeksopzet en analyse

In kader 5.9 worden de belangrijkste overwegingen aangaande opzet en analyse van onderzoek gegeven. Als aan die criteria is voldaan, draagt dat bij aan de betrouwbaarheid van de resultaten. Het hier besproken onderzoek was gerandomiseerd, gecontroleerd en dubbelblind; een grote proportie kinderen ontving de toegewezen behandeling; er was geen uitval (lost to follow-up). De grootte van de onderzoeksgroep was gebaseerd op een pilotstudie en hij was groot genoeg om klinisch relevante verschillen te onderscheiden. Een mogelijk zwak punt van het onderzoek was dat de resultaten in een per-protocolanalyse werden besproken. Maar door een reanalyse op intention-to-treatbasis blijken de resultaten van de per-protocolanalyse ondersteund te worden. De bevindingen van de auteurs worden dus goed ondersteund door het bewijsmateriaal.

Kader 5.9

onderzoeksontwerp	Was het onderzoek: – gerandomiseerd – gecontroleerd – zo veel mogelijk geblindeerd	ja ja ja
therapietrouw	Was de compliance in de behandelgroepen vergelijkbaar? Zo niet, hoe kunnen de conclusies daardoor beïnvloed zijn?	ja
uitval	Was de follow-up in de behandelgroepen vergelijkbaar? Zo niet, hoe kunnen de conclusies daardoor beïnvloed zijn?	geen follow-up nodig
groepsgrootte	Was het onderzoek groot genoeg om een klinisch relevant effect te onderscheiden?	ja
intention-to-treat-analyse	Was de analyse gebaseerd op geplande behandelwijze (intention-to-treat)?	nee, maar een intention-to-treatanalyse leidde tot soortgelijke resultaten

WAT VOEGT HET ONDERZOEK TOE AAN DE TANDHEELKUNDIGE PRAKTIJK?

De belangrijkste uitkomst was statistisch significant, de effectgrootte was klinisch relevant en de betrouwbaarheid van de onderzoeksresultaten is goed. De volgende stap is het belang af te wegen van de resultaten van dit onderzoek voor de praktijk.

- Op wie zijn de resultaten van toepassing: is deze onderzoeksgroep representatief voor de populatie waar het om gaat en kunnen de bevindingen van toepassing zijn op andere groepen?
- Voor- en nadelen van de behandeling van de patiënt: is de behandeling potentieel schadelijk en zo ja, wegen de voordelen op tegen de schade? Om hier eenvoudig inzicht in te krijgen, kan men NNT en NNH van de behandeling met elkaar vergelijken. Hierbij kan ook nog rekening worden gehouden met patiëntfactoren en individuele kansen op succes en schade.
- Kosteneffectiviteitanalyse: hierin worden de kosten direct gerelateerd aan het effect. Wat kost het om het effect te bewerkstelligen? Wanneer twee behandelingen vergeleken worden met beide een andere uitkomstmaat, moeten deze uitkomstmaten uitgedrukt worden in vergelijkbare eenheden zoals geld of in een meer persoonlijke maat zoals kwaliteit van leven. Dan wordt er gesproken van een kosten-batenanalyse (geld) of een kosten-utiliteitanalyse (aan kwaliteit van leven gerelateerde maat).

Op wie zullen de resultaten van toepassing zijn?

De populatie waar het om gaat bij dit onderzoek is die van kinderen die angstig zijn voor een tandheelkundige behandeling. De kinderen in het onderzoek waren allemaal naar dezelfde instelling verwezen: zijn ze representatief voor angstige kinderen uit andere regio's? Het betrof een centrum met een groot adherentiegebied en veel patiënten. Het is niet waarschijnlijk dat de kinderen die bij deze instelling kwamen anders zouden reageren op de narcosegassen dan kinderen die bij specialistische centra elders in het land behandeld worden.

Als veel kinderen geweigerd hadden aan het onderzoek deel te nemen, zouden de resultaten alleen van toepassing kunnen zijn op een zeer selecte groep kinderen. Maar in werkelijkheid hebben maar 117 kinderen die benaderd werden, geweigerd (figuur 1), dus de behandeling zal door de meerderheid van de angstige kinderen geaccepteerd worden, niet enkel door een selecte groep.

Kunnen de bevindingen op andere populaties van toepassing zijn? De kinderen waren allemaal doorverwezen vanwege hun angst, dus hun angstniveau voor het ondergaan van een tandheelkundige behandeling was matig tot hoog. Mogelijk zouden kinderen met een lager angstniveau ook baat hebben bij deze behandeling met sederend gas, maar om dat zeker te weten is nader onderzoek nodig. Angstige volwassenen zouden er eveneens baat bij kunnen hebben: ook hier is nader onderzoek nodig om dat aan te tonen. Voorzichtigheid is geboden bij de extrapolatie van onderzoeksbevindingen naar populaties met andere eigenschappen dan de proefpersonen in het onderzoek.

Voor- en nadelen van de behandeling voor de patiënt
De bijwerkingen van de middelen in dit onderzoek waren minimaal (een paar gevallen van braken). De voordelen waren aanzienlijk, dus deze wegen op tegen de mogelijke schade. Er zijn behandelingen in andere vakgebieden binnen de tandheelkunde die meer bijwerkingen hebben, dus de balans tussen voor- en nadelen is soms ook minder makkelijk te beoordelen.

Kosteneffectiviteitanalyse
In de publicatie staan geen details over de kosten van de verschillende gassen. Dus er is geen kosteneffectiviteitanalyse te maken. Als echter het alternatief voor een sederend gas algehele anesthesie is met hetzelfde effect, dan is het sederende gas waarschijnlijk goedkoper.

SAMENVATTING
Samenvattend kan gesteld worden dat dit een goed uitgevoerd, groot onderzoek betreft. Het levert bewijzen dat intraveneuze sedatie (midazolam) in combinatie met geïnhaleerde gasvormige middelen een effectievere methode is voor de sedatie van angstige kinderen tijdens een tandheelkundige behandeling dan midazolam op zichzelf. Lachgas met sevofluraan is effectiever dan uitsluitend lachgas. Bijwerkingen kwamen weinig voor en waren van korte duur. Een tandarts die geconfronteerd wordt met een kind dat angstig is voor een tandheelkundige behandeling kan deze methoden overwegen als een veilige en effectieve aanpak die een geslaagde behandeling in de tandartspraktijk mogelijk maakt. Deze methode voor sedatie is een alternatief voor algehele anesthesie, die alleen in het ziekenhuis mag plaatsvinden. Maar vanwege de combinatie van sedativa moet er een anesthesist bij betrokken zijn, zodat deze behandeling alleen mag plaatsvinden in gespecialiseerde instellingen zoals die van het onderzoek.

5.3 Metingen bij mensen in een klinisch onderzoek

In deze paragraaf wordt als voorbeeld een klinisch onderzoek besproken waarvan de belangrijkste uitkomsten voortkomen uit metingen bij mensen in plaats van aan telling van het aantal mensen dat op bepaalde manier op een behandeling reageert (zoals in het voorbeeld in de voorgaande paragraaf).

Referentie: Lao L, Bergman S, Hamilton GR, Langenberg P, Berman B. Evaluation of acupuncture for pain control after oral surgery. A placebo-controlled trial. Arch Otolaryngol Head Neck Surg 1999;125:567-72.

Verschillende aspecten van gerandomiseerd onderzoek kwamen al aan de orde bij de bespreking van het artikel over sedatie bij kinderen. Daarom worden hier enkel de volgende onderdelen van het artikel besproken: het *Abstract*, de paragraaf *Patients and Methods*. De belangrijkste meetresultaten zijn uit de tekst gedestilleerd en in tabel 5.9 samengevat.

WAT IS HET SPECIFIEKE DOEL VAN HET ONDERZOEK?
Het doel van dit onderzoek is vast te stellen of mensen na extractie van een gedeeltelijk geïmpacteerde derde ondermolaar onder acupunctuur minder napijn hebben dan met een placebobehandeling.

WAT IS DE BELANGRIJKSTE UITKOMSTMAAT?
De primaire uitkomsten hebben betrekking op napijn. Na een kiesextractie is pijn te verwachten en die pijn heeft verschillende aspecten, zoals het moment waarop deze begint (direct of na uitwerking van de lokale verdoving) en waardoor deze is ontstaan: zwelling of kneuzing, kaakspierspasmen of alveolitis, die nog na 7-10 dagen kan optreden. Welk soort pijn moet door de acupunctuur worden voorkomen? Werkt het op de korte of (ook) op de lange termijn? Aangezien de acupunctuurbehandeling slechts eenmalig gedurende twintig minuten wordt gegeven, is het minder waarschijnlijk dat deze pijn op de langere termijn voorkomt. Direct postoperatieve pijn, ongeveer 2-3 uur na de ingreep, komt veel voor, dus als acupunctuur die pijn kan voorkomen of verminderen, zou het een klinisch zinvolle techniek kunnen zijn.

Zelfrapportage van pijn door de patiënt
Van de pijn werden verschillende aspecten gemeten: (1) de tijdsduur vanaf de operatie tot het optreden van matige pijn; (2) de tijd totdat de patiënt om pijnstillers vraagt en (3) het aantal pijnstillers dat in de eerste 24 uur na de operatie wordt genomen, alsmede in de eerste zeven dagen (*alinea 3 en 4*). Zowel (1) als (2) werd bepaald terwijl de patiënt nog in de praktijk was (*alinea 4*). Aangezien het doel van het onderzoek was de pijnverlichting te beoordelen, zijn die drie uitkomstmaten alle klinisch relevant. Ze kunnen ook niet vertekend zijn, aangezien de patiënten niet wisten welke behandeling ze gekregen hadden.

WAT IS DE INTERVENTIE?

Sommige patiënten kregen acupunctuur, andere een placebobehandeling. Bij de acupunctuur werden op vier plaatsen in de huid naalden ingebracht aan de zijde van het gezicht waar de extractie werd uitgevoerd (alinea 2). Bij de placebobehandeling werden naalden naast dezelfde plaatsen op de huid geplaatst en vastgehouden met tape, maar niet ingebracht, en werd het huidgebied met een plastic naald beklopt en bewogen om wel enige sensatie te geven.

WAT IS DE ONDERZOEKSPOPULATIE?

In tabel 5.7 staan de criteria voor in- en exclusie van patiënten voor het onderzoek (alinea 1). Deze zijn nauwkeurig en gemakkelijk te volgen voor de tandartsen die de patiënten selecteerden. Het enige criterium dat niet nauwkeurig gespecificeerd is, is 'het gebruik van medicatie die de resultaten kan vertekenen'. De medicatie is niet gespecificeerd in het artikel, maar waarschijnlijk werd er een lijst gebruikt bij de selectie van de deelnemers.

Tabel 5.7 In- en exclusiecriteria voor het onderzoek van Lao et al. (1999).

Inclusiecriteria	– leeftijd 18-40 jaar
	– goede gezondheid (American Society of Anesthesiologists (ASA-)klasse I of II)
	– noodzaak van een extractie van een geïmpacteerde derde ondermolaar
	– geen eerdere behandeling met acupunctuur ondergaan
Exclusiecriteria	– enige vorm van mondziekte
	– medicijngebruik dat de resultaten zou kunnen vertekenen
	– predisponerende factoren voor bloeding
	– symptomen van allergie voor de in het onderzoek gebruikte medicatie
	– vrouwen die zwanger zijn of borstvoeding geven

HOE WERD HET ONDERZOEK UITGEVOERD?

Randomisatie

Het betreft een gerandomiseerd onderzoek met 39 patiënten, dus noch de patiënt noch de kaakchirurg of de acupuncturist had invloed op de toewijzing van de patiënt aan acupunctuur- of referentiegroep (alinea 2). De randomisatie dient het effect te verminderen of te elimineren van mogelijke bias (vertekening) door systematische verschillen tussen de groepen. In tabel 5.8 is te zien dat de randomisatie goed verlopen is in de zin dat de procedure heeft geleid tot twee voor belangrijke variabelen gelijke groepen.

Tabel 5.8 Demografische variabelen van de experimentele groep en de referentie(controle)groep (Lao et al., 1999).*

variabele	acupunctuurgroep (n = 19) n (%)	referentiegroep (n = 20) n (%)
Sekse		
– man	11 (58)	11 (55)
– vrouw	8 (42)	9 (45)
Ras		
– Aziatisch	1 (5)	0 (0)
– negroïde	1 (5)	2 (10)
– Spaans-Amerikaans	2 (11)	1 (5)
– blank	15 (79)	17 (85)
Leeftijd, jaren		
– 18-22	8 (42)	8 (40)
– 23-27	7 (37)	10 (50)
– 28-34	4 (21)	1 (10)

*Gemiddelde leeftijd van de acupunctuurgroep was 23,4 ($\pm$ 4,7) jaar en van de referentiegroep 24,0 ($\pm$ 3,8) jaar.

Placebogecontroleerd

De onderzoekers zorgden voor een placebobehandeling waarin dezelfde procedure werd gevolgd als bij de acupunctuurgroep, met dit verschil dat de naalden niet daadwerkelijk werden ingebracht (*alinea 2*).

Blindering

Het onderzoek was dubbelblind, dat wil zeggen dat zowel patiënt als kaakchirurg niet wist welke interventie werd gegeven. Uiteraard was het niet mogelijk de acupuncturist te blinderen. Om te zorgen dat de patiënten niet konden raden welke behandeling ze kregen, werden hun ogen afgedekt tijdens de operatie en tijdens de behandeling (*alinea 2*). Bij dit onderzoek was het met name belangrijk dat de patiënt niet wist welke behandeling werd gegeven omdat twee van de belangrijkste uitkomstmaten subjectief waren (tijdsduur zonder pijn na operatie en tijdsduur totdat om pijnstilling werd gevraagd) en gemeten werden middels zelfbeoordeling door de patiënt. Als de patiënt wist wat zijn behandeling was, zou dat kunnen leiden tot vertekening: een patiënt die weet dat hij acupunctuur heeft gekregen, wacht wellicht langer om om pijnstilling te vragen in de veronderstelling dat de acupunctuur zou moeten werken, terwijl een patiënt die weet dat hij een placebobehandeling heeft gehad, wellicht minder lang wacht. Een verschil tussen de groepen in de gemiddelde tijdsduur voordat om pijnstilling werd gevraagd, zou dan kunnen zijn veroorzaakt door het feit dat men wist of men een actieve behandeling had gekregen of niet in plaats van door een biologisch effect van de acupunctuur. Dan zou de conclusie kunnen luiden dat acupunctuur beter werkt dan de placebobehandeling, terwijl dat in feite niet zo hoeft te zijn. Weliswaar was de acupuncturist niet geblindeerd voor de indeling van de groepen, maar dat is van minder belang aangezien de operatie door de kaakchirurg werd uitgevoerd en de uitkomstmaten door de patiënten werden gerapporteerd. De acupuncturist kon dit dus niet beïnvloeden.

Therapietrouw
Therapietrouw was niet aan de orde in dit onderzoek. De behandeling werd eenmalig gegeven en alle patiënten kregen ofwel acupunctuur ofwel een placebobehandeling.

Uitval
Voor de uitkomsten die bepaald werden terwijl de patiënt nog in de praktijk was (bijvoorbeeld tijd totdat om pijnstilling werd gevraagd), was er geen uitval. Voor het meten van pijn na 24 uur en na zeven dagen zijn er wellicht uitvallers geweest (i.e. patiënten die de vragenlijst niet hebben ingevuld), maar dat wordt in het artikel niet gespecificeerd.

Intention-to-treatanalyse
De analyse vond plaats op basis van intention to treat. Iedere onderzoeksdeelnemer blijft in de oorspronkelijk door randomisatie gevormde groep, ongeacht de uiteindelijk toegepaste behandeling, afwezigheid van therapietrouw en dergelijke.

WAT ZIJN DE BELANGRIJKSTE RESULTATEN?
De resultaten van dit onderzoek staan in de tekst van het artikel. Voor het gemak zijn ze in tabel 5.9 samengevat. Hieronder wordt een interpretatie gegeven van de resultaten (de getallen zijn op hele cijfers afgerond).

Tabel 5.9 Samenvatting van de belangrijkste resultaten van de trial van Lao et al. (1999).

uitkomst (na de operatie)	groep A acupunctuur (n = 19) gemiddelde (SE)	groep B placebo (n = 20) gemiddelde (SE)	verschil tussen gemiddelden (A – B)	95%-BI voor het verschil**	p-waarde
tijdsspanne zonder matige pijn*	172,9 (25,4)	93,8 (16,5)	79,1	18,2 tot 140,0	0,01
aantal minuten voor vraag om pijnstilling	242,1 (23,5)	166,2 (17,2)	75,9	17,2 tot 134,6	0,01
aantal pijnstillende tabletten in de eerste 24 uur na operatie***	1,1	1,65	– 0,55	–	0,05
aantal pijnstillende tabletten in 0-7 dagen na operatie	7,7 (2,0)	11,3 (3,0)	– 3,6	– 11,0 tot 3,8	0,33

* Vermeld werd dat vier patiënten van de acupunctuurgroep helemaal geen matige pijn voelden ten opzichte van één patiënt van de controlegroep.
** Betrouwbaarheidsintervallen werden in het artikel niet gegeven, maar konden worden berekend uit de gerapporteerde resultaten.
*** Uit de gepubliceerde resultaten in het artikel was het niet mogelijk het 95%-BI te berekenen voor het verschil.
SE: standaardfout van het gemiddelde.

Tijd zonder pijn na de operatie

De patiënten die acupunctuur hadden gekregen, hadden na de operatie een langere tijdsspanne zonder pijn dan patiënten met de placebobehandeling. Het verschil tussen de gemiddelden toont aan dat ze gemiddeld 79 minuten langer zonder pijn waren. Dat is een groot verschil dat klinisch de moeite waard is. Het verschil was statistisch significant ($p = 0,01$), dus dit grote verschil is waarschijnlijk geen toevalsmeting. Het 95%-betrouwbaarheidsinterval biedt het spectrum van mogelijke waarden van het werkelijke effect van de acupunctuur ten opzichte van de placebobehandeling. De werkelijke hoeveelheid extra tijd zonder pijn kan slechts 18 minuten zijn, maar evengoed liefst 140 minuten.

Tijdsduur totdat om pijnstilling gevraagd wordt na operatie

Patiënten die acupunctuur hadden gekregen wachtten gemiddeld 76 minuten langer voordat ze om een pijnstiller vroegen dan patiënten die de placebobehandeling hadden gekregen. Ook dat is een groot verschil dat klinisch de moeite waard is, en ook hier is het niet waarschijnlijk dat het verschil een toevalsmeting is (p = 0,01). De werkelijke extra tijd voordat iemand om pijnstilling vraagt kan slechts 17 minuten zijn maar ook 135 minuten.

Pijnmedicatie in de eerste 24 uur na operatie
Gemiddeld namen de patiënten die acupunctuur hadden gekregen ongeveer een halve tablet (– 0,55) minder dan patiënten die de placebobehandeling hadden gehad en dat verschil was statistisch significant (p = 0,05). Maar het verschil is dermate klein dat het niet als klinisch van belang geldt.

Pijnmedicatie in de zeven dagen na operatie
De acupunctuurpatiënten namen minder pijnmedicatie in de zeven dagen na de operatie; gemiddeld ongeveer vier tabletten minder. Dat verschil is echter niet statistisch significant. Dat weerspiegelt ook het 95%-betrouwbaarheidsinterval, dat laat zien dat het werkelijke effect kan zijn dat patiënten die acupunctuur krijgen minder tabletten nemen (tot 11 minder) of juist meer (tot 4 meer).

Aantal patiënten dat na operatie matige pijn voelt
De meeste patiënten voelden matige pijn. Dat kwam iets minder vaak voor in de acupunctuurgroep: 15 van de 19 (79%) patiënten in de acupunctuurgroep en 19 van de 20 in de placebogroep (95%), een verschil van – 16% met een betrouwbaarheidsinterval van – 37% tot + 5%. De p-waarde van die vergelijking is 0,13, hetgeen betekent dat het verschil niet statistisch significant is, zoals ook al geconcludeerd kon worden uit het betrouwbaarheidsinterval. Het gemeten verschil kan dus een toevalsbevinding zijn van dit specifieke onderzoek. Het is daarom niet mogelijk een harde conclusie te trekken over dit aspect van de pijn. Er is ofwel geen werkelijk effect van acupunctuur op matige pijn of er is een werkelijk verschil, maar in het onderzoek waren te weinig proefpersonen opgenomen om dat verschil met enige zekerheid vast te stellen (zie verderop onder Groepsgrootte).

Klinisch belang en statistische significantie
De verschillen tussen de groepen in tijdsspanne totdat er pijn gevoeld werd, tijdsspanne totdat om pijnstilling gevraagd werd en het aantal pijnstillers dat in de eerste 24 uur genomen werd, waren allemaal statistisch significant; dat geldt niet voor de hoeveelheid genomen pijnmedicatie in de eerste zeven dagen na de operatie en het aantal patiënten dat geen matige pijn voelde. Het verschil in tijdsduur voordat de pijn een probleem werd was groot. De patiënten die acupunc-

tuur hadden gekregen waren bijna twee keer zo lang zonder matige pijn als patiënten die de placebobehandeling hadden gekregen: een verschil van meer dan een uur (173 versus 94 minuten). Dat is een effect dat klinisch van belang geacht kan worden. Maar ondanks het uitstel van pijnervaring had de behandeling maar een klein effect op de totale consumptie van pijnmedicatie of op het aantal mensen dat pijnvrij was. Dat doet de vraag rijzen wat de belangrijkste klinische uitkomst van dit onderzoek is. Dat wordt hierna besproken onder Wat voegt het onderzoek toe voor de tandheelkundige praktijk?

Bijwerkingen

De onderzoekers rapporteren dat bijwerkingen (duizeligheid, zwaar gevoel, misselijkheid en sufheid) alleen in de placebogroep werden gezien. De acupunctuurgroep had meer last van de plaatsen waar de naalden waren gebruikt, maar dat viel te verwachten. Geen van de bijwerkingen zijn in het artikel gekwantificeerd.

HOE GOED IS HET BEWIJSMATERIAAL?

In kader 5.10 staan de belangrijkste overwegingen voor de onderzoeksopzet en de analyse. Om redenen van bondigheid wordt er niet even uitgebreid op ingegaan als in de voorgaande paragraaf.

Kader 5.10

trialontwerp	Was het onderzoek: – gerandomiseerd – gecontroleerd – zo veel mogelijk geblindeerd?	ja ja ja, enkelblind
therapietrouw	Was de therapietrouw in de experimentele groepen vergelijkbaar? Zo niet, hoe kunnen de conclusies daardoor beïnvloed zijn?	ja
uitval	Was de uitval in de behandelgroepen vergelijkbaar? Zo niet, hoe kunnen de conclusies daardoor beïnvloed zijn?	geen uitval
groepsgrootte	Was het onderzoek groot genoeg om een klinisch relevant effect te onderscheiden?	ja voor sommige uitkomsten (bijvoorbeeld pijn direct na operatie), maar niet voor alle
intention-to-treat-analyse	Was de analyse gebaseerd op geplande behandelwijze (intention to treat)?	ja

Groepsgrootte

Hoewel het aantal proefpersonen relatief klein was (n = 39), was het aantal groot genoeg om statistisch significante verschillen aan te tonen in enkele van de uitkomstmaten. Maar de kleine groepsgrootte zorgde wel voor resultaten met brede betrouwbaarheidsintervallen; direct na de operatie kon de werkelijke extra tijd zonder pijn bijvoorbeeld slechts 18 minuten zijn maar ook wel 140 minuten. Het verschil in proporties mensen die matige pijn voelden tussen de acupunctuurgroep en de placebogroep is niet statistisch significant (p-waarde = 0,13, niet gerapporteerd in het artikel). Door 16% minder patiënten werd matige pijn gevoeld in de acupunctuurgroep ten opzichte van de placebogroep. Dat volgt uit de vergelijking van 15/19 (79%) patiënten met 19/20 (95%), dus berust het op een verschil van maar ongeveer vier mensen. Het betrouwbaarheidsinterval voor het percentuele verschil is breed (– 37% tot + 5%) en geeft aan dat de resultaten met deze onderzoeksgroep kunnen duiden op een werkelijke waarde van het verschil van wel 37% meer van de patiënten in de acupunctuurgroep zonder pijn tot 5% van hen meer mét pijn ten opzichte van de placebogroep. Hoewel het betrouwbaarheidsinterval ook de waarde voor geen effect bevat, ligt het grotendeels aan de kant ten faveure van de acupunctuur. In dit geval kan dat reden zijn voor een vervolgonderzoek dat groot genoeg is om hardere conclusies te trekken en een nauwkeuriger schatting op te leveren van het effect (i.e. smallere betrouwbaarheidsintervallen). Dit zou betekenen onderzoek met meer patiënten.

WAT VOEGT HET ONDERZOEK TOE VOOR DE TANDHEELKUNDIGE PRAKTIJK?

Waarschijnlijk zijn de resultaten van de trial betrouwbaar, aangezien de patiënten gerandomiseerd waren en blind voor de behandeling, zodat er zo min mogelijk bias kon optreden. Maar het onderzoek levert geen eenduidig antwoord op de vraag of door een behandeling de hoeveelheid gebruikte pijnstillers in de week na de operatie vermindert, dan wel het aantal patiënten dat matige pijn ervaart. Om die reden kan worden afgeleid dat de directe invloed op de pijn nadat het lokale anestheticum is uitgewerkt, de uitkomst is die klinisch relevant is. Acupunctuur kan ook de hoeveelheid pijnstillers die op dat moment nodig zijn verkleinen.

Op wie zijn de resultaten van toepassing?

De patiënten in de trial waren diegenen die een operatie ondergingen vanwege een geïmpacteerde derde molaar. De resultaten zullen waar-

schijnlijk van toepassing zijn op alle patiënten met deze klacht. Mogelijk zijn ze ook nog van toepassing bij andere kaakchirurgische ingrepen in de mond.
Het onderzoek was gebaseerd op volwassenen van 18 tot 40 jaar. Zouden de resultaten van toepassing kunnen zijn op mensen van 41 tot 60 jaar? Over de generaliseerbaarheid van onderzoeksresultaten uit één klinisch onderzoek naar andere patiënten moet zorgvuldig nagedacht worden voordat ze in een tandheelkundige praktijk worden gebruikt.

Kosten/rendement
De klinische voordelen lijken zwaarder te wegen dan de bijwerkingen. Maar de eindpunten van de hoeveelheid medicatie nodig in de week na de operatie en het aantal patiënten dat pijnvrij blijft konden niet goed worden nagegaan, omdat de groepsgrootte daarvoor te klein was. Nader onderzoek zou kunnen worden gedaan om die eindpunten beter te kunnen beoordelen. Het aantal benodigde patiënten zou van tevoren berekend kunnen worden.

Financiële kosteneffectiviteit
In de discussie vermelden de auteurs dat acupunctuur een kosteneffectieve methode van pijnpreventie is. Hoewel het als een alternatief beschouwd kan worden voor andere vormen van pijnpreventie of bestrijding, moet voor de implementatie wel een ervaren acupuncturist aanwezig zijn om de behandeling te geven en dat levert zekere kosten op. Voor een algemene tandheelkundige praktijk zal het dan ook onwaarschijnlijk zijn dat acupunctuur wordt aangeboden.

LEERPUNTEN
- Klinisch onderzoek is de beste manier om de effectiviteit van een nieuwe behandeling of preventieve aanpak te bepalen.
- Cruciale factoren van de opzet van een klinisch onderzoek zijn:
  - randomisatie (teneinde onderzoeksgroepen te verkrijgen met soortgelijke kenmerken: voorkomt bias en confounding);
  - blindering (voorkomt bias);
  - controlegroep (geeft een standaard waarmee kan worden vergeleken);
  - duidelijk gespecificeerde uitkomstmaten;
  - selectie van patiënten (in- en exclusiecriteria);
  - een duidelijk gespecificeerde interventie.
- Kijk naar de grootte van het effect en het 95%-betrouwbaarheidsinterval (klinisch belang).

- Kijk of de resultaten toevallige bevindingen kunnen zijn (p-waarden).
- Statistische significantie (p-waarde) is niet hetzelfde als klinische relevantie (grootte van het effect).
- Intention-to-treatanalyse (handhaaft de balans die door randomisatie was bereikt; voorkomt bias).
- Grootte van de onderzoeksgroep (was de trial groot genoeg om een klinisch relevant verschil te kunnen meten?).
- Kunnen de resultaten van de trials op de beoogde patiënt(en) worden toegepast?

In appendix I is een tabel opgenomen die bij het lezen van een klinisch onderzoek kan worden ingevuld (met het onderzoek van Averley et al. als voorbeeld). De tabel geeft een aantal richtlijnen voor de beoordeling van dergelijke onderzoeken. Als niet alle punten volledig zijn te beantwoorden, wil dat niet per se zeggen dat de conclusies niet valide of bruikbaar zijn.

Dankbetuiging
Met dank aan het tijdschrift *Archives of Otolaryngology – Head and Neck Surgery* en zijn uitgever, de American Medical Association, voor de toestemming om de samenvatting en de paragraaf over methoden in dit hoofdstuk over te nemen uit het artikel van Lao *et al.*

Oefening
Hieronder volgt een samenvatting van een gepubliceerd gerandomiseerde klinisch onderzoek.

> **Referentie: Williams B, Laxton L, Holt RD, Winter GB. Fissure sealants: a 4-year clinical trial comparing an experimental glass polyalkenoate cement with a bis glycidyl methacrylate resin used as fissure sealants. Br Dent J 1996;180:104-8.**

Wat was het doel van het onderzoek? Het effect te vergelijken van twee soorten verzegeling voor fissuren op de ontwikkeling van cariës bij kleine kinderen.

Wat waren de behandelingen? Het testproduct was een experimenteel glasionomeercement. Het product in de controlegroep was een veelgebruikte bis-GMA-hars. Het testproduct kan onder vochtige omstandigheden worden aangebracht, waardoor deze gemakkelijker aan te brengen is dan de bis-GMA-hars (controlegroep). Polyalkeenzuur tuur hadden gekregen waren bijna twee keer zo lang zonder matige pijn als patiënten die de placebobehandeling hadden gekregen: een verschil van meer dan een uur (173 versus 94 minuten). Dat is een effect dat klinisch van belang geacht kan worden. Maar ondanks het uitstel van pijnervaring had de behandeling maar een klein effect op de totale consumptie van pijnmedicatie of op het aantal mensen dat pijnvrij was. Dat doet de vraag rijzen wat de belangrijkste klinische uitkomst van dit onderzoek is. Dat wordt hierna besproken onder Wat voegt het onderzoek toe voor de tandheelkundige praktijk?

Bijwerkingen
De onderzoekers rapporteren dat bijwerkingen (duizeligheid, zwaar gevoel, misselijkheid en sufheid) alleen in de placebogroep werden gezien. De acupunctuurgroep had meer last van de plaatsen waar de naalden waren gebruikt, maar dat viel te verwachten. Geen van de bijwerkingen zijn in het artikel gekwantificeerd.

HOE GOED IS HET BEWIJSMATERIAAL?

In kader 5.10 staan de belangrijkste overwegingen voor de onderzoeksopzet en de analyse. Om redenen van bondigheid wordt er niet even uitgebreid op ingegaan als in de voorgaande paragraaf.

Kader 5.10

trialontwerp	Was het onderzoek: – gerandomiseerd – gecontroleerd – zo veel mogelijk geblindeerd?	ja ja ja, enkelblind
therapietrouw	Was de therapietrouw in de experimentele groepen vergelijkbaar? Zo niet, hoe kunnen de conclusies daardoor beïnvloed zijn?	ja
uitval	Was de uitval in de behandelgroepen vergelijkbaar? Zo niet, hoe kunnen de conclusies daardoor beïnvloed zijn?	geen uitval
groepsgrootte	Was het onderzoek groot genoeg om een klinisch relevant effect te onderscheiden?	ja voor sommige uitkomsten (bijvoorbeeld pijn direct na operatie), maar niet voor alle
intention-to-treat-analyse	Was de analyse gebaseerd op geplande behandelwijze (intention to treat)?	ja

Wat was de belangrijkste uitkomstmaat? De belangrijkste uitkomstmaten waren (1) het aantal gebitselementen waarvan de verzegeling had losgelaten en (2) het aantal gebitselementen met cariës, dat was verloren gegaan. De tandheelkundige onderzoeken werden uitgevoerd na twee jaar en na vier jaar.

Wat zijn de belangrijkste resultaten? In tabel 5.10 zijn de resultaten weergegeven wat betreft behoud van de verzegeling en cariës.

Vragen
1 Elk kind kreeg zowel het testproduct als het controleproduct (split-mouthonderzoek). Waarom is dat een betere onderzoeksopzet dan één waarbij de helft van alle kinderen het testproduct krijgt en de andere helft het controleproduct (gerandomiseerde opzet met twee groepen)?
2 Bespreek het gedeelte dat lost to follow-up is (kinderen die bij de controle na 2 jaar en na 4 jaar er niet meer bij waren).
3 Interpreteer de resultaten aangaande behoud van de verzegeling uit tabel 5.10.
4 Interpreteer de resultaten aangaande cariës uit tabel 5.10.
5 Wat is het relatieve risico dat een verzegeling verloren is na twee jaar en na vier jaar voor het testproduct ten opzichte van het controleproduct?
6 Wat is het relatieve risico dat er cariës ontstaat na twee jaar en na vier jaar voor het testproduct ten opzichte van het controleproduct?
7 In het artikel staan de volgende beweringen:

> 'Er werd een nieuw materiaal van glasionomeer vergeleken met de standaardkunsthars van bis-GMA-hars en zowel na twee jaar als na vier jaar bleken ze even effectief cariës te voorkomen.'
> 'Na vier jaar werd bij beide materialen nagenoeg gelijke hoeveelheid cariës gevonden ondanks dat er duidelijke verschillen waren in behoud van verzegeling. Cementen van polyalkeenzuur kunnen bij gebruik in deze context waarschijnlijk beter worden beschouwd als materiaal dat als fluoridedepot kan dienen dan tot fissuurverzegeling.'

Geef uw commentaar op die stellingen.

Appendix I. Richtlijnen voor beoordeling van een klinisch onderzoek met als voorbeeld het onderzoek van Averley et al. (2004)

	Reactie
1 Doel van het onderzoek	
Het doel is patiënten met een bestaande ziekte te behandelen.	Ja (angst voor een ophanden zijnde behandeling kan gezien worden als bestaande ziekte). Het doel is angst te verminderen zodat de tandheelkundige behandeling met succes kan worden gegeven
Of het doel is preventie van ziekte.	
2 Behandeling	
Hoeveel behandelgroepen zijn er?	Drie
Welke interventies zijn er?	Drie gassen: medische lucht, stikstofoxide (NO), stikstofoxide plus sevofluraan. Elk gevolgd door midazolam intraveneus.
3 Randomisatie	
a. Zijn de patiënten gerandomiseerd naar behandelgroepen?	Ja
b. Zijn door de randomisatie vergelijkbare groepen ontstaan?	Ja, hoewel twee kenmerken bleken te verschillen (gender en basaal angstniveau).
Zo niet, denkt u dat de verschillen van dien aard of grootte zijn dat ze de resultaten zeer beïnvloeden?	Nee
4 Grootte van de steekproef	
a. Zijn er genoeg proefpersonen?	Ja
b. Hebben de auteurs beschreven hoe groot het onderzoek zou moeten zijn?	Niet in detail (maar uit een pilotstudie kwam informatie over noodzakelijke steekproefgrootte).
5 Blindering	
Waren onderstaanden geblindeerd voor de behandeling die de patiënt kreeg?	
a. De persoon die de behandeling gaf	Nee
b. Patiënt	Ja

	Reactie
c. De onderzoeker die de metingen deed	Ja (de tandarts)
Indien een van deze niet geblindeerd waren, kunnen zij bias veroorzaakt hebben (dient te worden nagegaan hoe de resultaten gemeten zijn?)	Nee. De anesthesist kon niet geblindeerd worden, maar hij of zij voerde de ingreep niet uit en had geen deel aan de metingen van resultaten.

6 Meting van ziekte en behandelresultaten

a. Wat is precies de gemeten ziekte?	Angst
b. Zijn er standaard criteria voor het stellen of bevestigen van de diagnoses?	Ja
c. Waren er veel patiënten lost-to-followup (i.e. belangrijkste uitkomst kon niet worden gemeten)?	Nee

7 Resultaten

a. Zijn de gegevens geanalyseerd op basis van intention-to-treat?	Nee (maar een intention-to-treat analyse levert soortgelijke resultaten op als de gepubliceerde).
b. Hoe groot is het behandeleffect?	Relatieve risico's 1,47 (stikstofoxide vs lucht); 1,73 (stikstofoxide plus sevofluraan vs lucht); 1,17 (stikstofoxide plus sevofluraan vs stikstofoxide)
c. Wat is het 95%-BI (het spectrum van mogelijke waarden van het werkelijke effect)?	NO vs lucht: 1,27 tot 1,72 NO + sevo vs lucht: 1,50 tot 1,99 NO + sevo vs NO: 1,09 tot 1,25
d. Zijn de resultaten klinisch van belang?	Ja
e. Is het waarschijnlijk dat de resultaten door toeval zijn ontstaan?	Nee
f. Zijn er uitkomsten aangaande de veiligheid?	Ja
Zo ja, wat zijn de schadelijke effecten van de behandeling (neem de grootte van het effect in ogenschouw en of de resultaten door toeval kunnen zijn ontstaan)?	Zes meldingen van braken in de groep die stikstofoxide plus sevofluraan kreeg. Een niet frequent en kortdurend effect.

8 Betekenis voor de tandheelkundige praktijk

a. Zijn de proefpersonen vergelijkbaar met uw populatie?	Waarschijnlijk wel
b. Zo niet, is er een reden waarom de resultaten van het onderzoek niet van toepassing zouden kunnen zijn op uw populatie?	
c. Welke implicaties hebben dit en andere onderzoeken op de behandeling van uw patiënten?	Lachgas, met of zonder sevofluraan, is een veilig en effectief alternatief voor algehele anesthesie bij kinderen die angstig zijn voor een tandheelkundige ingreep.

A randomised controlled trial of paediatric conscious sedation for dental treatment using intravenous midazolam combined with inhaled nitrous oxide or nitrous oxide/sevoflurane

P. A. Averley,[1] N. M. Girdler,[2] S. Bond,[3] N. Steen[4] and J. Steele[5]

1 Principle Dentist, Queensway Anxiety Management Clinic, 170 Queensway, Billingham UK
2 Consultant and Senior Lecturer, Sedation Department, School of Dental Science and Dental Hospital,
3 Professor and Head, School of Population and Health Sciences, 4 Centre for Health Service Research, 5 Professor of Health Service Research, School of Dental Science, University of Newcastle upon Tyne, UK

Summary

Failure of dental treatment due to anxiety is a common problem in children. The aim of this study was to establish whether the use of a combination of intravenous midazolam with inhalation agents (nitrous oxide alone or in combination with sevoflurane) was any more likely to result in successful completion of treatment than midazolam alone. A further aim was to evaluate the clinical viability of these techniques as an alternative to general anaesthesia. In total, 697 children too anxious for management with relative analgesia and requiring invasive dental procedure for which a general anaesthetic would usually be required, were recruited and randomly assigned to one of three groups given the following interventions: group 1 – a combination of inhaled medical air and titrated intravenous midazolam, group 2 – a combination of inhaled 40% nitrous oxide in oxygen and titrated intravenous midazolam, and group 3 – a combination of an inhaled mixture of sevoflurane 0.3% and nitrous oxide 40% in oxygen with titrated intravenous midazolam. The primary outcome measure was successful completion of the intended dental treatment with a co-operative child responsive to verbal commands. In group 1, 54%

(94/174 children) successfully completed treatment. In group 2, 80% (204/256 children) and in group 3, 93% (249/267 children) completed treatment. This difference was significant at the 1% level. Intravenous midazolam, especially in combination with inhaled nitrous oxide or sevoflurane and nitrous oxide, are effective techniques, with the combination of midazolam and sevoflurane the one most likely to result in successful treatment.

KEYWORDS *Anaesthesia, dental. Conscious sedation. Anaesthetics*: nitrous oxide, sevoflurane. *Benzodiazepines*: midazolam.

Correspondence to: Dr P. A. Averley
E-mail: patil@avcrley.cotn
Accepted: 14 March 2004

1 Child dental anxiety is widespread [1]. Many anxious children can be satisfactorily treated using behaviour management techniques combined with relative analgesia (RA), a simple technique using inhaled nitrous oxide and oxygen, but this approach is unsuccessful for some children [2]. In such cases, control of pain and anxiety poses a significant barrier to dental care and a dental general anaesthetic (DGA) is often seen as the only option. However, not only does DGA carry its own, well documented, risks but the dental treatment provided under DGA also tends to be more radical, with a greater proportion of extractions than fillings [3].

2 DGA has been successfully used when RA and behavioural management are ineffective [4], but the risks of DGA are significant. The UK Department of Health in its position document 'A Conscious Decision' recognised that although deaths were uncommon during and shorty after DGA (five deaths in dental practices in England in the 3 years 1996–1998), they were more likely than with any other method of pain and anxiety management [5]. Despite their infrequency, deaths associated with DGA have always been difficult to accept, and in many countries are now considered unacceptable, particularly when they occur in healthy children [6]. In the UK, DGA has been banned in non-hospital settings since 2002.

3 Two groups of children pose a particular management problem for dentists:

4 • Those who are extremely anxious and are unable to cope with treatment with behavioural management or RA.

• Those who require particularly invasive or extensive dental interventions.

If RA is ineffective and the risks of DGA unac- 4 ceptable, is there another option to manage the dental need of these individuals without admission to hospital?

In medical specialities, intravenous (i.v.) mida- 5 zolam is gaining popularity as a conscious sedation agent in children [7, 8]. The advantages of i.v. midazolam in children are the combination of rapid onset but short duration of action as well as haemodynamic stability. The safety and tolerability profile of midazolam in children has been described as 'comparable or superior to that observed in adults' [7].

By contrast, intravenous midazolam has not 6 been readily accepted as a means of conscious sedation for child dental patients, certainly in the UK and a number of other developed countries. The concerns are twofold. Firstly, it is argued that deeper levels of sedation than intended may be produced, and secondly, that the reaction of children to i.v. sedation may be unpredictable [9]. The evidence to support these concerns is limited and of low quality. Oral midazolam is, however, gaining popularity and is proving to be both safe and effective [10–12], but is not a realistic alternative to intravenous methods for the most anxious children. Given its successful use in other medical specialities [7, 8, 13], i.v. midazolam may be an important alternative, allowing conscious sedation for the child dental patient when DGA is considered the only other option.

Another possible solution to this clinical prob- 7 lem is the use of sevoflurane, a volatile anaesthetic agent with a sweet, non-pungent odour that can also be used for conscious sedation. It has a low blood-gas coefficient of 0.40 [14], allowing the depth of sevoflurane inhaled conscious sedation to be carefully controlled when used in subanaesthetic concentrations [15]. The sedative properties of inhaled sevoflurane have been investigated [15–19] whilst the use of inhaled sevoflurane in lower concentrations (0.1–0.3%) in addition to 40% nitrous oxide has been demonstrated to be successful as a paediatric conscious sedation technique with no adverse events [20, 21]. Like midazolam, sevoflurane may provide another option for conscious sedation in dentistry as an alternative to DGA.

Given the large variation in the needs of children, one conscious sedation technique is not enough to manage the needs of all anxious children. With the restriction in availability of DGA services in the UK and several other European countries, there is now an urgent need to develop and test a range of conscious sedation techniques for the large number of children who would otherwise require a DGA in a hospital setting. This study seeks to evaluate intravenous midazolam used in three different conscious sedation techniques. If effective and safe, these techniques have the potential to become part of the sedation armamentarium for a primary care setting, allowing the treatment of children who would otherwise require referral to a hospital for DGA.

The aim of this trial was to establish whether combinations of sedation agents, including intravenous midazolam, were any more likely to effect successful completion of treatment than midazolam alone when using conscious sedation techniques for the dental treatment of anxious children unsuitable for conventional behaviour management and RA techniques. A secondary aim was to assess the success of all of the techniques employed in the context of the only realistic alternative: a DGA in a hospital setting.

Materials and methods

This study tests the efficacy of three conscious sedation techniques. Completion of the planned dental treatment was the primary outcome measure. Secondary outcome measures were the poorest level of co-operation during treatment, the recovery time in minutes, the dose of midazolam used, the child's perceptions of anxiety and pain and the parent's satisfaction with the procedure.

The study was conducted in Queensway Anxiety Management Clinic (QAMC) in the North-East of England. This is part of a large primary care dental practice with a professional team of 10 dentists and six part time consultant anaesthetists who provide full time cover, 6 days a week. QAMC delivers dental care for more than 3000 children per year using a range of conscious sedation techniques. Appropriately trained and experienced dentists administer inhalation sedation with nitrous oxide or, if required for children over the age of 16 years, intravenous midazolam. For more anxious children who require complex techniques not suitable at present for general practice, operator sedation is not employed. These children are sedated in dedicated facilities with the addition of an appropriately trained and experienced consultant anaesthetist, an anaesthetist's assistant and a recovery nurse as part of the team [22].

Approval from the local research ethics committee and a licence from the medicines control agency were obtained prior to the start of the trial. Professionals involved in the study (dentists, anaesthetists, nurses and administrative staff) were formally trained in the study protocol and the use of its clinical scales before clinical work was undertaken. A pilot study to check procedures, refine criteria and to allow a power calculation for the main trial was undertaken [23].

Population and sample

Children were recruited aged between 6 and 14 years, who were referred by their general dental practitioner to QAMC for dental treatment using anxiety management. All children were assessed by one of 10 dentists experienced in the management of anxious children, and were entered into the trial if one or more of the following criteria were met (Fig. 1):
- The child's self-expressed level of anxiety scored four or more using the 10-point visual scale described by Wong & Baker [24].

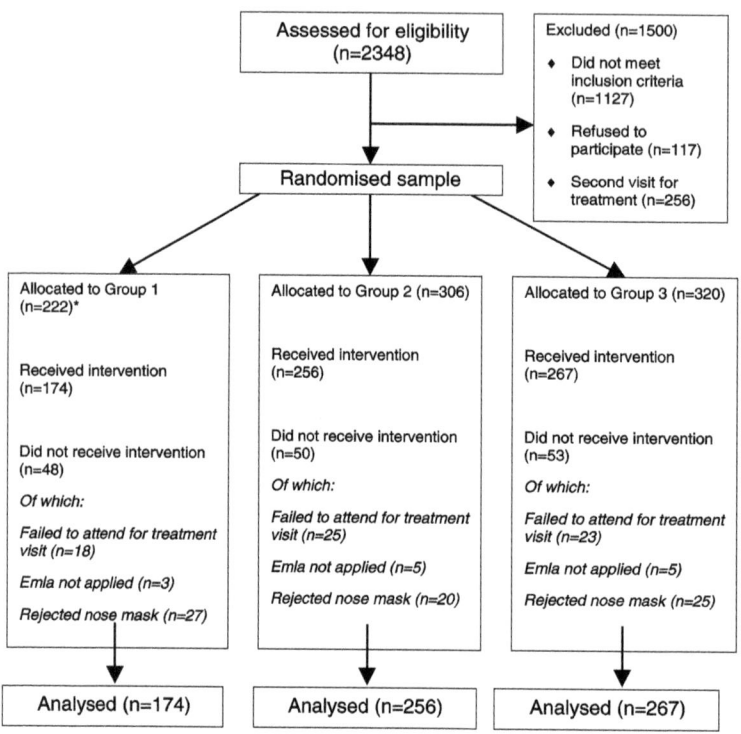

Figure 1 Flow diagram of the process through phases of the trial (enrolment, intervention allocation and data analysis). *Allocation to this group was stopped on the advice of the Data Monitoring Committee.

- The dentist's assessment of the child's co-operation scored three or more using the six-point co-operation behavioural scale described by Venham & Quatrocelli [25].
- The invasiveness of the planned dental procedure (for one visit) scored 10 or more using a numerical scale where one point is scored per quadrant of the mouth being treated, one point is scored per primary tooth treated, and two points are scored per permanent tooth treated.

Children were also required to have an adequate degree of comprehension and understanding regarding the treatment (if necessary with the support of interpretation services). They were also required to accept topical anaesthetic cream (EMLA®) applied to the dorsum of their hand prior to treatment and a nasal hood for the procedure. Any history of hypersensitivity to benzodiazapines, sevoflurane, nitrous oxide or local anaesthetics (all are very rare) resulted in exclusion from the trial.

Verbal and written information about the study was given to the parents of recruited children. Written informed consent/assent was obtained from recruited children/parents and EMLA® was supplied. Finally, a treatment appointment was arranged.

Randomisation and sedation technique

The children recruited were randomly allocated to one of three groups using the Newcastle Centre for Health Services Research web based randomisation service. Randomisation was carried out by a nurse not connected with the study. A note of group allocation was placed in the patient record card in preparation for the appointment.

17   Had there been no practical constraints, randomisation would have been carried out on the occasion of the visit for treatment after it had been ascertained that EMLA® cream had been applied, that the child would sit in the dental chair and accept the nose mask. For practical reasons, this was not possible and randomisation was carried out before the child's arrival for treatment. Children for whom treatment was not possible for the above reasons, or who failed to attend their treatment appointment, were not included in the analysis. The reason for withdrawal could not be influenced by the group allocation. For the purpose of the analysis, acceptance of the nose mask was regarded as the virtual point of randomisation and from that point on, all children were retained in the analysis on an 'intention to treat' basis.

18   The three groups were:
- *Group 1*: Inhaled medical air at 6 $l.min^{-1}$ for 2 min, followed by 0.5 mg of i.v. midazolam per minute, titrated to reach a clinical end point (Level 3 on the consciousness scale) [26].
- *Group 2*: Inhaled 40% nitrous oxide in oxygen at 6 $l.min^{-1}$ for 2 min, followed by i.v. midazolam 0.5 $mg.min^{-1}$, titrated to reach a clinical endpoint as described above.
- *Group 3*: Inhaled combination of 0.3% sevoflurane and 40% nitrous oxide in oxygen at 6 $l.min^{-1}$ for 2 min, followed by midazolam 0.5 $mg.min^{-1}$ titrated to reach a clinical endpoint as described above.

19   EMLA® cream was applied to the dorsum of both hands of each child by a parent or guardian 1 h before treatment. At the start of the procedure, the child was asked to perform a baseline Eve's test (a simple test of spatial awareness in which the child touches the tip of his or her nose with a forefinger with eyes closed) and then to breathe through a nasal mask. The anaesthetist then opened the envelope inside the record card identifying the technique randomly allocated and commenced its administration for 2 min prior to cannulation. Whilst all three groups received intravenous midazolam, the positioning of the anaesthetist and his/her equipment meant that the dentist was blind to the gases being administered. Once the clinical endpoint was reached, a red car 20 toy was shown to the child for 5 s. The child was asked to recognise the object and memorise it for later in order to assess amnesia.

Topical anaesthetic was then applied to the 21 gum. Two minutes later the dentist injected lidocaine. During the procedure, the dentist maintained verbal contact and ensured the child remained responsive to verbal commands. The dentist used calming suggestions and imagery to reassure the child and to distract him/her. At 5 min intervals, the treating dentist made a formal assessment of the child's co-operation using the six-point co-operation scale [25] and the child's level of consciousness using a six-point consciousness scale [26]. Children were maintained between level 3 (eyes open and responsive to verbal commands) and level 4 (eyes closed and responsive to verbal commands) on the consciousness scale. If necessary, the concentration of sevoflurane or nitrous oxide was reduced during the procedure if the child showed signs of over sedation (over level 3 on the consciousness scale) [26]. Throughout the procedure, the QAMC protocols of good sedation practice were employed [22].

A Draeger Julian anaesthetic machine moni- 22 tored pulse oximetry, automatic non-invasive blood pressure and ECG. The nasal hood was adapted to incorporate a probe to measure fractional inspired and end-tidal oxygen, carbon dioxide, nitrous oxide, and sevoflurane. The anaesthetist continuously monitored oxygen saturation, heart rate, ECG, capnography, fractional inspired sevoflurane and end-tidal sevoflurane and formally recorded them at 5 min intervals during treatment. Blood pressure was recorded once the clinical endpoint of sedation had been reached.

If a child's level of co-operation rose to level 4 or 23 greater ('reluctant' or worse) during treatment, the technique was deemed to have failed for the purposes of the study as at this point it becomes difficult to provide effective dental care. The child then received appropriate anxiety management according to the QAMC protocols and the nature of the child's anxiety management subsequently employed was recorded. The intended dental treatment was carried out, limited only by the maximum dosage for local anaesthetic. If additional treatment was required, because of the extent of the treatment, a second visit was arranged but this visit was not included in the study.

After treatment, 100% oxygen was delivered through the nasal hood for 2 min before transfer on a trolley to the recovery room. The child was monitored during recovery by a nurse, who recorded a range of physiological and secondary outcome variables. The time taken to perform an Eve's test was recorded at 5-min intervals, as was the time taken to walk unaided across the recovery room, with close supervision. Before discharge, the child was asked to recall seeing the toy, to assess their level of amnesia. The child's level of anxiety and experience of pain was reassessed using the visual analogue scales previously reported [24]. Finally, the parent's opinion of the overall management of the child was recorded on a simple 5-point scale (1 = poor, through to 5 = excellent).

All data were recorded contemporaneously in ink on the anxiety management record sheet and the data stored in a locked cupboard prior to data entry.

Analytic strategy

An intention to treat analysis was performed. For each variable considered, initially all three groups were compared simultaneously to test the hypothesis that there were differences between the groups against the null hypothesis that there were no differences. For the key outcome measure (co-operation leading to successful completion of dental treatment) and for other binary variables, a Chi-squared test was undertaken. For continuous variables, a one-way analysis of variance with a standard F-test was undertaken. When the overall test indicated that the differences between groups were significant at the 5% level, groups were then compared pair-wise. For binary variables a 95% confidence interval for the relative risk (of success) between groups was calculated. For continuous variables, a 95% confidence interval for the difference in mean scores between the groups was calculated.

A fully independent Study Data Monitoring Committee, comprised of a statistician, a clinician and a lay member, was set up to monitor the progress of the trial. Their role was to ensure good practice by ensuring data quality during the trial and that the demographic breakdown of the groups supported random allocation. In addition, they monitored the outcome data and could advise the cessation of any arm of the trial on an ethical or statistical basis if the outcome was clearly less effective than those the other arms.

Results

The sample of 697 children was recruited over a 9-month period; their demographics, by test group, are shown in Table 1. Primary and secondary outcomes, by test group, are shown in Table 2. Children were generally healthy, 664 children were classed as American Society of Anaesthesiology (ASA) 1 and 33 children were ASA 11. The cases were well distributed in terms of age, assessment of co-operation and the invasiveness of the procedure undertaken, with no statistically significant differences between the three groups. There was an even distribution of dentists across the trial arms. There was a slight imbalance with respect to anxiety at assessment. Children were less anxious in Group 1, with a mean anxiety score of 5.6 (SD 2.0) than in Group 2 (6.1 (SD 1.7)) or Group 3 (6.0 (SD 1.9)). There was also an imbalance with respect to gender (see Table 1).

At the recommendation of the independent Study Data Monitoring Committee, an interim analysis of data was carried out by the committee and independent from the research team. It was decided by the committee that due to the high failure rate of Group 1, this arm of the study should be discontinued and the trial proceed with only Groups 2 and 3. As a result, the numbers of children recruited into Group 1 are lower than in Group 2 or 3.

Table 2 shows the results for both primary and secondary outcome measures. For the primary

Table 1 Baseline characteristics of the study groups.

Variable	Group 1: Air (n = 174)	Group 2: Nitrous oxide (n = 256)	Group 3: Sevoflurane (n = 267)	Overall test of difference between groups	Pair-wise comparison of groups		
					2 v 1	3 v 1	3 v 2
Sex (male); n (%)	81 (47%)	127 (50%)	103 (39%)	$\chi^2_2 = 6.79$; p = 0.03	RR: 1.07 (0.87, 1.30)	RR: 0.83 (0.67, 1.03)	RR: 0.78 (0.64, 0.95)
Age; mean (SD)	9.1 (2.7)	9.5 (2.7)	9.6 (2.5)	$F_{2,693} = 2.20$; p = 0.11			
Weight; mean (SD)	36.3 (13.4)	37.8 (14.1)	37.7 (14.0) (n = 251)	$F_{2,689} = 0.69$; p = 0.50			
Invasiveness of treatment; mean (SD)	8.9 (4.1)	9.7 (4.5) (n = 256)	9.8 (4.2) (n = 265)	$F_{2,692} = 2.65$; p = 0.07			
Anxiety at baseline assessment	5.6 (2.0)	6.1 (1.7)	6.0 (1.9)	$F_{2,694} = 5.05$; p = 0.01	0.55 (0.21, 0.90)	0.44 (0.07, 0.80)	−0.16 (−0.42, 0.19)
Co-operation at baseline assessment	2.6 (1.2)	2.8 (1.1)	2.6 (1.2)	$F_{2,694} = 2.11$; p = 0.12			

measure of outcome, 54% (94/174 children) successfully completed treatment in Group 1, 80% (204/256 children) in Group 2 and 93% (249/267 children) in Group 3. The Chi-squared test indicated that differences between groups was significant at the 0.001% level. Given successful cannulation, the odds of successful treatment in Group 2 were not significantly greater than those in Group 1, with an odds ratio of 1.61 (95% CI: 0.96, 2.72). In this case, the p-value did not reach statistical significance (p = 0.075) and on the basis of the interval estimate of the odds ratio, we cannot exclude the possibility of a clinically important difference between the two treatment modes. Given successful cannulation, the odds of successful treatment in Group 3 were significantly

Table 2 Primary outcomes and secondary outcomes for successful cases.

	Group 1: Air (n = 174)	Group 2: Nitrous oxide (n = 256)	Group 3: Sevoflurane (n = 267)	Overall test of difference between groups	Pair-wise comparison of groups		
					2 v 1	3 v 1	3 v 2
Primary outcome							
Successful completion of treatment; n (%)	94 (54%)	204 (80%)	249 (93%)	$\chi^2_2 = 9.64$; p < 0.001	RR: 1.47 (1.27, 1.72)	RR: 1.73 (1.50, 1.99)	RR: 1.17 (1.09, 1.25)
Secondary outcomes of successful cases							
Secondary outcomes of success	n = 94	n = 204	n = 249				
Total dose in mg of midazolam; mean (SD)	3.7 (1.8)	3.2 (1.8)	2.6 (1.6)	$F_{2,544} = 16.1$; p < 0.001	−0.46 (−0.90, −0.03)	−1.08 (−1.47, −0.69)	−0.62 (−0.93, −0.31)
Poorest level of co-operation during treatment; mean (SD)	2.4 (0.7) (n = 93)	2.3 (0.8) (n = 203)	2.3 (0.7) (n = 248)	$F_{2,541} = 0.73$; p = 0.48			
Recovery time in min; mean (SD)	8.2 (5.6);	7.4 (3.5);	7.9 (4.2) (n = 247)	$F_{2,542} = 1.36$; p = 0.26			
Child's perception of pain; mean (SD)	0.4 (1.1)	0.4 (1.2)	0.4 (1.4)	$F_{2,544} = 0.05$; p = 0.95			
Anxiety reported by child; mean (SD)	0.8 (1.3)	0.8 (1.3)	0.8 (1.3)	$F_{2,544} = 0.02$; p = 0.98			
Parent's satisfaction	4.7 (0.7)	4.8 (0.6)	4.8 (0.5)	$F_{2,544} = 0.70$; p = 0.50			
Any recall; n (%)	22 (24%) (n = 91)	27 (14%) (n = 194)	25 (10%) (n = 241)	$\chi^2_2 = 10.4$; p = 0.005	RR = 0.58 (0.35, 0.95)	RR = 0.43 (0.26, 0.72)	RR = 0.75 (0.45, 1.24)
Successful cannulation; n (%)	124 (71%)	245 (95%)	262 (98%)	$\chi^2_2 = 101.4$; p < 0.001	RR = 1.34 (1.22, 1.48)	RR = 1.38 (1.25, 1.52)	RR = 1.02 (0.99, 1.06)
Failed treatment after successful cannulation; n (%)	30 (24%) (n = 124)	41 (17%) (n = 245)	13 (5%) (n = 262)	$\chi^2_2 = 31$; p = 0.001	RR = 0.69 (0.45, 1.95)	RR = 0.21 (0.11, 0.38)	RR = 0.30 (0.16, 0.54)

Table 3 Outcome techniques for failed treatments under initial sedation technique.

Variable	Group 1: I.v. midazolam & air (n = 174)	Group 2: I.v. midazolam & nitrous oxide (n = 256)	Group 3: I.v. midazolam & nitrous oxide & sevoflurane (n = 267)
Addition of sevoflurane and nitrous oxide allowing completion of treatment	59	24	n/a
Addition of other i.v. agent (maintaining consciousness level 4) allowing completion of treatment	10	13	11
Referral back to own dentist	6	8	4
Referral for General anaesthetic	5	7	4
Total number of failures	80	52	19

greater than those in Group 1, with an odds ratio of 6.33 (95% CI: 3.18, 12.65). Given successful cannulation, the odds of successful treatment in Group 3 were significantly greater than those in Group 2, with an odds ratio of 3.94 (95% CI: 2.06, 7.52).

Of the 151 failed treatments shown in Table 3, 59 children in Group 1 and 24 children in Group 2 were successfully treated with the addition of sevoflurane and nitrous oxide in oxygen. A further 34 children (including Group 3 failures) were managed with an alternative conscious sedation technique (by administration of additional sedation agents), ensuring at all times that consciousness did not drop below level 4 on the consciousness scale [26]. Eighteen children who could not be managed using conscious sedation techniques were referred back to their own general dental practitioner as they did not meet the clinic referral protocol for a DGA because there was no need for urgent treatment. Sixteen children required referral to a hospital setting for DGA.

The analysis of secondary outcomes is restricted to subjects who underwent a successful procedure (Table 2). There were significant differences between groups (p < 0.001) in the amount of midazolam required. The dose of midazolam was not weight determined but titrated to a clinical endpoint, and the pair-wise comparisons indicate children who received sevoflurane (Group 3) needed less midazolam then children in the other two groups. There was no difference (p = 0.48) between the Groups for the poorest level of co-operation recorded amongst those who were treated successfully. Differences in recovery times were not statistically significant (p = 0.26). There was no statistical significance in child perception of pain (p = 0.95) and anxiety in recovery (p = 0.98) or parent's satisfaction (p = 0.5).

All children were responsive to verbal commands throughout the duration of the procedure and during recovery (no children scored greater than 4 on the consciousness scale). No significant adverse events were encountered during the study. One child in Group 1 suffered a vaso-vagal attack during cannulation, and six children in Group 3 vomited clear fluids after treatment. All children remained well saturated and within acceptable limits for conscious sedation during treatment and in recovery. In total, 98% of children had an oxygen saturation of 98% or above. The lowest saturation of 94% was recorded in one child in Group 1. Heart rates and blood pressure remained ± 20% of normal base values throughout treatment and recovery for every patient.

Children in all groups exhibited good amnesia as would be expected with the use of midazolam. However, 30/124 children (24%) in Group 1, 27/194 children (14%) in Group 2 and 25/241 children (10%) in Group 3 had some recall of the dental procedure. This difference was significant between the groups (p = 0.005).

There were significant differences between groups (p < 0.001) when the level of co-operation during cannulation was compared. In Group 1, 71% (124/174) co-operated to allow successful cannulation compared with 95% (245/256) in Group 2 and 98% (262/267) in Group 3.

Discussion

The findings from this single centre randomised control trial clearly show that inhalation support provided by a combination of inhalation sedation and intravenous midazolam rather than intravenous midazolam alone, improves co-operation during cannulation, improves the level of co-operation during the dental procedure, resulting in a higher rate of successfully completed treatment, reduces the dose of midazolam required and produces good amnesia. Delivered in a primary care setting with involvement of anaesthetists, these techniques are effective and apparently safe. The clinical significance of this is that it potentially reduces the need for hospital referral for a DGA.

Adverse events are rare in dental anaesthesia, and a definitive evaluation of safety requires a long history of treatment using a given technique. Whilst a trial of this size cannot assess the frequency of possible adverse events, the results presented here indicate a safe technique. The conscious sedation techniques practised ensured co-operation and consciousness throughout the procedure and full control of protective reflexes. This is in stark contrast to DGA, and also in contrast to the practice of 'deep sedation'.

Only minor adverse events were recorded, and the only ones that had clinical relevance were six cases where children vomited clear fluids, all of which occurred in the midazolam/nitrous oxide/sevoflurane group. While the numbers are too small for comparative analysis, they suggest that there may be a greater risk of vomiting where these agents are used in combination. This occurred in just over 2% of such cases so the overall prevalence is very low. Nevertheless, where more than one agent is used we would recommend that the patient is starved before the procedure as a precautionary measure in accord with the protocol used in this study.

It is widely accepted that conscious sedation is safer than general anaesthetic [2, 23, 26–30]. However, poorly controlled conscious sedation may result in 'deep sedation' or even general anaesthesia with all its attendant risks [2, 31]. The sedationist must be able to exert a fine control over the level of sedation and the margin of safety between sedation and anaesthesia must be wide enough to prevent unintended loss of consciousness occurring. Such techniques are not particularly difficult and can be appropriate for a primary care setting, but do need to be practised by trained personnel. Children requiring more complex techniques for effective sedation, involving combinations of drugs such as those used in this trial, should be treated in specialist centres with appropriately trained and experienced teams where a trained anaesthetist is present. However, treatment does not need to be undertaken in a hospital setting and does not require admission.

The evidence from this trial suggests that, provided proper care and attention are exercised, intravenous sedation in combination with inhaled agents may be a useful alternative to DGA. The results of this trial adds to the evidence base for sedation techniques which can be used to help children who fail to accept dental treatment using local anaesthetic alone or supplemented with conventional relative analgesia sedation. The development of guidelines on paediatric conscious sedation needs to be an ongoing process based on new evidence such as that presented in this paper [2, 32].

Acknowledgements

We thank all the patients involved in this study. We are grateful for the support of an NHS R & D National Primary Care Researcher Developers Award (2002). Thanks to dental surgeons: Dr M. Hanlon, Dr I. Lane, Dr R. Hobman, Dr U. Mansoor, Dr B. Smith, Dr J. Sykes and A. Weston for their valuable contribution. In addition to consultant anaesthetists Dr S. Gooneratne, Dr G. Lahoud, Dr H. Mohan and Dr I. Riddle for their support and advice. We thank all the staff at QAMC for their hard work and Abbott Laboratories for providing the sevoflurane.

References

1 Veerkamp JS, Gruythuysen RJ, van Amerongen WE, et al. Dental treatment of fearful children using nitrous oxide. Part 2: The parent's point of view, *Journal of Dentistry for Children* 1992; **59**: 115–9.
2 Scottish Intercollegiate Guidelines Network. *Safe Sedation of Children Undergoing Diagnostic and Therapeutic Procedures. A National Clinical Guideline.* NHS Scotland, Edinburgh, 2002.
3 Harrison M, Nutting L. Repeat general anaesthesia for paediatric dentistry. *British Dental Journal* 2000; **189**; 37–9.
4 Holt RD, Chidiac RH, Rule DC. Dental treatment for children under general anaesthesia in day care facilities at a London dental hospital. *British Dental Journal* 1991; **170**: 262–6.
5 Department of Health. *A Conscious Decision. A Review of the Use of General Anaesthesia and Sedation in Primary Dental Care.* London: Department of Health, 2000.
6 Worthington LM, Flynn PJ, Strunin L. Death in the dental chair: an avoidable catastrophe? *Anaesthesia* 1998; **80**: 131–2.
7 Rosen DA, Rosen KR. Intravenous conscious sedation with midazolam in paediatric patients. *International Journal of Clinical Practice* 1998; **52**: 46–50.
8 Shannon M, Albers G, Burkhart K, et al. Safety and efficacy of flumazenil in the reversal of benzodiazepine-induced conscious sedation. The Flumazenil Pediatric Study Group. *Journal of Paediatrics* 1997; **131**: 582-6.
9 Hosey MT. UK National Clinical Guidelines in Paediatric Dentistry. *International Journal of Paediatric Dentistry* 2002; **12**: 359–72.
10 Erlandsson AL, Backman B, Stenstrom A, et al. Conscious sedation by oral administration of midazolam in paediatric dental treatment. *Swedish Dental Journal* 2001; **25**: 97–104.
11 Wilson KE. Welbury RR, Girdler NM. A randomised, controlled, crossover trial of oral midazolam and nitrous oxide for paediatric dental sedation. *Anaesthesia* 2002; **57**:860–7.
12 Wilson KE, Welbury RR, Girdler NM. A study of the effectiveness of oral midazolam sedation for orthodontic extraction of permanent teeth in children: a prospective, randomised, controlled, crossover trial. *British Dental Journal* 2002; **192**: 457–62.
13 Alcaino EA. Conscious sedation in paediatric dentistry: current philosophies and techniques. *Australia College of Dental Surgery* 2000; **15**: 206–10.
14 Rang HP, Dale MM, Ritter JH. *Pharmacology*, 4th edn. London: Churchill Livingstone, 2001.
15 Haraguchi N, Furusawa H, Takezaki R, et al. Inhalation sedation with sevoflurane: a comparative study with nitrous oxide. *Journal of Oral Maxillofacial Surgery* 1995; **53**: 24–6.
16 Ganzberg S, Weaver J, Beck FM, McCaffrey G. Use of sevoflurane inhalation sedation for outpatient third molar surgery. *Anaesthesia* 1999; **46**: 21–9.
17 Hoerauf KH, Hartmann T, Zavrski A, et al. Occupational exposure to sevoflurane during sedation of adult patients. *International Journal of Occupational Environmental Health* 1999; **72**: 174–7.
18 Ibrahim AE, Taraday JK, Kharasch ED. Bispectral index monitoring during sedation with sevoflurane, midazolam, and propofol. *Ancsthcsiology* 2001; **95**: 1151–9.
19 Katoli T, Bito H, Sato S. Influence of age on hypnotic requirement, bispectral index, and 95% spectral edge frequency associated with sedation induced by sevoflurane. *Anesthesiology* 2000; **92**: 55–61.
20 Lahoud GY, Averley PA, Hanlon MR. Sevoflurane inhalation conscious sedation for children having dental treatment. *Anaesthesia* 2001; **56**: 476–80.
21 Lahoud GY, Averley PA. Comparison of sevoflurane and nitrous oxide mixture with nitrous oxide alone for inhalation conscious sedation in children having dental treatment: a randomised controlled trial. *Anaesthesia* 2002; **57**: 446–50.
22 Averley PA. Queensway Anxiety Management Clinic Referral Protocols, 2003. http://www.anxietymanagement.co.uk
23 Averley PA, Lane I, Sykes J. A RCT pilot study to test the effects of intravenous midazolam as a conscious sedation technique for anxious children requiring dental treatment; An alternative to general anaesthesia. *British Dental Journal* 2004; NHS Scotland, Edinburgh.
24 Wong DL, Baker CM. Children's visual and verbal rating scale. *Paediatric Nursing* 1988; **14**: 1.

25 Venham L, Quatrocelli S. The young child's response to repeated dental procedures. *Journal of Dental Research* 1977; **56**: 734–8.
26 Girdler NM, Hill CM. *Sedation in Dentistry*, 1st edn. London: Wright publications, 1998.
27 American Academy of Paediatric Dentistry. *Clinical Guideline on the Elective Use of Conscious Sedation, Deep Sedation and General Anaesthesia in Paediatric Dental Patients*. AAPD, Chicago, USA, 1998.
28 Department of Health Review Group. *A Conscious Decision*. London: Department of Health UK, 2000.
29 Department of Health. Department of Health circular (from the director of Health Services), 2001; letter to all GDP's, Health Authorities, NHS trusts and Dental Practice Board. London: Department of Health, 2001.
30 Malamed SF. *Sedation. A Guide to Patient Management*, 3rd edn. Mosby, Boston, USA, 1995.
31 Morton NS, Oomen GJ. Development of a selection and monitoring protocol for safe sedation of children. *Paediatric Anaesthesia* 1998; **8**: 65–8.
32 General Dental Council. Maintaining Standards November, 2001. London: General Dental Council. 2001.

ORIGINAL ARTICLE

Evaluation of Acupuncture for Pain Control After Oral Surgery

A Placebo-Controlled Trial

Lixing Lao, PhD, LAc; Stewart Bergman, DDS; Gayle R. Hamilton, PhD; Patricia Langenberg, PhD; Brian Sermon, MD

Background: Acupuncture is increasingly being used by the general population and investigated by conventional medicine; however, studies of its effects on pain still lack adequate control procedures.

Objectives: To evaluate the (1) efficacy of Chinese acupuncture in treating postoperative oral surgery pain, (2) validity of a placebo-controlled procedure, and (3) effects of psychological factors on outcomes.

Design: Randomized, double-blind, placebo-controlled trial.

Setting: Dental School Outpatient Clinic, University of Maryland at Baltimore.

Participants: Thirty-nine healthy subjects, aged 18 to 40 years, assigned to treatment (n = 19) and control (n = 20) groups.

Main Outcome Measures: Patients' self-reports of time until moderate pain, time until medication use, total pain relief, pain half gone, and total pain medication consumption.

Results: Mean pain-free postoperative time was significantly longer in the acupuncture group (172.9 minutes) than in the placebo group (93.8 minutes) ($P = .01$), as was time until moderate pain ($P = .008$). Mean number of minutes before requesting pain rescue medication was significantly longer in the treatment group (242.1 minutes) than in the placebo group (166.2 minutes) ($P = .01$), as was time until medication use ($P = .01$). Average pain medication consumption was significantly less in the treatment group (1.1 tablets) than in the placebo group (1,65 tablets) ($P = .05$). There were no significant berween-groups differences on total-pain-relief scores or pain-half-gone scores ($P > .05$). Nearly half or more of all patients were uncertain of or incorrect about their group assignment. Outcomes were not associated with psychological factors in multivariate models.

Conclusions: Acupuncture is superior to the placebo in preventing postoperative dental pain; no-insertion placebo procedure is valid as a control.

Arch Otolaryngol Head Neck Surg. 1999;125:567-572

PATIENTS AND METHODS
Procedures
Detailed methods and materials are described in our previous report.[23] In brief, all patients were recruited from the out-patient pool of the Oral and Maxillofacial Surgery Clinic at the University of Maryland at Baltimore Dental School Patients were aged 18 to 40 years, in good health

(American Society of Anesthesiologists class I or II), eligible for extraction of 1 mandibular (lower) partial bony impacted third molar, and had no history of prior treatment with acupuncture. Excluded patients were those who presented with any oral dental disease, those taking medications that might confound the results, those with a history of bleeding diathesis or allergy to the medication used in the study, or women who were pregnant or lactating. No race or sex was excluded from the study. After initial screening, the purposes and procedures of the study were explained, and the patients read, understood, and signed an informed consent that was approved by the Institutional Review Board of the University of Maryland. The dental procedure was performed by one surgeon (S.B.) blinded to treatment assignment. All patients were given the same local anesthetic of 3% mepivacaine hydrochloride (Carbocaine) without any vasoconstrictor. No other preoperative medication was used.

The patients were randomly assigned to either real acupuncture or placebo acupuncture immediately after the surgical removal of a partial bony impacted third molar. Randomized blocks of 4 and 6 were used to attain balanced allocation. Patients were assigned to a treatment group using sequentially numbered opaque sealed envelopes. A licensed acupuncturist (L.L.) administered all treatments and was the only investigator who knew what type of treatment the patient received. In the real acupuncture group, the acupuncture points *Hegu* (LI 4), *Jiache* (St 6), *Xiaguan* (St 7), and *Yifeng* (SJ 17) were used unilaterally on the tooth extraction side. All needles remained in place for 20 minutes, and each was manually manipulated (no electrical stimulation was applied) for 20 to 30 seconds 3 times: immediately after insertion, at the midpoint, and at the end of treatment. The "de qi" sensation (a sensation of soreness, numbness, or distention at the needling site) was obtained for each manipulation. In the placebo group, the procedure was identical to that used in the treatment group except without needle insertion into the skin. An empty plastic needle tube was tapped on the bony area next to each acupuncture point to produce some discernible sensation, and a needle with a piece of adhesive tape was then taped to the derma surface for 20 minutes. Manipulations were made by palpating the surface of the skin with a blunt dental instrument at the same 3 points in time as the treatment group. In both groups, the patients' eyes were covered with patches so they could not view the treatment procedure. A pair of electrodes from a mock electrical stimulator was attached to the ends of the needles in the real and placebo acupuncture groups. A second treatment was given after patients reported moderate pain on a 4-point scale. For each subject, the second treatment was the same as the first treatment (acupuncture or placebo).

ASSESSMENTS AND FOLLOW-UP

Pain

The pain model used[29,30] was developed by Cooper and Beaver and is widely accepted by both the pharmaceutical Industry and the Food and Drug Administration to assess oral pain medication. Pain intensity was evaluated on a 4-point scale (0 indicates none; 1, slight/mild; 2, moderate; 3, severe) using a standardized questionnaire administered by a blinded clinical assistant.[19,30] Pain assessments were in 2 steps: (1) every 15 minutes after the first treatment until the reported pain reached a moderate level, at which time the patient had a second treatment, and (2) every 15 minutes for 3 hours after the second treatment. If a patient indicated no pain relief 30 minutes after the treatment, or if the intensity of pain increased, a standard analgesic medication (acetaminophen, 600 mg, with codeine, 60 mg) was administered at the patient's request. In this situation, pain scores following rescue medication were carried through as moderate or severe, according to the patient report at the time of the rescue medication request.[30] For each patient, assessments included self-reports of time until moderate pain, time until medication use, total pain medication consumption, total pain relief, and pain half gone.

Patients were observed on-site for 3 hours after the second acupuncture treatment or 6 hours after the first treatment if the pain did not reach a moderate level. They were asked to continue recording their pain levels every hour for 24 hours after treatment and to provide global assessments daily for 7 days. Patients who fell asleep and did not complete the evaluation form were assigned a rating of pain intensity equal to the last recording before falling asleep.[30] The follow-up forms were turned in on the seventh day when the patient returned to the clinic for suture removal.

6 Achterhalen van risicofactoren en oorzaken van ziekten

Een klinisch onderzoek is een krachtig middel om behandelingen te beoordelen, omdat het experimenteel onderzoek is waarbij interventies aan mensen kunnen worden toegewezen. Door de randomisatie is het waarschijnlijk dat de groepen die vergeleken worden soortgelijk zijn in alle opzichten behalve in de behandeling. Oorzaken van ziekten achterhalen is veel complexer dan effecten van behandelingen onderzoeken, omdat het niet ethisch is een experiment op te zetten waarbij mensen aan mogelijke schadelijke factoren worden blootgesteld.

Het causale verband tussen roken en ziekte is decennialang niet geaccepteerd geweest. Als het mogelijk was geweest er experimenteel onderzoek naar te doen, dan was dat verband eenvoudiger aan te tonen geweest. De eenvoudigste manier om bijvoorbeeld vast te stellen of roken parodontitis veroorzaakt, zou zijn een groep volwassenen te selecteren zonder parodontitis, deze te randomiseren waarbij de helft sigaretten zou moeten gaan roken en de andere helft niet, en ze dan een jaar of vijf te volgen. Bij vergelijking van de rokers met de niet-rokers zou daarna gekeken kunnen worden hoeveel mensen per groep parodontitis hadden gekregen. Uiteraard is een dergelijk experiment onethisch en dus niet toegestaan. Bij onderzoek naar oorzaken van ziekten wordt daarom observationeel onderzoek gedaan. Daarbij worden bijvoorbeeld rokers en niet-rokers geobserveerd en wordt gekeken wie de ziekte krijgt en wie niet.

Het belangrijkste nadeel van observationeel onderzoek ten opzichte van experimenteel onderzoek is dat we het verschil in eigenschappen per groep niet kunnen minimaliseren door randomisatie. Er zullen dus andere factoren zijn naast de onderzochte blootstelling, die van invloed kunnen zijn op de uitkomsten. Bij onderzoek naar de invloed van roken op parodontitis in observationeel onderzoek kunnen de proefpersonen niet gerandomiseerd worden in een groep rokers of niet-rokers, dus zullen er veel verschillen in eigenschappen bestaan tussen de groepen rokers en niet-rokers. Daardoor wordt het moeilijker om vast te stellen of verschillen tussen de twee groepen in de mate van parodontitis daadwerkelijk door het roken komen en niet door andere factoren. Er zou bijvoorbeeld kunnen blijken dat rokers ouder zijn dan niet-rokers en dat er in het algemeen meer sprake is van parodontitis bij mensen die ouder zijn. Ook al is er in de rokersgroep dan meer parodontitis, hoe valt dan te zeggen of dat werkelijk door het roken komt of eenvoudig doordat de mensen in de rokersgroep ouder zijn?

Bij onderzoek naar de oorzaken van ziekte gaat het meestal om een verband van de uitkomst 'ziekte' met een bepaalde blootstelling aan een bepaalde oorzakelijke factor of risicofactor, zoals roken, fluoridegebruik of eetgewoonten. Er kunnen veel verschillende blootstellingen zijn die invloed hebben op het risico van een bepaalde ziekte. Als een andere factor het verband tussen de blootstelling en de onderzoeksuitkomsten vertroebelt, dan heet dat confounding (verstoring). Een verstorende factor kan het onderzochte verband maskeren of juist ten onrechte suggereren. Dergelijke factoren zijn min of meer inherent aan observationeel onderzoek en moeilijk, zo niet onmogelijk, te elimineren. Een gerandomiseerd onderzoek wordt zelden vertroebeld door confounding, omdat het proces van randomisatie dit effect meestal elimineert. Het doel van dit hoofdstuk is de twee belangrijkste vormen van observationeel onderzoek toe te lichten voor de bepaling van ziekteoorzaken: cohortonderzoek en patiënt-controleonderzoek. Bij tandheelkundig onderzoek komt cohortonderzoek vaker voor dan patiënt-controleonderzoek. Dit hoofdstuk is dan ook gebaseerd op een volledig artikel over een cohortonderzoek en op gedeelten van een ander artikel over een patiënt-controleonderzoek. Voorafgaand aan die besprekingen wordt nog ingegaan op het onderscheid tussen een associatie (correlatie) en een causaal verband alsmede op vormen van confounding en hoe de resultaten daardoor beïnvloed kunnen worden.

6.1 Verband, causaliteit en confounding

VERBAND EN CAUSALITEIT

Er zijn veel onderzoeken gepubliceerd over risico's van mondziekten na blootstelling aan een bepaalde factor. Uit de resultaten van onderzoek kan blijken dat er een verband (associatie) bestaat tussen de blootstelling en de ziekte: van de mensen die blootgesteld zijn hebben er meer de ziekte. Daaruit kunnen we niet automatisch opmaken dat de blootstelling de ziekte veroorzaakt. Met een causale relatie of causaal verband van een blootstelling met een bepaalde ziekte, wordt bedoeld dat er een onderliggend biologisch mechanisme is tussen de blootstelling en de ziekte. Als de blootstelling dus wordt verwijderd, daalt het risico van de ziekte. Een verband of associatie betekent niet meer dan dat er een relatie is tussen een factor en een ziekte, maar het betekent niet noodzakelijkerwijs dat er een biologisch mechanisme is dat van de blootstelling leidt tot de ziekte. Of er wel of niet een causale relatie is, wordt daarmee niet gezegd. Hieronder volgt een voorbeeld.

Voorbeeld: gebruik van zonnebrandcrème en het verdrinkingsrisico
Naarmate de zomer nadert, stijgt de verkoop van zonnebrandcrème. Het aantal sterfgevallen door verdrinking neemt ook aanzienlijk toe in diezelfde tijd. Dit is een echt verband (het is niet ontstaan door toeval): kunnen we dus ook zeggen dat de verkoop van zonnebrandcrème veroorzaakt dat mensen verdrinken? Het antwoord is natuurlijk nee. Hoewel de verkoop van zonnebrandcrème geassocieerd is, samengaat of een verband heeft met meer verdrinkingen, is er geen reden waarom het direct tot verdrinkingen zou leiden. Het verband ontstaat door een verband met een derde factor, namelijk warm weer. Bij warm weer gebruiken mensen zonnebrandcrème; warm weer zorgt er ook voor dat mensen willen gaan zwemmen. Er bestaat dus een direct verband tussen warm weer en deze beide factoren. Er is geen direct verband tussen het gebruik van zonnebrandcrème en verdrinking. Als zonnebrandcrème verboden of afgeschaft zou worden, zou het aantal mensen dat verdrinkt niet per se afnemen. Er is dus een *associatie of verband* tussen zonnebrandcrème en verdrinking, maar dat verband is niet causaal. Het verband is volledig ontstaan door het effect van confounding, waarbij warm weer de confounder is.

CONFOUNDING
Confounding ontstaat als de blootstelling en de uitkomstmaat *beide* gerelateerd zijn aan een andere factor (gebruik van zonnebrandcrème en verdrinking zijn beide gerelateerd aan warm weer). Zoals in het voorbeeld hierboven kan confounding soms een associatie tussen een blootstelling en een uitkomst geheel verklaren. Vaker is het zo dat een gedeelte van de associatie te verklaren valt door een confounder. Tandvleesaandoeningen bij zwangere vrouwen gaan bijvoorbeeld samen met vroeggeboorte en een laag geboortegewicht van de baby. Maar ook roken gaat samen met vroeggeboorte en een laag geboortegewicht, evenals met tandvleesaandoeningen. Wellicht is dus gedeeltelijk de associatie tussen tandvleesaandoeningen en een laag geboortegewicht toe te schrijven aan roken. De volgende twee voorbeelden maken duidelijk hoe confounding werkt.

Tabel 6.1 Fictief onderzoek ter illustratie van het sterftecijfer onder rokers en niet-rokers naar drinkgewoonten.

	niet-rokers			rokers			relatieve risico* (B/A)
	aantal mannen	aantal sterfgevallen	sterftecijfer per jaar (A)	aantal mannen	aantal sterfgevallen	sterftecijfer per jaar (B)	
allen	1.000	7	7 per 1.000	1.000	14	14 per 1.000	2
niet-drinkers	660	0	0 per 1.000	340	0	0 per 1.000	niet bepaald**
drinkers	340	7	21 per 1.000	660	14	21 per 1.000	1

* De verhouding tussen sterftecijfer onder rokers en sterftecijfer onder niet-rokers.
** Niet bepaald omdat hiervoor 0 gedeeld moet worden door 0.

Voorbeeld: roken en levercirrose

Uit observationeel onderzoek blijkt dat het sterftecijfer door levercirrose hoger is onder rokers dan onder niet-rokers. Dat wijst op een associatie. In tabel 6.1 staan fictieve gegevens van duizend mannelijke rokers en duizend mannelijke niet-rokers. Het relatieve risico van cirrose is voor rokers 2 ten opzichte van dat voor niet-rokers. Er is echter een andere factor, namelijk alcoholconsumptie, die meegewogen moet worden. Alcoholconsumptie is een potentiële *confounder* in het verband tussen cirrose en roken, omdat:
– rokers vaker alcohol drinken dan niet-rokers;
– mensen die alcohol drinken vaker cirrose krijgen dan niet-drinkers.

De waargenomen associatie tussen roken en sterfte door cirrose zou dus kunnen zijn ontstaan door drinken. Om dat na te gaan, wordt gekeken naar de relatie tussen roken en cirrose bij drinkers en bij niet-drinkers *afzonderlijk*. Dit kan met een gestratificeerde of multivariate analyse. In tabel 6.1 wordt het sterftecijfer gegeven voor cirrose na stratificatie naar drinkgewoonten. Het sterftecijfer van drinkers en niet-drinkers samen is zeven per duizend onder de niet-rokers, en veertien per duizend, dus tweemaal zo hoog, onder de rokers. Worden de sterftecijfers gestratificeerd naar drinkgewoonten, dan is er geen associatie meer tussen roken en cirrose. Wanneer alleen naar niet-drinkers gekeken wordt, dan is het sterftecijfer onder rokers en niet-rokers gelijk (0 per 1.000). Wanneer alleen naar drinkers gekeken wordt, dan is het sterftecijfer eveneens even hoog voor rokers en niet-rokers (21 per 1.000). Zodoende is het effect van roken op cirrose onderzocht na correctie voor de factor alcoholgebruik. Was er niet gecorrigeerd voor de confounder alcoholgebruik, dan zou ten onrechte de conclusie getrokken zijn dat roken cirrose veroorzaakt.

Tabel 6.2 Uitkomsten voor parodontitis, roken en beroep in het onderzoek van Sheiham (1971).

(i) Parodontitis en roken

	rokers (n = 247)	niet-rokers (n = 248)	
gemiddelde parodontium index	4,33	3,56	verschil + 0,77 ($p < 0{,}01$)

Rokers hebben een significant hogere parodontium index dan niet-rokers

(ii) Beroep en roken

beroepsgroep	rokers	niet-rokers	percentage per beroepsgroep dat rookt
ambachtslieden	167	149	53
niet-ambachtslieden	80	99	45
			relatieve risico 1,18 ($p = 0{,}08$)

Ambachtslieden roken vaker

(iii) Beroep en parodontitis

	ambacht	niet-ambacht	
gemiddelde parodontium index	4,18	3,55	verschil + 0,63

Ambachtslieden hebben een hogere periodontal index

(iv) Parodontitis en roken, gecorrigeerd voor beroep

	gemiddelde parodontium index		
	rokers	niet-rokers	verschil
ambachtslieden	4,44	3,88	+ 0,56
niet-ambachtslieden	4,11	3,09	+ 1,02

Bij afzonderlijke beschouwing van ambachtslieden en niet-ambachtslieden blijken rokers een hogere parodontium index te hebben

Voorbeeld: parodontitis en roken

Een voorbeeld van confounding in de tandheelkundige literatuur komt uit een dwarsdoorsnedeonderzoek waarin het verband werd onderzocht tussen parodontitis en roken in een groep van 495 personen in Noord-Ierland (Sheiham A. Periodontal disease and oral cleanliness in tobacco smokers. Br Dent J 1971;42:259-63). De parodontitis werd gekwantificeerd door een periodontal index: hoe hoger de index, des te ernstiger de mate van parodontitis. In tabel 6.2 zijn de uitkomsten uit het artikel weergegeven. De belangrijkste uitkomst was dat de gemiddelde periodontal index onder rokers hoger is (4,33) dan onder niet-rokers (3,56) en dat dit verschil statistisch significant is: bewijs voor een associatie tussen parodontitis en roken.

Er was echter nog een factor, namelijk beroep, die als confounder kan hebben opgetreden omdat deze factor zowel met roken als met parodontitis een verband vertoonde namelijk:
- ambachtslieden waren vaker rokers dan niet-ambachtslieden (prevalentie van roken was 53% onder ambachtslieden versus 45% onder niet-ambachtslieden; een relatief risico van 1,18);
- ambachtslieden hadden meestal een ernstiger mate van parodontitis dan niet-ambachtslieden (gemiddelde periodontal index resp. 4,18 en 3,55, een verschil van 0,63).

Om het effect van confounding te onderzoeken werden de resultaten gestratificeerd door de uitkomsten voor parodontitis en roken afzonderlijk te presenteren per beroepsgroep. Het gemiddelde verschil in periodontal index tussen rokers en niet-rokers was + 0,56 onder ambachtslieden en + 1,02 onder niet-ambachtslieden. De index blijft hoger onder rokers dan onder niet-rokers in beide beroepsgroepen. Zodoende blijft de conclusie dat parodontitis samengaat met roken gehandhaafd na correctie voor beroep.

Een factor is pas een confounder als deze samengaat met zowel de onderzochte blootstelling als de ziekte. Uiteraard kan voor een confounder alleen gecorrigeerd worden als deze bekend (en gemeten) is. Het is dus mogelijk dat een onderzoek een associatie aantoont en dat wel degelijk gecorrigeerd is voor een aantal confounders, maar dat er nog andere, onbekende confounders zijn.

6.2 Cohortonderzoek

WAT IS COHORTONDERZOEK?
Besproken is dat bij een klinische interventie wordt ondernomen, dat wil zeggen dat een behandeling wordt geboden. In een cohortonder-

zoek wordt niet geïntervenieerd, maar alleen geobserveerd. Een cohortonderzoek heet observationeel terwijl een klinische trial interventioneel is. In een cohortonderzoek hebben de mensen geen ziekte – of in ieder geval een gelijke ziektestatus – aan het begin van het onderzoek en is het de vraag hoeveel *nieuwe* gevallen van ziekte (incidentie) ontstaan in de loop van het onderzoek. Vervolgens wordt gekeken of de incidentie verschilt tussen mensen die tijdens het onderzoek al of niet waren blootgesteld aan de onderzochte risicofactor. In figuur 6.1 staan de belangrijkste kenmerken van een cohortonderzoek.

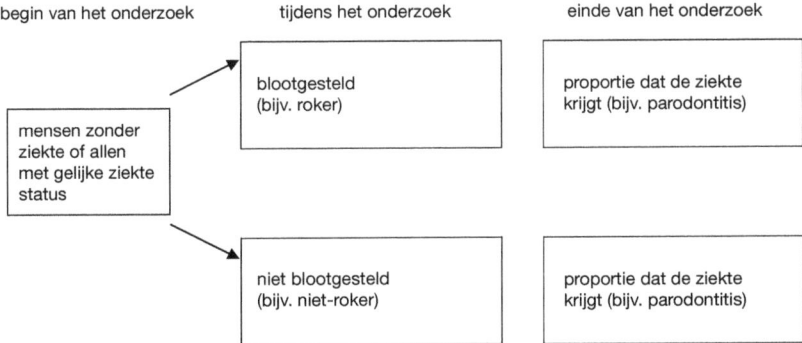

Figuur 6.1 *Voorbeeld van de onderzoeksopzet van een cohortonderzoek.*

Wat wordt bedoeld met 'follow-upperiode'?

Aan het begin van elk cohortonderzoek wordt er informatie vergaard over elke proefpersoon aangaande de onderzochte blootstelling (bijvoorbeeld of en hoeveel hij rookt). Tevens wordt nagegaan, of gevraagd, of ze de te onderzoeken ziekte niet hebben, maar wel kunnen ontwikkelen ('at risk'). Vervolgens worden ze gevolgd (follow-up), meestal gedurende maanden tot jaren. In die periode wordt zowel de blootstelling als het al dan niet ontstaan van de ziekte bijgehouden. In onderzoeken met een lange follow-upperiode worden de proefpersonen vaak gedurende verschillende tijdsspannen gevolgd. De werving van proefpersonen kan gedurende een bepaalde periode zijn gedaan (niet iedereen stapt op hetzelfde moment het onderzoek in) waarna iedereen gevolgd is tot de datum waarop het onderzoek eindigt. In figuur 6.2 staat hoe proefpersonen een cohortonderzoek kunnen in- en uitstappen. De follow-upperiode begint als de proefpersoon het onderzoek in stapt en eindigt op een van de volgende momenten:
– einde van het onderzoek (E);
– de proefpersoon kan niet benaderd worden om zijn gezondheidsstatus na te gaan (de persoon is 'lost to follow-up') (L);

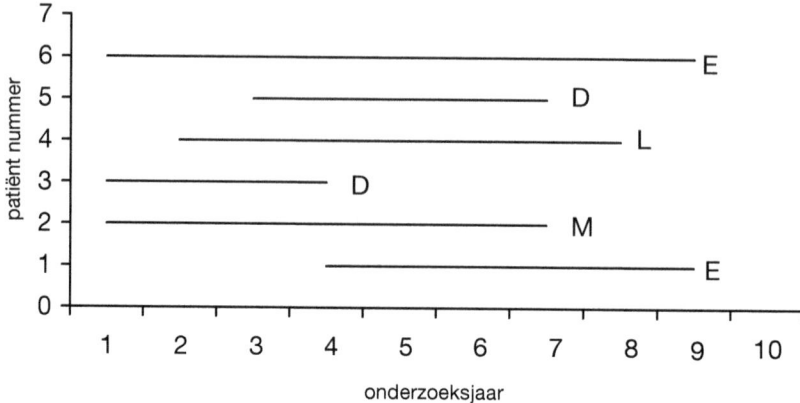

E = einde van het onderzoek
L = de proefpersoon kan niet benaderd worden om zijn gezondheidsstatus na te gaan (de persoon is 'lost to follow-up')
D = de proefpersoon heeft de diagnose van de ziekte gekregen
M = de proefpersoon is overleden

Figuur 6.2 *Voorbeeld van hoe mensen in en uit een cohortonderzoek kunnen stappen (6 proefpersonen). De letters verwijzen naar verschillende redenen om uit het onderzoek te stappen. Zie ook de tekst voor uitleg van de afkortingen.*

– de proefpersoon heeft de diagnose van de ziekte gekregen (D);
– de proefpersoon is overleden (M).

De tijd gedurende het onderzoek waarin de proefpersoon een risico heeft, heet de risicoperiode. Elk jaar van die periode heet per proefpersoon een risicopersoonsjaar. In het eenvoudigste geval: als tien mensen gedurende precies vijf jaar gevolgd worden (of 25 mensen gedurende 2 jaar), dan zijn er 50 risicopersoonsjaren. Het komt echter maar zelden voor dat iedereen even lang in het onderzoek deelneemt. Risicopersoonsjaren wegen zowel het aantal mensen mee als het aantal jaren dat elk in het onderzoek heeft deelgenomen. Er komt in tot uiting dat iemand die vijftien jaar heeft deelgenomen meer informatie zal opleveren dan iemand die maar drie jaar heeft meegedaan.

Ziektecijfers

Het aantal *nieuwe* optredens gedurende een *bepaalde tijdsspanne/tijdsperiode* is de incidentie. Zo waren er in 2001 in Engeland[1] 2.868 nieuwe diagnoses van mondkanker onder 28.579.869 mannen: de incidentie is dus 10,0 per 100.000 mannen per jaar [(2.868/28.579.869) × 100.000]. Het aantal nieuwe gevallen onder vrouwen was 1.532 onder 30.209.325 personen: een incidentie van 5,1 per 100.000 vrouwen per jaar. Dergelijke cijfers worden ook gebruikt voor het aantal sterfgevallen door een bepaalde ziekte als uitkomst. Het aantal sterfgevallen door mondkanker in 2003 onder mannen in Engeland was 1018, dus het sterftecijfer is 3,5 per 100.000 mannen per jaar.

Om het relatieve risico van mondkanker bij mannen te berekenen ten opzichte van dat bij vrouwen, wordt de verhouding berekend van de twee incidenties.

$$\text{Relatieve risico} = \frac{\text{risicocijfer bij mannen}}{\text{risicocijfer bij vrouwen}} = \frac{10,0}{5,1} = 2,0$$

Mannen hadden een ongeveer twee keer zo hoog risico om mondkanker te krijgen als vrouwen in 2001.

Een voorbeeld van een cohortonderzoek

Lees, alvorens verder te gaan, het artikel aan het einde van dit hoofdstuk.

> **Referentie:** Pitiphat W, Merchant AT, Rim EB, Joshipura KJ. Alcohol consumption increases periodontitis risk. *J Dent Res* 2003;82:509-13.

WAT IS HET DOEL VAN HET ONDERZOEK?
De auteurs stellen dat hun doel was, het verband te onderzoeken tussen alcoholgebruik en het risico van parodontitis (alinea 1). Hoewel het onderzoek gedaan is met mannelijke zorgverleners, wordt beoogd het effect te achterhalen van alcoholgebruik op parodontitis bij alle volwassenen. Naar wie de onderzoeksresultaten vertaald mogen worden, heet de externe validiteit van een onderzoek.

---

1 http://info.cancerresearchuk.org/cancerstats/types/oral/?a=5441 (december 2005).
http://www.statistics.gov.uk/census2001/pyramids (maart 2006).

HOE IS HET ONDERZOEK UITGEVOERD?

Dit is een cohortonderzoek (soms ook longitudinaal of prospectief onderzoek genoemd) met 51.529 mannelijke zorgverleners in Amerika in de leeftijd van 40 tot 75 jaar in 1986. Van hen zijn er 39.461 in het onderzoek opgenomen (alinea 3). In het cohort zaten tandartsen, dierenartsen, farmaceuten, optometristen, osteopatisch artsen en podotherapeuten (alinea 2). Een cohortonderzoek gebeurt vaak met een specifieke beroepsgroep van mensen die lid zijn van een beroepsorganisatie, omdat deze vaak contact houden met die organisatie en daardoor gemakkelijker te volgen blijven over langere tijdsspannen/tijdsperioden. Dit cohort is sinds 1986 gevolgd.

UITKOMSTMAAT

De belangrijkste uitkomstmaat is de incidentie van parodontitis op basis van het aantal risicopersoonsjaren (alinea 6 en 12). Elke twee jaar werd de mate van parodontitis gemeten door middel van de vraag: Is bij u professioneel de diagnose parodontitis met verlies van bot gesteld?' De meting van de uitkomstmaat is afhankelijk van zelfbeoordeling door de mannen en van de vraag of ze bij de tandarts zijn geweest. Om de precisie van de zelfrapportage te kunnen bepalen, namen de onderzoekers een subgroep uit de onderzoeksgroep en vergeleken van hen de zelfgerapporteerde parodontitisstatus met een onafhankelijke beoordeling van hun tandheelkundige dossiers (röntgenfoto's). De overeenkomsten bleken groot te zijn, hetgeen aangeeft dat in deze populatie van zorgverleners zelfrapportage een valide maat is voor parodontitis.

BLOOTSTELLINGSMAAT (RISICOFACTOR)

De alcoholconsumptie werd gemeten in aantal grammen per dag en de proefpersonen werden onderverdeeld in een groep van niet-drinkers en vier groepen met verschillende maten van drinkgedrag. Dat werd gedaan door middel van een voedingsvragenlijst, die de deelnemers invulden in 1986, 1990 en 1994. Als blootstelling werd de gemiddelde inname berekend voordat er parodontitis ontstond, zodat toevallige momentopnamen (of schommelingen) in iemands drinkgedrag het onderzoek niet konden verstoren.

WAT ZIJN DE BELANGRIJKSTE RESULTATEN?

De belangrijkste resultaten staan in tabel 2 van het artikel. In de periode van twaalf jaar kregen 2.125 mannen parodontitis (dit kan worden gevonden door het aantal gevallen in de tweede rij van de tabel op te tellen). De tabel geeft het relatieve risico dat parodontitis ontstaat per categorie van alcoholinname. De referentiegroep is die van de niet-drinkers.

Risico dat parodontitis ontstaat: drinkers ten opzichte van niet-drinkers

Er waren 39.461 proefpersonen in het onderzoek, die in totaal 406.160 risicopersoonsjaren (dit kan worden gevonden door de getallen van de derde rij van tabel 2 op te tellen) in het onderzoek deelnamen. Gemiddeld nam elke man dus iets meer dan tien jaar aan het onderzoek deel (406.160/39.461). In de periode van het onderzoek ontstond er bij 2.125 mannen parodontitis, dus het incidentiecijfer is 5,2 per duizend risicopersoonsjaren [(2.125/406.160) × 1.000]. In tabel 2 van het artikel staan de relatieve risico's voor drinkers in elke categorie van alcoholinname apart vermeld ten opzichte van niet-drinkers. In tabel 6.3 is te zien hoe het relatieve risico berekend wordt voor alle alcoholdrinkers samen versus de niet-drinkers, dat wil zeggen het risico bij enige alcoholinname ten opzichte van helemaal niet drinken. Het relatieve risico van 1,28 heet het ruwe of ongewogen relatieve risico omdat het voorbijgaat aan enig effect van mogelijke confounders. Het zegt alleen dat drinkers 1,28 keer zo vaak parodontitis krijgen als niet-drinkers (ofwel hun risico is 28% hoger).

Tabel 6.3 Berekening van het relatieve risico van parodontitis bij alle drinkers versus niet-drinkers. Pitiphat et al. (2003).

		drinker		
		nee	ja*	relatieve risico
aantal mannen in onderzoek		9.442	29.990	
aantal risicopersoonsjaren	(J)	85.814	320.346	
aantal nieuwe gevallen van parodontitis	(N)	373	1.752	
proportie nieuwe gevallen van parodontitis per risicopersoonsjaar	(N/J)	0,0043	0,0055	
incidentiecijfer van parodontitis per 1.000 risicopersoonsjaren	(N/J) × 1000	4,3	5,5	5,5/4,3 = 1,28

* Gevonden door optelling van het aantal mannen, ziektegevallen en persoonsjaren van de vier categorieën van alcoholinname uit tabel 1 en 2 van het artikel.

Interpretatie van tabel 2 van het artikel

Hoewel een ruwe schatting een algemeen beeld geeft van het effect van een blootstelling op het risico van een ziekte, moet nagegaan worden of een verhoogd risico blijft bestaan na correctie voor confounders. Dat gebeurt in tabel 2 van het artikel. In veel artikelen worden de resultaten op soortgelijke wijze gepresenteerd, dus loont het de moeite alle onderdelen van de tabel hier zorgvuldig te bespreken en duidelijk te maken wat ze betekenen. Elke rij relatieve risico's geeft informatie over het verband tussen drinken en parodontitis na correctie voor verschillende confounders. De tabel geeft die relatieve risico's voor elke categorie van alcoholinname. Het relatieve risico bij niet-drinken (de kolom met als kop '0' in tabel 2) is gesteld op 1. Een relatief risico is het risico bij een bepaalde mate van blootstelling ten opzichte van dat bij een andere mate van blootstelling. In dit artikel wordt elke categorie van blootstelling apart vergeleken met de categorie van geen blootstelling: die laatste heet de referentiegroep.

In figuur 6.3 worden de onderdelen van tabel 2 van het artikel en hun betekenis uitgelegd. De rij 'RR gecorrigeerd voor leeftijd' geeft aan dat mensen die 0,1-4,9 g/dag alcohol dronken 1,21 keer zo vaak parodontitis kregen als niet-drinkers; wie 5-14,9 g/dag dronk 1,20 maal zo vaak, en zo verder tot 1,57 maal zo vaak bij diegenen die ≥ 30 g/dag dronken. Aan het betrouwbaarheidsinterval onder elk relatieve risico valt te zien of het relatieve risico statistisch significant is. Bevat het betrouwbaarheidsinterval niet de 1 (neutrale waarde), dan is de risicotoename statistisch significant. Te zien is dat geen van de betrouwbaarheidsintervallen in de rij de 1 bevat, dus in elke categorie van drinkers is de risicotoename ten opzichte van niet-drinken statistisch significant.

Corrigeren voor confounders

Tot zover suggereert de presentatie van de resultaten dat er een verband is tussen het drinken van alcohol en een verhoogd risico van parodontitis. Maar nagegaan moet worden of dit verband is ontstaan doordat drinkers in andere opzichten verschillen van niet-drinkers, waardoor het verband tussen alcoholgebruik en parodontitis kan zijn beïnvloed. Kan de risicotoename bijvoorbeeld in werkelijkheid door roken zijn gekomen, omdat drinkers vaker ook roken? Of kunnen nog andere factoren het verband beïnvloeden, zoals dat drinkers ouder zijn, armer of lichamelijk minder actief dan niet-drinkers? Ter illustratie van de manier waarop die vraag moet worden benaderd, worden de resultaten van de categorie van de hoogste consumptie ($\geq$ 30 g/

6 Achterhalen van risicofactoren en oorzaken van ziekten

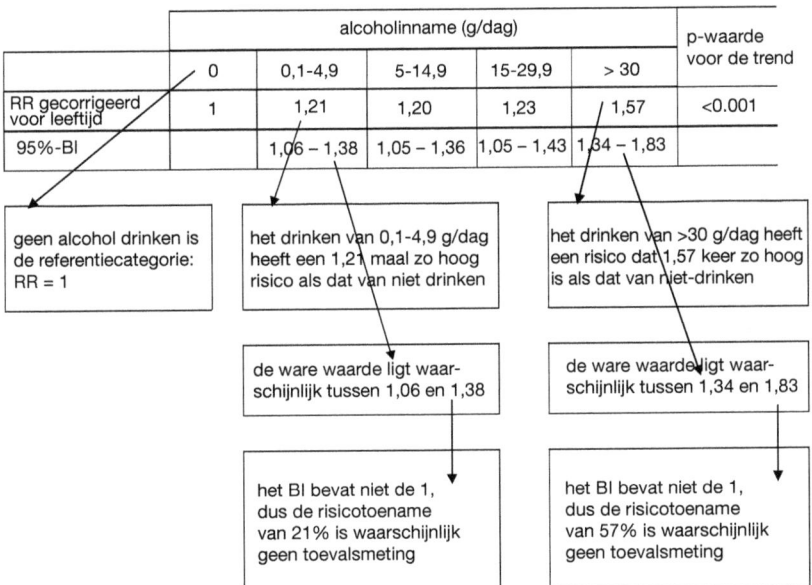

Figuur 6.3 Beschrijving van de belangrijkste resultaten van tabel 2 van het artikel van Pitiphat et al. (2003).

dag) hier uitgelicht (tabel 6.4). Leeftijd is een factor die in cohortonderzoek altijd moet worden bestudeerd, omdat van veel ziekten het ontstaansrisico stijgt met de leeftijd. Roken is een bijdragende factor bij tal van ziekten en komt meer voor onder drinkers, dus ook dat kan hier een confounder zijn.

Welke bewijzen zijn er dat roken een confounder is? In tabel 1 van het artikel is te zien dat, in deze groep mannelijke proefpersonen, roken samengaat met alcoholgebruik: de proportie huidige rokers neemt duidelijk toe met het alcoholgebruik. Ook is van eerdere onderzoeken bekend dat er een verband is tussen roken en parodontitis (alinea 23). Daardoor zou het kunnen dat het totale risico van parodontitis, of een gedeelte ervan, van drinkers, eigenlijk komt door hun rookgedrag. Eerder in dit hoofdstuk is uitgelegd dat voor een confounder gecorrigeerd kan worden door de gegevens afzonderlijk te analyseren voor elke mate van de confounder (genaamd stratificatie). Er zijn echter ook elegantere methoden om dat te doen: methoden die vooral nuttig zijn als er voor verschillende factoren moet worden gecorrigeerd en het onpraktisch wordt om de gegevens op te splitsen en te analyseren in vele kleine subgroepen. In het hier besproken artikel wordt als analysemethode de multivariate logistische regressieanalyse gebruikt (alinea 8). Die analyse levert een schatting op van het relatieve risico na correctie voor bepaalde confounders. Voor het doel van dit boek zijn de details van die methode niet van toepassing. Van belang is vast te stellen dat het relatieve risico goed gecorrigeerd is voor confounders die invloed kunnen hebben op de blootstelling of op de ziekte.

Tabel 6.4 Relatieve risico van parodontitis onder mannen die ≥ 30 g alcohol per dag dronken ten opzichte van niet-drinkers (Pitiphat et al., 2003).

Risico gecorrigeerd voor:	relatieve risico (95%-BI)
– geen (ruwe schatting)*	1,60 (1,37 tot 1,86)
– leeftijd	1,57 (1,34 tot 1,83)
– leeftijd en roken	1,29 (1,09 tot 1,53)
– leeftijd, roken, diabetes, BMI, lichamelijke activiteit, totale calorie-inname en kalendertijd	1,27 (1,08 tot 1,49)

* geschat op basis van de gegevens in tabel 2: (282/40.611)/(373/85.814) = 1,60.

In tabel 6.4 staat het relatieve risico van parodontitis bij het drinken van ≥ 30 gram alcohol per dag ten opzichte van niet-drinkers, na correctie voor confounders. Het ruwe relatieve risico van parodontitis bij zware drinkers ten opzichte van niet-drinkers is 1,60 (een risicotoename van 60%). Als de gegevens gecorrigeerd worden voor leeftijd, neemt het resultaat voor relatief risico enigszins af tot 1,57. Dat geeft aan dat het effect van leeftijd niet groot is. Wordt gecorrigeerd voor zowel leeftijd als roken, dan neemt het relatieve risico af tot 1,29 (een risicotoename van 29% ten opzichte van niet-drinkers). Het grootste deel van de afname is te wijten aan de correctie voor roken. Uit die resultaten blijkt dat er een confoundingeffect is van roken en dat misschien de helft van de risicotoename bij alcoholgebruik toe te schrijven is aan het roken (de ruwe risicotoename was 60% en dat neemt af tot 29% na correctie voor roken en leeftijd, dus het verschil van 31% is de risicotoename die grotendeels wordt bepaald door roken: 31/60 ~ 0,5).

Het relatieve risico van 1,29 heeft een 95%-betrouwbaarheidsinterval van 1,09 tot 1,53. De 1 (neutrale waarde) zit niet in het betrouwbaarheidsinterval, dus is het resultaat statistisch significant en is de toename van 29% waarschijnlijk niet een toevalsbevinding in dit specifieke onderzoek. Geconcludeerd kan worden dat zwaar drinken wel effect heeft op parodontitis, zelfs na correctie voor leeftijd en roken. Het is duidelijk dat roken de belangrijkste confounder is die hier gemeten is. Na correctie voor vijf andere factoren neemt het relatieve risico nog maar af van 1,29 naar 1,27. Uit die laatste analyse blijkt dat het verband tussen drinken en parodontitis blijft bestaan na correctie voor verschillende andere mogelijke confounders.

Samenvattend, de eerste stap bij onderzoek naar het effect van een blootstelling als risicofactor van een ziekte is nagaan of er een verband is tussen die twee (ruwe relatieve risico). De volgende stap houdt in dat nagegaan moet worden of het eventuele gevonden verband blijft bestaan na correctie voor andere mogelijke risicofactoren.

Stijgt het risico bij toenemende blootstelling?

Als het risico stijgt naarmate de mate van blootstelling toeneemt, pleit dat voor een causaal verband tussen de blootstelling en de uitkomst. Neemt het relatieve risico van parodontitis toe naarmate de alcoholconsumptie stijgt? In de categorie met de zwaarste drinkers is het relatieve risico steeds het hoogst (tabel 2). De onderzoekers hebben getoetst of het relatieve risico toenam naarmate de alcoholconsumptie steeg. Zij gebruiken hiervoor een toepassing/vorm van lineaire regressieanalyse. De relatie was statistisch significant na correctie voor leeftijd en na correctie voor roken ($p < 0,0001$ en $p = 0,02$). Dat geeft aan dat zelfs na correctie voor leeftijd en roken, het risico van parodontitis stijgt naarmate de alcoholconsumptie toeneemt, en dat dit waarschijnlijk geen toevalsmeting is.

Subgroepanalyse: risico bij verschillende vormen van alcohol

Analyses van het risico binnen deelgroepen van gegevens heten subgroepanalyses Deze dienen met zorg te worden geïnterpreteerd, deels omdat het aantal proefpersonen per subgroep klein zal zijn ten opzichte van de totale groep en wellicht niet groot genoeg om mogelijk aanwezige verbanden te detecteren. In tabel 3 van het artikel staat het relatieve risico van het ontstaan van parodontitis per vorm van alcohol (bier, rode wijn, witte wijn en sterke drank). In de categorie met de hoogste consumptie is te zien dat alle relatieve risico's hoger zijn dan 1, hetgeen consistent is met een verhoogd risico. Maar de 95%-betrouwbaarheidsintervallen bevatten de waarde 1, hetgeen betekent dat de gevonden risicoverhogingen toevalsbevindingen kunnen zijn. Het gebrek aan zekerheid van de resultaten blijkt uit de brede betrouwbaarheidsintervallen. Het relatieve risico bijvoorbeeld voor de hoogste mate van consumptie van witte wijn is 1,14: een toename van 14%. Het 95%-betrouwbaarheidsinterval daarbij is 0,79 tot 1,66, hetgeen betekent dat de ware verandering in risico kan liggen tussen een afname van 21% en een toename van 66%. Hoewel het resultaat statistisch niet significant is, kan ook niet geconcludeerd worden dat consumptie van witte wijn geen effect heeft op parodontitis. Het kan zo zijn dat er een effect is dat alleen met een grotere groep proefpersonen met zekerheid aan te tonen is. Volgens de auteurs moeten deze subgroepanalyses met omzichtigheid beschouwd worden (*alinea 18*), vooral omdat er te weinig zware drinkers waren per categorie om een precieze schatting op te leveren van het effect van de consumptie van verschillende vormen van alcohol.

HOE GOED ZIJN DE BEWIJZEN?
De blootstelling werd gemeten voorafgaand aan het ontstaan van de ziekte
Mannen die aan het begin van het onderzoek al parodontitis hadden, waren van deelname aan het onderzoek uitgesloten (*alinea 3*). Daarmee werd verzekerd dat alle gevallen van parodontitis in de loop van het onderzoek ontstonden, nadat het alcoholgebruik gemeten was. Een blootstelling kan alleen een oorzaak van een ziekte zijn als de mensen blootgesteld worden *voordat* ze de ziekte krijgen.
De blootstelling aan alcohol werd vastgesteld vanaf het begin van het onderzoek, zodat de onderzoekers de consumptie vooraf aan het ontstaan van de ziekte konden bestuderen. Mogelijke confounders (roken) en andere kenmerken (bijvoorbeeld body-mass index, lichamelijke activiteit) werden ook aan het begin van het onderzoek gemeten, voordat de ziekte eventueel zou ontstaan (*alinea 9*).

Frequentie van metingen van de ziektestatus en van de blootstellingstatus
Parodontitis werd elke twee jaar gemeten (*alinea 6*), zodat de deelnemers zich alleen hoefden te herinneren of ze in de voorafgaande twee jaar een diagnose van parodontitis hadden gehad. Als de periode die ze zich moesten herinneren veel langer was geweest, dan was de kans groter dat de deelnemers een diagnose zouden vergeten, bijvoorbeeld, een diagnose van tien jaar geleden, en zou de gemeten incidentie een onderschatting zijn van de ware incidentie.
De blootstelling aan alcohol was vastgesteld aan het begin van het onderzoek en op drie latere momenten (*alinea 4*). Daardoor konden de onderzoekers de gemiddelde alcoholinname gedurende de periode schatten. Als het alcoholgebruik alleen maar eenmaal gemeten was aan het begin van het onderzoek, hadden de onderzoekers ervan uit moeten gaan dat die tijdens de onderzoeksperiode gelijk bleef.

Hoe accuraat waren de metingen van ziekte en blootstelling?
Alle gegevens over blootstelling en over de ziekte kwamen uit vragenlijsten die door de deelnemers waren ingevuld. De betrouwbaarheid hing dus af van de accuratesse waarmee de deelnemers de in-

formatie door de jaren heen vastlegden. Het mogelijke effect van verkeerde indeling (mensen die geen parodontitis hebben, maar melden dat ze die wel hebben, of mensen die parodontitis hebben maar melden dat ze die niet hebben) werd door de auteurs bepaald doordat ze onderzoek deden om de zelfrapportage van parodontitis te valideren ten opzichte van klinische criteria (*alinea 24*). Ze geven ook aan dat verkeerde rapportage in het algemeen gerandomiseerd optreedt: dat wil zeggen dat mensen even vaak parodontitis zouden overrapporteren als onderrapporteren. Maar verkeerde rapportage is niet altijd gerandomiseerd. Het is bijvoorbeeld bekend dat rokers en alcoholgebruikers geneigd zijn tot onderrapportage van hun consumptie.

Grootte van de onderzoeksgroep en aantal ziektegevallen
Het onderzoek is uitgevoerd met een grote groep van 39.461 mannelijke proefpersonen en een lange onderzoeksperiode van twaalf jaar. Daardoor was er een relatief groot aantal ziektegevallen waarop de resultaten en conclusies konden worden gebaseerd. Om een cohortonderzoek succesvol te doen verlopen, moet de follow-up dermate lang zijn dat bij voldoende mensen de ziekte kan ontstaan.

Lost to follow-up
Als er een grote uitval is tijdens de follow-up, kan dat de resultaten beïnvloeden. Er ontstaat bias als de redenen voor uitval verband houden met de uitkomst of de blootstelling. Bij elk onderzoek naar alcoholconsumptie bijvoorbeeld, is het mogelijk dat de zwaarste drinkers meer kans maken om uit te vallen vanwege alcoholgerelateerde problemen. Daardoor kan een onderschatting ontstaan van het effect van alcoholconsumptie. Het is mogelijk om een dergelijke vorm van bias op te sporen door te kijken naar de proportie uitvallers in verschillende blootstellingscategorieën (bijvoorbeeld onder drinkers en onder niet-drinkers).
Een van de redenen om het huidige cohortonderzoek te doen met professionals uit de zorg, is dat die bij een beroepsorganisatie moeten zijn aangesloten en daardoor gemakkelijker te volgen zijn dan mensen met een ander beroep. De proefpersonen van dit onderzoek moesten geregeld benaderd worden over een periode van twaalf jaar. De auteurs melden de mate van uitval niet, maar waarschijnlijk is die klein geweest omdat de proefpersonen gemakkelijk te traceren waren. Een selectie van proefpersonen is overigens een bedreiging voor de externe validiteit van het onderzoek.

Confounding

Confounding kan al in de opzetfase van het onderzoek aangepakt worden en bij de statistische analyse. Twee potentiële confounders bij dit onderzoek waren geslacht en sociaaleconomische status. De effecten daarvan werden uitgeschakeld door alleen mannen te werven (één geslacht) met allen een vergelijkbare sociaaleconomische status (professionals in de zorg) (alinea 2). Bij de selectie van proefpersonen valt niet elke potentiële confounder uit te schakelen, omdat er dan te veel restricties bij de werving zouden moeten gelden. Voor andere confounders kan bij de statistische analyse worden gecorrigeerd. Aan het begin van een cohortonderzoek wordt gekozen wat er gemeten zal worden op basis van, allereerst, de risicofactoren die reeds bekend en bewezen zijn en, daarna, op basis van andere factoren die risicofactoren zouden kunnen zijn, maar waarvoor nog geen bewijzen zijn. In dit onderzoek zijn leeftijd, roken en diabetes bekende risicofactoren voor parodontitis. Lichamelijke activiteit, BMI (body-mass index) en totale inname aan calorieën zijn factoren met een verband met de algehele gezondheid en kunnen dus risicofactoren zijn. Zelfs na correctie voor de confounders die gemeten zijn, kunnen er nog andere zijn waarvan het bestaan niet bekend is. Mogelijk wordt de gevonden associatie deels bepaald door deze onbekende factoren.

Er werd gecorrigeerd voor een belangrijke confounder (roken), waarna het verband tussen drinken en parodontitis statistisch significant en klinisch van belang bleef. De andere mogelijke confounders hadden slechts een klein effect op het relatieve risico (tabel 2 in het artikel). In de discussie richten de auteurs de aandacht op één mogelijke confounder die in het onderzoek niet gemeten is: mondhygiëne. Uit andere onderzoeken zijn er aanwijzingen dat alcoholgebruikers een minder goede mondhygiëne hebben dan niet-drinkers (alinea 21) en van mondhygiëne is bekend dat er een relatie is met parodontitis. Omdat mondhygiëne een verband vertoont met zowel de blootstelling (drinken) als met de uitkomst, kan deze dus een confounder zijn en deels de associatie tussen drinken en parodontitis hebben bepaald. Hoewel er niet in het hele cohort informatie was verzameld over de gewoonten aangaande mondhygiëne, was daarnaar wel gekeken bij een subgroep die een goede mondhygiëne bleek te hebben. Dat was naar verwachting gezien het feit dat alle proefpersonen professionals in de gezondheidszorg waren van wie 58% tandartsen (alinea 2). De auteurs concluderen dat het niet waarschijnlijk is dat mondhygiëne een confounder is geweest van het effect van alcohol in dit cohort (alinea 21).

Rest-confounding (alinea 23) treedt op als de statistische technieken ter correctie van een confounder het effect niet geheel kunnen verwijderen, zodat er zelfs na correctie nog een kleine beïnvloeding door de confounder optreedt (vandaar de term rest-confounding). Dat kan gebeuren wanneer er een sterk verband is tussen de confounder en ofwel de ziekte ofwel de blootstelling. De auteurs hebben dat probleem aangepakt door enkel de gegevens te bekijken van niet-rokers (bij wie er geen resteffect kan zijn van roken) en aan te tonen dat de associatie van alcohol met parodontitis standhoudt (*alinea 12 en 23*). Confounding komt veel voor in observationeel onderzoek. Als een verband wordt gevonden en men wil nagaan of dat causaal is, dan moet eerst verzekerd zijn dat de associatie in stand blijft na correctie voor andere factoren die eveneens verantwoordelijk kunnen zijn voor de resultaten.

Kader 6.1
Aanwijzingen van causaliteit
1 De blootstelling moet voorafgaan aan het begin van de ziekte (volgorde in tijd)
2 Er is een verband tussen blootstelling en de ziekte dat niet waarschijnlijk op toeval berust
3 Er is een dosis-responsrelatie tussen blootstelling en risico
4 Het verband tussen blootstelling en ziekte blijft bestaan na correctie voor confounders
5 Het risico van de ziekte neemt af als de blootstelling wordt opgeheven (reversibiliteit)
6 De resultaten van verschillende onderzoeken zijn consistent
7 Het is biologisch plausibel dat de blootstelling de ziekte kan veroorzaken (bewijs hiervoor kan uit menselijk of dierexperimenteel onderzoek komen)

AANWIJZINGEN VAN CAUSALITEIT/OORZAKELIJKHEID
Als in een cohortonderzoek een verband wordt gevonden tussen een blootstelling en een uitkomst, hoeft dat niet per se te betekenen dat de blootstelling de uitkomst veroorzaakt. In het voorbeeld hierboven is er een duidelijk verband tussen alcohol en parodontitis, maar welke andere bewijzen zijn er dat alcohol wellicht een *oorzaak* van parodontitis is? De kenmerken die in kader 6.1 staan versterken de veronderstelling dat een verband oorzakelijk is. In hoeverre zijn die kenmerken van toepassing op het verband tussen alcoholconsumptie en parodontitis?

1 *De blootstelling moet voorafgaan aan het begin van de ziekte (volgorde in tijd).* Een risicofactor kan pas oorzaak van een ziekte zijn als de persoon eraan blootgesteld is voordat de ziekte bij hem of haar ontstond. Hier is sprake van een cohortonderzoek waarin mensen niet werden opgenomen als ze aan het begin reeds parodontitis hadden en waarin alleen diegenen meetelden die gedurende het onderzoek parodontitis kregen. Het incidentierisico van parodontitis werd vergeleken met de alcoholconsumptie tijdens het onderzoek voorafgaand aan de diagnose, dus de blootstelling was voorafgegaan aan het ontstaan van de ziekte.

2 *Er is een verband tussen blootstelling en de ziekte dat niet waarschijnlijk op toeval berust.* In dit onderzoek is er een verhoogd risico van parodontitis bij alle categorieën van drankgebruik en die verhoging is steeds statistisch significant.

3 *Er is een dosis-responsrelatie tussen blootstelling en risico.* Naarmate de alcoholconsumptie toeneemt, stijgt het risico van parodontitis en deze trend is statistisch significant.

4 *Het verband tussen blootstelling en ziekte blijft bestaan na correctie voor confounders.* Na correctie voor leeftijd en roken en andere mogelijke confounders (tabel 2 in het artikel), blijven de relatieve risico's hoger dan 1 en statistisch significant.

5 *Het risico van de ziekte neemt af als de blootstelling wordt opgeheven (reversibiliteit).* Een welbekend voorbeeld hiervan is dat bij mensen die hun leven lang roken en op de leeftijd van 50 jaar stoppen, hun risico van overlijden aan ziekten door roken halveert. In het onderzoek naar alcohol en parodontitis zou het mogelijk zijn de reversibiliteit te onderzoeken door te kijken of mensen die stopten met drinken tijdens het onderzoek, een kleiner risico hadden van parodontitis dan diegenen die bleven drinken. De auteurs van dit onderzoek hebben daarover niet gerapporteerd, mogelijk omdat het aantal mensen dat stopte met alcohol te klein was om een betrouwbaar antwoord te geven.

6 *De resultaten van verschillende onderzoeken zijn consistent.* Verschillende onderzoeken worden gedaan met verschillende groepen mensen, dus als de gepubliceerde resultaten over een bepaald verband consistent zijn tussen verschillende onderzoeken, dan levert dat een goed bewijs voor een onderliggend effect. Het onderhavige onderzoek is gedaan met Amerikaanse mannelijke professionals in de zorg, in de leeftijd van 40 tot 75 jaar, maar er zijn verschillende andere observationele onderzoeken gedaan. In die onderzoeken waren mannen en vrouwen opgenomen uit de gehele bevolking, proefpersonen jonger dan 40 jaar en uit verschillende landen,

waaronder Japan, China, Amerika en Finland. Uit al die onderzoeken kwam naar voren dat alcoholgebruikers een verhoogd risico hadden op parodontitis, hetgeen bevestigt dat het verband tussen alcohol en parodontitis consistent is tussen verschillende onderzoeken (alinea 1, 16 en 17).
7 *Het is biologisch plausibel dat de blootstelling de ziekte kan veroorzaken.* In andere onderzoeken zijn mogelijke biologische mechanismen onderzocht (alinea 20). Alcohol verstoort de functie van neutrofiele cellen; het kan de botresorptie stimuleren en de turnover van botweefsel onderdrukken; het kan een direct effect hebben op het parodontium; en een hoge alcoholconsumptie verhoogt de productie van cytokinen.

IS ER EEN CAUSAAL VERBAND TUSSEN ALCOHOL EN PARODONTITIS?

Een causaal verband tussen alcohol en parodontitis wordt op verschillende wijzen ondersteund. Het is niet waarschijnlijk dat het verband tussen parodontitis en alcohol gebaseerd is op toeval: er is een dosis-responsrelatie; het verband blijft intact na correctie voor confounders; de blootstelling gaat vooraf aan de ziekte; het effect is in verschillende populaties aangetoond; en het verband is biologisch te verklaren. Al die argumenten spreken voor de aanname dat het verband causaal is: dat alcoholgebruik parodontitis veroorzaakt.

Het is zelden zo dat op basis van een enkel onderzoek te bepalen is of een associatie al dan niet causaal is. Causaliteit is steviger te onderbouwen als er epidemiologische bewijzen zijn uit verschillende bronnen, als het effect in verschillende groepen mensen wordt aangetroffen en als er bewijzen zijn uit biologische onderzoeken.

WAT DRAAGT HET ONDERZOEK BIJ AAN DE TANDHEELKUNDEPRAKTIJK?

Op wie zijn de resultaten van toepassing?

Het feit dat de proefpersonen allemaal mannelijke professionals in de zorg zijn, kan betekenen dat ze niet representatief zijn voor de gehele bevolking omdat ze bijvoorbeeld andere eigenschappen hebben, zoals een betere mondhygiëne. Dat zou van belang zijn als het doel van het onderzoek was de prevalentie vast te stellen, maar het is van minder belang als het gaat om risicofactoren.

Het onderzoek is gedaan in de VS en er zijn soortgelijke verbanden gevonden in andere landen, dus zullen de resultaten waarschijnlijk ook in Nederland van toepassing zijn. Het onderzoek is gebaseerd op mannen in de leeftijd van 40 tot 75 jaar. Zouden de resultaten ook van toepassing zijn op vrouwen of op mensen die jonger zijn dan 40 jaar? Biologisch is het aannemelijk dat alcohol ook een negatief effect zou hebben op vrouwen en op jongere mensen, al is de mate van toename van het risico per groep misschien verschillend.

Uit het onderzoek blijkt duidelijk dat alcoholgebruik een verband of associatie vertoont met het risico van parodontitis. Nadere beschouwing van de bevindingen en van bewijzen uit andere onderzoeken sterken het vermoeden dat het verband causaal is. Het is dus correct om patiënten voor te lichten over het feit dat alcoholgebruik het risico van parodontitis waarschijnlijk verhoogt.

6.3 Patiënt-controleonderzoek

Patiënt-controleonderzoek is een andere vorm van observationeel (= niet-experimenteel) onderzoek, dat kan worden toegepast om verbanden te bestuderen tussen blootstelling en (mond)aandoening. Soms worden deze onderzoeken ook wel aangeduid met de term retrospectief onderzoek. In een cohortonderzoek wordt gestart met mensen die ziektevrij zijn en worden nieuwe gevallen geobserveerd die in een bepaalde tijdsperiode optreden. Bij patiënt-controleonderzoek wordt gestart met een aantal mensen die de ziekte hebben en een aantal die dat niet hebben. Van hen worden de voorgeschiedenis en mate van blootstelling vastgesteld. In figuur 6.4 is dit geïllustreerd. Bij de opzet van patiënt-controleonderzoek spelen twee belangrijke vragen:
– Hoe zijn de proefpersonen in de referentiegroep (controlegroep) geselecteerd?
– Welke stappen zijn er ondernomen ter vermindering van bias en confounding?

SELECTIE VAN CONTROLEGROEP

De controlegroep of referentiegroep moet een representatieve afspiegeling zijn van de populatie die risico draagt voor de ziekte. De patiëntengroep en de controlegroep moeten zo veel mogelijk op elkaar lijken, behalve wat betreft de blootstelling. Controlegroepen die in het verleden gebruikt zijn, waren bijvoorbeeld:
– ziekenhuiscontroles: behandeld in hetzelfde ziekenhuis als de patiënten, maar voor een andere aandoening;
– familieleden: echtgenoten, broers, zussen, neven en nichten;
– buren;
– mensen die bij dezelfde tandarts ingeschreven staan.

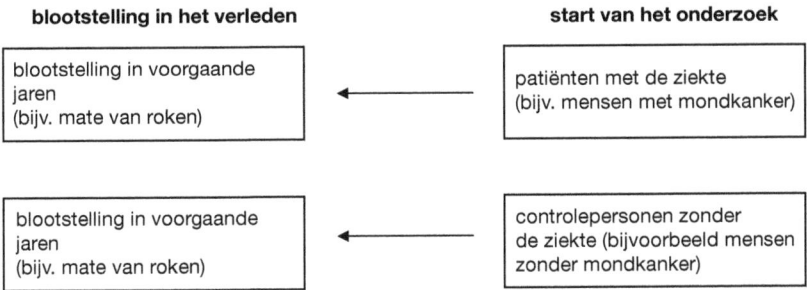

Figuur 6.4 Illustratie van de opzet van een patiënt-controleonderzoek

BIAS

Selectiebias treedt op als de proefpersonen zodanig gekozen zijn dat ten onrechte de mate van associatie vertekend wordt. Dat kan gebeuren als de selectiecriteria voor de controlegroep op enigerlei wijze in verband staan met de blootstelling aan de risicofactor. Bij een eerder onderzoek door een longarts, die naging of roken samengaat met longkanker, vergeleek hij het percentage vroegere rokers onder zijn longkankerpatiënten (de onderzoeksgroep) met dat onder patiënten met een andere aandoening van de luchtwegen (de controlegroep). De longkankerpatiënten hadden meer gerookt, maar hun risicotoename ten opzichte van dat van andere ziekten van de luchtwegen was klein. Dat komt doordat roken een oorzaak is van bijna alle aandoeningen van de luchtwegen, zodat de controlegroep ook uit zwaardere rokers bestond dan de algehele bevolking. Daardoor werd in dit onderzoek een onderschatting gevonden van het effect van roken op het risico van longkanker.

Herinneringsbias ('recall' bias) leidt vaak tot beïnvloeding van de resultaten in een patiënt-controleonderzoek, waarbij de informatie over de blootstelling wordt gewonnen uit de vraag aan de patiënt om zich de blootstelling en activiteiten uit het verleden te herinneren, soms zelfs van (vele) jaren terug. Mensen met een ziekte zijn vaak veel bezig met de vraag hoe ze deze ziekte zouden kunnen hebben opgelopen. Daardoor kan er een verschil ontstaan in herinnering tussen patiënten en de controlepersonen, waardoor er een uitvergroting kan ontstaan van het verband tussen de risicofactor en de ziekte.

CONFOUNDING

Voor bekende of potentiële confounders kan worden gecorrigeerd in de opzetfase van het onderzoek of tijdens de statistische analyse. Bij de opzet van een patiënt-controleonderzoek kan de controlegroep geselecteerd worden op basis van gelijkenis met de patiëntengroep voor wat betreft bepaalde factoren, zoals leeftijd. Bij de statistische analyse kan gecorrigeerd worden voor andere confounders, met behulp van statistische technieken zoals die bij de analyse van cohortonderzoek (bijvoorbeeld multivariate logistische regressieanalyse, zie hiervoor onder Corrigeren voor confounders).

6.4   Een voorbeeld van een patiënt-controleonderzoek

Ter toelichting van patiënt-controleonderzoeken wordt een voorbeeld gebruikt uit de volgende referentie:

> **Referentie:** McGrother CW, Dugmore C, Phillips MJ, Raymond NT, Garrick P, Baird WO. Multiple sclerosis, dental caries and fillings: a case-control study. Br Dent J 1999;187:261-4.

In dit boek zijn alleen de samenvatting (*Abstract*) en de paragraaf Methoden (*Methods*) opgenomen (zie verderop aan het einde van dit hoofdstuk).

WAT IS HET DOEL VAN HET ONDERZOEK?
Het doel is het verband te onderzoeken tussen multipele sclerose, cariës en soorten vullingen. Aanleiding van het onderzoek vormden eerdere publicaties over mensen met multipele sclerose die 'genazen', nadat hun amalgaamvullingen vervangen waren en over de mogelijkheid dat amalgaamvullingen de concentratie kwik in het lichaam verhogen, hetgeen een risicofactor zou kunnen zijn van multipele sclerose.

WAT IS DE BELANGRIJKSTE UITKOMSTMAAT?
De aan- of afwezigheid van multipele sclerose. In een patiënt-controleonderzoek wordt de uitkomstmaat bepaald door de ziekte van de patiënten in de onderzoeksgroep.

WAT ZIJN DE MATEN VOOR BLOOTSTELLING?
Het aantal DMFT (*decayed, missing* en *filled teeth*) vormde de belangrijkste blootstellingsmaat. Het aantal kiezen dat met amalgaam gevuld was en met ander vulmateriaal werd ook vastgelegd, evenals de concentraties kwik en lood in het bloed.
Alle deelnemers uit de onderzoeksgroep en de controlegroep kregen thuis een tandheelkundig onderzoek. De volgende informatie werd verzameld (*alinea 3-5*):

- DMFT-getal;
- aantal kiezen met amalgaamvulling en met ander vulmateriaal;
- beoordeling van de mondhygiëne;
- demografie (bijvoorbeeld huiseigenaar, sociaal-economische groep);
- urinemonster voor analyse van kwikgehalte;
- bloedmonster voor analyse van kwik- en loodgehalte.

HOE WERD HET ONDERZOEK UITGEVOERD?

Selectie van de patiëntengroep

De patiëntengroep, mensen met multipele sclerose, werd geïdentificeerd uit een ontslagdatabase van een regionaal ziekenhuis in Leicestershire in het VK (alinea 1). Het is van wezenlijk belang dat er geaccepteerde standaardcriteria zijn voor de diagnose van de ziekte en de identificatie van patiënten, met name voor ziekten waarvoor een scala aan diagnostische methoden beschikbaar is. In dit onderzoek betroffen vier van de selectiecriteria de diagnose:
- International Classification of Diseases (ICD), code 340 in het patiëntendossier;
- neurologische afwijkingen bij onderzoek;
- volgens neuroloog waarschijnlijk of zeker multipele sclerose;
- twee verdere diagnostische criteria aanbevolen door Shumacher.

Selectie van de controlegroep

De controlegroep bestond uit mensen die geen multipele sclerose hadden en die werden 'gematcht' met de patiënten. 'Matchen' is een manier om het effect van bekende confounders te verminderen en het houdt in dat de controlegroep wordt geselecteerd op bepaalde eigenschappen van de patiënten. Om dat te kunnen doen moet een persoon (of personen) voor de controlegroep gevonden worden met eigenschappen die zo dicht mogelijk bij die van een patiënt (of patiënten) liggen. In het hier besproken onderzoek hebben de onderzoekers geprobeerd vier personen voor de controlegroep te vinden voor elke persoon in de patiëntengroep, en zij moesten aan de volgende eigenschappen voldoen:
- vrouw;
- blank;
- minder dan tweeënhalf jaar ouder of jonger dan de patiënt;
- bij dezelfde huisarts ingeschreven;
- niet bekend met neurologische aandoeningen.

Door meerdere personen per patiënt in de controlegroep te hebben, krijgt het onderzoek meer potentie om een verband te detecteren.
In het geautomatiseerde patiëntenbestand werden 329 vrouwen met multipele sclerose in de leeftijd van 25 tot 65 jaar geïdentificeerd. Na toepassing van de selectiecriteria (zie boven) bleven er 49 gevallen over van wie er 39 toestemden in deelname aan het onderzoek: een respons van 81%. Van de 105 personen die voor de controlegroep benaderd werden, stemden er 62 toe in deelname: een respons van 59%.

WAT ZIJN DE BELANGRIJKSTE RESULTATEN?
Bij patiënt-controleonderzoek heet de maat voor het verband tussen blootstelling en het risico van een ziekte de oddsratio (deze is analoog met het relatieve risico bij cohortonderzoek). Odds zijn kansverhoudingen die worden gebruikt bij kansspelen. Een bookmaker kan bijvoorbeeld odds hanteren van 20 tegen 1 (soms geschreven als 20:1 of 20/1) dat Nederland de Wereldcup wint. Dat wil zeggen dat de bookmaker de kans dat Nederland de cup niet wint twintig keer hoger inschat dan de kans dat Nederland wel wint. In de tandheelkunde gaat het meestal om de kans dat iemand een bepaalde ziekte heeft of krijgt en wordt het aantal mensen dat de ziekte wel heeft vergeleken met het aantal mensen dat deze niet heeft. Als de kans op een bepaalde ziekte bijvoorbeeld 2:7 is, dan zullen er twee mensen met de ziekte zijn op elke vijf mensen zonder: de kansverhouding of de odds is 2:5. Evenals een relatief risico bestaat uit de verhouding tussen twee proporties, zo is de oddsratio de verhouding tussen de kans de ziekte te hebben voor de ene blootstellingscategorie ten opzichte van die kans in een andere groep (zie appendix II). Die berekening wordt in tabel 6.5 getoond aan de hand van fictieve gegevens over het verband tussen multipele sclerose en sociaaleconomische status.

Een oddsratio valt gewoonlijk op gelijke wijze te interpreteren als een relatief risico. Hoewel de oddsratio en het relatieve risico verschillend berekend worden, ligt de oddsratio bij een zeldzame ziekte dicht bij het relatieve risico.

In tabel 6.6 zijn de belangrijkste resultaten uit het artikel samengevat. De oddsratio's zijn gebaseerd op de risicotoename die samengaat met één door cariës aangetast (decayed), ontbrekend (missing) of gevuld (filled) gebitselement (tooth) (DMFT); ze zijn berekend door middel van een logistische regressie (alinea 6). In het huidige onderzoek is de oddsratio van DMFT 1,09. Dat wil zeggen dat bij *een toename van één tand met cariës*, er een toename is van 9% van het risico dat er sprake is van multipele sclerose. Dat resultaat is net statistisch significant (p-

Tabel 6.5 Fictieve gegevens ter illustratie van de manier waarop een oddsratio wordt berekend. De gegevens hebben betrekking op het verband tussen multipele sclerose en sociaaleconomische status.

	patiënten met de ziekte	personen zonder ziekte	odds dat iemand patiënt is in sociaaleconomische klasse III en IV ten opzichte van klasse I en II
sociaaleconomische klasse III en IV	a = 10	b = 25	10/25 = 0,4
sociaaleconomische klasse I en II	c = 30	d = 35	30/35 = 0,86
totaal	a + c = 40	b + d = 60	

oddsratio is
$$\frac{10/25}{30/35} = \frac{10 \times 35}{25 \times 30} = 0,47$$
$$\frac{a/b}{c/d} = \frac{a \times d}{c \times b}$$

waarde = 0,049). Dat resultaat kunnen we gebruiken om de risicotoename te schatten bij elke toename in DMFT.[2] In het artikel merken de auteurs op dat het verschil in DMFT tussen patiëntengroep en controlegroep 2,24 is, dat wil zeggen: mensen met multipele sclerose hadden gemiddeld 2,24 meer DMFT dan de mensen in de controlegroep zonder de ziekte. Een dergelijk verschil zou een oddsratio betekenen van 1,21 ($1,09^{2,24}$ of een risicotoename van 21%). Er was geen verband tussen het risico dat iemand multipele sclerose heeft en de kans dat hij of zij amalgaamvullingen had (oddsratio 0,96; dicht bij de neutrale waarde van 1). Hoewel er bewijzen leken te zijn dat er een verband is met vullingen van een ander materiaal dan amalgaam (oddsratio 1,27), zeggen de auteurs dat dit resultaat is ontstaan door enkel vier gevallen, van wie de vullingen volledig vervangen waren. Dat is een typisch probleem van kleinschalig onderzoek: ongewone kenmerken van een klein aantal deelnemers kunnen tot een opvallend effect leiden in de resultaten.

Tevens zijn de metingen van kwik- en loodgehaltes gerapporteerd in zowel onderzoeks- als controlegroep, omdat een verschil in kwikgehalte in het voordeel zou pleiten van de hypothese dat amalgaamvullingen het risico vergroten dat multipele sclerose ontstaat. In tabel 6.7

---

2 De oddsratio bij een toename met n gebitselementen is $(1,09)^n$.

Tabel 6.6 Belangrijkste resultaten over het verband tussen cariës en amalgaamvullingen en het risico dat iemand multipele sclerose heeft, uit het artikel van McGrother et al. (1999).

	verschil tussen het gemiddelde aantal aangedane elementen (patiënten – controlepersonen)	oddsratio voor het hebben van multipele sclerose bij één extra aangedaan element 95%-BI)	p-waarde voor de oddsratio
aantal DMFT	2,24	1,09 (1,00 tot 1,18)	0,049
aantal elementen met amalgaamvulling	– 0,82	0,96 (0,87 tot 1,06)	0,40
aantal elementen met niet-amalgaamvulling	1,53	1,27 (1,04 tot 1,54)	0,017

Tabel 6.7 Gehalte kwik en lood bij patiënten en controlepersonen in het onderzoek van McGrother et al. (1999).

	gemiddeld gehalte			
meting	patiënten	controlepersonen	verschil	p-waarde
kwik in urine – alle proefpersonen – behalve uitbijters	1,90 1,65	2,74 1,83	– 0,84 – 0,18	0,20 0,51
kwik in bloed (nmol/l)	8,91	8,58	0,33	0,81
lood in bloed (nmol/l)	0,33	0,36	– 0,33	0,42

is te zien dat er geen bewijs was dat de kwik- of loodgehaltes verschilden tussen onderzoeks- en controlegroep.

HOE GOED IS HET BEWIJS?

De auteurs concluderen dat er bewijs is voor een verband tussen cariës en multipele sclerose, maar dit is niet sterk: de effectgrootte is klein en de p-waarde is maar net onder de 0,05. Verder moeten andere aspecten van de manier waarop het onderzoek is uitgevoerd en geanalyseerd overwogen worden bij de bepaling van de kracht van het bewijsmateriaal uit het onderzoek.

Selectiebias
Het percentage patiënten dat akkoord gaat met deelname, was hoger dan dat voor controlepersonen (81% versus 59%). De resultaten kunnen dus vertekend zijn door selectie (selectiebias). De auteurs vermelden zelf ook dat 'het gevonden verschil in cariës zou kunnen voortkomen uit een bias door mogelijke selectie van een controlegroep met een kunstmatig klein gemiddeld aantal elementen met cariës'.

Grootte van het onderzoek
Het onderzoek was relatief klein: slechts 39 patiënten en het is niet gelukt vier controlepersonen te krijgen per patiënt, zoals de bedoeling was. Daardoor wordt het moeilijk een kleine associatie te onderscheiden als die in werkelijkheid bestaat.

Confounders
De onderzoekers hebben gecorrigeerd voor een mogelijke confounder: sociaaleconomische status. Ze ontdekten dat de resultaten de oddsratio niet veranderden. Er kunnen ook onbekende confounders zijn. Een oddsratio van 1,09 kan, na correctie voor een belangrijke confounder, gemakkelijk dalen tot 1,0 (nuleffect).

Ging de blootstelling vooraf aan het ontstaan van de ziekte?
Uit dit onderzoek is niet op te maken of de blootstelling (cariës) vóór of na het ontstaan van de ziekte (multipele sclerose) kwam. Het kan bijvoorbeeld zo zijn dat mensen met multipele sclerose meer cariës hebben om de eenvoudige reden dat ze problemen hebben met het tandenpoetsen. Die bepaling, of de blootstelling voorafging aan de ziekte, vormt vaak een probleem bij patiënt-controleonderzoek. Dat komt doordat dergelijk onderzoek is opgezet op basis van de huidige ziektestatus, waarna de blootstelling wordt vastgesteld over een periode in het verleden.

Het onderzoek leverde enig bewijs op dat cariës een risicofactor kan zijn voor multipele sclerose, maar geen bewijs van een verband met amalgaamvullingen. Het is tevens mogelijk te beoordelen of cariës een mogelijke oorzaak van multipele sclerose is. Kader 6.2 geeft een overzicht van alle aanwijzingen van causaliteit in dit specifieke geval.

WAT DRAAGT HET ONDERZOEK BIJ AAN DE TANDHEELKUNDEPRAKTIJK?
Omdat het onderzoek geen bewijs opleverde van een associatie tussen cariës en amalgaamvullingen en het risico dat multipele sclerose ontstaat, is er geen reden de huidige praktijk te veranderen.

Kader 6.2

aanwijzing van causaliteit		commentaar
Er is een verband tussen blootstelling en de ziekte, dat waarschijnlijk niet op toeval berust	ja	een kleine risicotoename bij cariës werd gerapporteerd, die maar net statistisch significant was
Er is een dosis-responsrelatie tussen blootstelling en risico	niet bekend	er worden geen resultaten over dosisrespons gerapporteerd
Het verband tussen de blootstelling en de ziekte blijft gehandhaafd na correctie voor confounders	ja	maar er is maar voor één confounder gecorrigeerd; er kunnen er meer zijn
De blootstelling moet voorafgaan aan het begin van de ziekte	niet bekend	of de cariës voor het ontstaan van de multipele sclerose is begonnen, valt niet te zeggen
De resultaten van verschillende onderzoeken zijn consistent	nee	uit sommige onderzoeken komt een verband naar voren, uit andere niet
Het risico van de ziekte moet afnemen als de blootstelling wordt weggenomen (reversibiliteit)	niet bekend	dit valt niet uit het onderzoek op te maken
Er is een plausibele biologische verklaring (deze kan uit menselijk of dierexperimenteel onderzoek komen)	zwak	er is enig bewijs dat parodontitis samengaat met bepaalde ziekten (zoals hartaandoeningen), dus het zou met multipele sclerose kunnen samengaan

LEERPUNTEN

- Het risicocijfer is een maat voor het aantal nieuwe gevallen die binnen een bepaalde periode ontstaan.
- Cohortonderzoek en patiënt-controleonderzoek worden gebruikt om het verband te onderzoeken tussen een risicofactor (blootstelling) en een ziekte (uitkomst).
- Een confounder vertekent het verband tussen de blootstelling en de uitkomst. Daardoor kan het gezochte verband onherkenbaar worden of ten onrechte gevonden worden.
- Een factor kan alleen een confounder zijn als deze in verband staat met zowel de blootstelling als de ziekte.
- Bij de analyse van observationeel onderzoek moet gecorrigeerd kunnen worden voor confounders om na te gaan of het 'ruwe' verband zich handhaaft; verandert het relatieve risico (of mogelijk andere verhouding) substantieel na correctie voor confounders?
- Een associatie ofwel een verband betekent niet dat een blootstelling en uitkomst causaal met elkaar in verband staan.

- Er zijn verschillende erkende aanwijzingen die de aanname kracht bijzetten dat een verband causaal is.

Appendix I is een invultabel, die gebruikt kan worden bij het lezen van een observationeel onderzoek (bijvoorbeeld het cohortonderzoek van Pitiphat et al.). De tabel bevat enkele richtlijnen voor het beoordelen van dergelijke onderzoeken. Als niet alle punten volledig te beoordelen zijn, wil dat niet per se zeggen dat de conclusies van het onderzoek niet valide of bruikbaar zijn.

Dankbetuiging
Met dank aan het *Journal of Dental Research* (gepubliceerd door de International Association of Dental Research en de American Association of Dental Research) en het *British Dental Journal* (uitgegeven door Macmillan) voor toestemming om de artikelen te reproduceren over een cohortonderzoek en een patiënt-controleonderzoek in dit hoofdstuk.

Oefening
Onderstaand een samenvatting van een gepubliceerd cohortonderzoek.

> **Referentie:** Bruno-Ambrosius K, Swanholm G, Twetman S. *Eating habits, smoking and toothbrushing in relation to dental caries: a 3-year study in Swedish female teenagers.* Int J Paediatr Dent 2005;15:190-6.

Wat is het doel van het onderzoek? Het effect te onderzoeken van eetgewoonten, roken en tandenpoetsen op de ontwikkeling van cariës.
Hoe is het onderzoek uitgevoerd? Het cohort omvatte alle meisjes van 12 jaar die als patiënt stonden ingeschreven bij de twee tandheelkundige gezondheidscentra in Falkenberg (een kleine plaats aan de westkust van Zweden). Aan het begin van het onderzoek kregen zij een vragenlijst over eetgewoonten, roken en tandenpoetsen en deze werd telkens na vier maanden herhaald gedurende drie jaar. De proefpersonen kregen een grondig tandheelkundig onderzoek aan het begin van het onderzoek en drie jaar later. In totaal gingen 185 meisjes akkoord met deelname aan het onderzoek en zij kregen de baseline beoordeling aan het begin. Na drie jaar kwamen er 162 meisjes naar de eindbeoordeling.

Wat was de uitkomstmaat? De mate van cariës werd gemeten in aantal aangetaste (decayed), ontbrekende (missing) of gevulde (filled) tandvlakken (surfaces) (DMFS) tijdens een uitgebreid tandheelkundig on-

Tabel 6.8 Oddsratio's voor het ontstaan van cariës (een toename van ≥ 1 DMFS (decayed, missing or filled surfaces) in de onderzoeksperiode van 3 jaar) voor verschillende risicofactoren in het onderzoek van Bruno-Ambrosius et al.

risicofactor	blootstellingsgroep (N = aantal proefpersonen)	referentiegroep (N = aantal proefpersonen)	oddsratio voor een toename van ≥ 1 DMFS (95%-BI)
ontbijt voor het naar school gaan	niet elke dag ontbijt N = 23	elke dag ontbijt N = 139	4,9 (1,4 tot 17,3)
lunch op school	niet elke dag lunch N = 14	elke dag lunch N = 139	1,6 (0,5 tot 5,4)
avondmaaltijd thuis	niet elke dag een avondmaaltijd N = 41	6 of 7 maal per week een avondmaaltijd N = 121	2,8 (1,3 tot 6,4)
snacks en snoep	enkele malen per dag snacks en snoep N = 8	nooit tot ≤ 1× per dag snacks of snoep N = 154	5,5 (0,7 tot 46,1)
frisdrank of sap	enkele malen per dag frisdrank of sap N = 26	nooit tot ≤ 1× per dag frisdrank of sap N = 136	1,2 (0,5 tot 2,9)
roken	≥ 3 dagen per week sigaretten N = 14	niet-roker of ≤ 2 dagen per week sigaretten N = 148	4,1 (1,0 tot 8,9)

derzoek. De toename in DMFS (DMFS na drie jaar minus DMFS bij de baselinebeoordeling) werd gebruikt voor de statistische analyse. De proefpersonen werden onderverdeeld in twee groepen: diegenen die geen toename in DMFS vertoonden in de driejarige onderzoeksperiode en diegenen die één DMFS meer kregen in die drie jaar.

Wat was de blootstelling? Er werden verschillende risicofactoren onderzocht:
– het ontbijt thuis voor het naar school gaan;
– de lunch op school;
– avondeten thuis;
– frequentie van consumptie van snacks en snoep (verdeeld in vier categorieën: nooit of zeer zelden; enkele malen per week; dagelijks; enkele malen per dag);
– frequentie van consumptie van frisdrank of sap (verdeeld in vier categorieën: nooit of zeer zelden; enkele malen per week; dagelijks; enkele malen per dag);
– roken van sigaretten.

Wat zijn de belangrijkste resultaten? Tabel 6.8 geeft de belangrijkste resultaten weer.

Vragen

1 Noem een voordeel van het feit dat er alleen meisjes van 12 jaar in het onderzoek zijn opgenomen en noem een voordeel en een nadeel van het feit dat alleen proefpersonen uit deze enkele kleine plaats waren opgenomen.
2 Welke proportie was lost to follow-up?
3 De maat voor ziektestatus is de toename in DMFS die gemeten werd tussen de baselinebepaling en de controle na drie jaar. Is dat een goede maat?
4 Welke verbanden in tabel 6.8 zijn statistisch significant en welke niet?
5 Bespreek de resultaten die betrekking hebben op het gebruiken van een ontbijt.
6 De referentiegroep voor 'ontbijt voor het naar school gaan' waren de kinderen die dagelijks ontbeten. Wat zouden de oddsratio en het 95%-betrouwbaarheidsinterval zijn geweest wanneer als referentiegroep die kinderen waren genomen die niet elke dag ontbeten?
7 Leg uit waarom het eten van snacks en snoep een confounder kan zijn bij het verband tussen ontbijten en het ontstaan van cariës.
8 Bespreek het resultaat voor het eten van snacks en snoep. Indien u vindt dat het resultaat niet statistisch significant is, leg dan uit waarom.
9 Bespreek de keuze van de referentiegroep en de blootstellingsgroep voor de consumptie van frisdrank/sap. Hoe kunnen die keuzes de gemeten oddsratio's hebben beïnvloed?
10 Kunt u uit dit onderzoek opmaken dat het overslaan van maaltijden (ontbijt en avondeten) een oorzaak is van cariës? Welk ander bewijsmateriaal zou kunnen helpen bij die beslissing?

Appendix I. Richtlijnen voor de beoordeling van een observationeel onderzoek aan de hand van het cohortonderzoek van Pitiphat et al. (2003)

vraag	commentaar
1. Wat voor onderzoek was dit?	cohortonderzoek
2. Selectie van de proefpersonen	
a Cohort: hoe zijn de proefpersonen geselecteerd?	mannelijke professionals in de zorg, 40-75 jaar
Patiëntcontrole: hoe zijn de patiënten geselecteerd? Hoe de controlegroep?	
b Is het aantal proefpersonen groot genoeg om de hoofdvraag te beantwoorden?	ja: 2.125 patiënten met parodontitis onder 51.529 mannen
3. Bias	
Waren er mogelijke vormen van bias die door de manier van uitvoeren konden ontstaan?	
a selectiebias	waarschijnlijk niet
b geheugenbias	nee
c respondentenbias	nee
d overige	
4. Meting van ziekte en blootstelling	
a wat is precies de onderzochte ziekte?	parodontitis
b zijn de diagnoses gesteld of bevestigd aan de hand van standaardcriteria?	ja
c wat zijn de belangrijkste onderzochte blootstelling(en)?	alcohol
d hoe zijn de blootstellingen gemeten?	gemiddelde dagelijkse alcoholinname via vragenlijst eenmaal per twee jaar
e welke confounders spelen een rol?	roken
f zijn er confounders die de onderzoekers niet hebben meegenomen?	mondhygiëne
g zijn er aspecten aan de manier waarop ziekte en blootstelling(en) zijn gemeten, die de resultaten ongewenst kunnen beïnvloeden?	waarschijnlijk niet
h (alleen bij cohortonderzoek:) waren er veel proefpersonen lost-to-follow-up? Zo ja: was hierin een verschil tussen blootgestelden en niet-blootgestelden aan de onderzochte factor?	waarschijnlijk niet

6 Achterhalen van risicofactoren en oorzaken van ziekten

vraag	commentaar
5. Uitkomsten	
a hoe groot is de associatie tussen de ziekte en de blootstelling(en)?	relatieve risico in groep met hoogste alcoholinname is 1,29
b is deze van klinisch belang?	ja
c wat is het 95%-BI (de grenswaarden waarbinnen het ware effect valt)?	1,09 tot 1,53
d is het waarschijnlijk dat de uitkomsten door toeval zijn ontstaan?	nee
e zijn de uitkomsten gecorrigeerd voor confounding?	ja
f houden de associaties stand na correctie voor confounding (effectgrootte, 95%-BI en p-waarde)?	ja
6. Zijn er andere bewijzen van causaliteit?	
a de blootstelling ging vooraf aan het ontstaan van de ziekte	ja
b het risico stijgt met stijgende (of dalende) blootstelling	ja
c de resultaten zijn consistent met die van andere onderzoeken	ja
d als de blootstelling wordt weggehaald, daalt het risico	niet te zeggen op basis van dit onderzoek
e de associatie is biologisch plausibel	ja
7. Effect op de tandheelkundige praktijk	
a zijn de proefpersonen vergelijkbaar met uw populatie?	resultaten waarschijnlijk van toepassing op volwassen mannen én vrouwen
b zo niet, is er enige reden waarom de onderzoeksresultaten niet van toepassing zouden kunnen zijn op uw populatie?	
c wat zijn de implicaties van dit en andere onderzoeken aangaande de behandeling van uw patiënten voor wat betreft:	
– preventie?	– zware drinkers adviseren te minderen
– diagnose?	– extra controleren op parodontitis bij patiënten bekend met hoge alcoholinname
– behandeling?	– patiënten met diagnose parodontitis die tevens veel drinken, adviseren te minderen/stoppen

Appendix II. Berekening van odds, risico, oddsratio en relatief risico

Het relatieve risico wordt gebruikt om het verband te beschrijven tussen blootstelling en uitkomst in cohortonderzoeken. In patiëntcontroleonderzoeken wordt vaker de oddsratio gebruikt. Dat is een maat die op soortgelijke wijze te interpreteren is als het relatieve risico, maar net anders berekend wordt. In de tabel is te zien hoe de twee geschat worden. Het relatieve risico en de oddsratio hebben in cijfers niet altijd dezelfde waarde, maar bij een zeldzame ziekte zal de oddsratio dicht bij het relatieve risico liggen.

	met ziekte	zonder ziekte	odds	risico
blootgesteld	a	b	a/b	a/a+b
niet blootgesteld	c	d	c/d	c/c+d
conclusiemaat			oddsratio is a/b : c/d	relatieve risico is a/a+b : c/c+d

De positieve odds: kansverhouding dat iemand de ziekte krijgt indien blootgesteld is a/b
De negatieve odds: kansverhouding dat iemand de ziekte krijgt indien niet blootgesteld is c/d
De *oddsratio* is vervolgens te berekenen door de verhouding tussen de positieve en negatieve odds

Het risico dat iemand de ziekte krijgt indien blootgesteld is a/a+b
Het risico dat iemand de ziekte krijgt indien niet blootgesteld is c/c+d
Het *relatieve risico* (of *risicoratio*) is vervolgens te berekenen door de verhouding tussen de twee risico's

RESEARCH REPORTS
Clinical

Alcohol Consumption Increases Periodontitis Risk

W. Pitiphat[1*,2,3], A.T. Merchant[1,2,4], E.B. Rimm[2,4,5], and K.J. Joshipura[1,2]

[1]Department of Oral Health Policy & Epidemiology, Harvard School of Dental Medicine, 188 Longwood Avenue, Boston, MA 02115, USA; [2]Department of Epidemiology, Harvard School of Public Health, Boston, MA, USA; [3]Department of Community Dentistry, Faculty of Dentistry, Khon Kaen University, Khon Kaen, Thailand; [4]Department of Nutrition, Harvard School of Public Health, Boston, MA, USA; and [5]The Channing Laboratory, Department of Medicine, Harvard Medical School and Brigham and Women's Hospital, Boston, MA, USA; *corresponding author, waranuch@post.harvard.edu

J Dent Res 82(7):509–513, 2003

ABSTRACT

Alcohol consumption impairs neutrophil, macrophage, and T-cell functions, increasing the likelihood of infections. We examined the association between alcohol consumption and periodontitis, prospectively, among 39,461 male health professionals aged 40 to 75 years and free of periodontitis at the start of follow-up. Alcohol intake was assessed at baseline and updated every 4 years by a food-frequency questionnaire. Periodontal disease status was self-reported and validated against radiographs. Multivariate analysis was adjusted for age, smoking, diabetes, body-mass index, physical activity, time period, and caloric intake. During 406,160 person-years of follow-up, there were 2125 cases of periodontitis. Compared with non-drinkers, the relative risk (95% confidence interval) among men reporting usual alcohol intake of 0.1–4.9 g/day was 1.24 (1.09, 1.42); 5.0 to 14.9 g/day, 1.18 (1.04, 1.35); 15 to 29.9 g/day, 1.18 (1.01, 1.38); and ≥30 g/day, 1.27 (1.08, 1.49). The results suggest that alcohol consumption is an independent modifiable risk factor for periodontitis.

KEY WORDS: alcohol drinking, epidemiology, periodontal diseases, periodontitis.

Received August 15, 2002; Last revision February 20, 2003; Accepted April 2, 2003

INTRODUCTION

Alcohol impairs neutrophil, macrophage, and T-cell functions, increasing the likelihood of infections (Szabo, 1999), possibly raising the risk of periodontitis. Despite the plausible mechanisms, information relating alcohol consumption to periodontitis risk is sparse. Previous cross-sectional (Sakki et al., 1995; Shizukuishi et al., 1998; Tezal et al., 2001) and case-control (Pan et al., 1998) studies have shown positive associations between alcohol use and periodontal disease; however, prospective data are not yet available. Furthermore, only one study has assessed the effects of different types of alcohol on the risk of periodontal disease (Tezal et al., 2001). We therefore examined prospectively the association between alcohol consumption and periodontitis among men who participated in the Health Professionals Follow-up Study (HPFS).

MATERIALS & METHODS

Study Population

The HPFS is a prospective study of 51,529 male health professionals aged 40–75 years in 1986. The cohort included dentists (58%), veterinarians (20%), pharmacists (8%), optometrists (7%), osteopathic physicians (4%), and podiatrists (3%). Incident diseases and updated exposures were ascertained with biennial questionnaires. Responses to the questionnaires constituted informed consent to a protocol that was approved by the Institutional Review Board at Harvard School of Public Health.

We excluded men who were deceased (n = 4), reported periodontitis (n = 8955), reported myocardial infarction or stroke (n = 1884), or provided inadequate dietary information (n = 1225) in 1986, leaving 39,461 men eligible for follow-up.

Assessment of Alcohol Consumption

4 We estimated alcohol intake during the previous year from a semi-quantitative food-frequency questionnaire (FFQ), sent to the participants in 1986, 1990, and 1994. The FFQ included questions about how often, on average, the men consumed beer (1 bottle or can), wine (4-oz glass), and liquor (1 drink or shot) in the past year. For each of these items, the participants could select 1 of 9 responses, ranging from never or less than once/month to ≥ 6 times/day. The alcohol content is estimated to be 12.8 g for a bottle of beer, 11.0 g for a glass of wine, and 14.0 g for a drink of liquor. We calculated total alcohol consumption in grams by summing the beverage-specific product of the average daily consumption of beer, wine, and liquor and the alcohol content of that beverage.

5 We evaluated the validity of the FFQ in a random sample of 136 men living in the Boston area (Giovannucci et al., 1991). Intake of alcohol reported over the previous year by the FFQ correlated highly with intake assessed by diet records completed over this period (Spearman r = 0.86, p < 0.001).

Assessment of Periodontitis

6 We assessed periodontitis every 2 yrs from 1986 to 1998 by a question, "Have you had professionally diagnosed periodontal disease with bone loss?" The positive and negative predictive values of self-report compared with radiographs (assessed in a subsample) were 76% and 74% among dentists (Joshipura et al., 1996) and 83% and 69% for other health professionals (Joshipura et al., 2002).

Statistical Analysis

7 Participants contributed person-time from the date of return of the baseline questionnaire to the occurrence of periodontitis, death from any cause, or December 31, 1998, whichever came first. Men who reported periodontitis on previous questionnaires were excluded from subsequent follow-up; thus, each participant could contribute only one end point.

8 We used multivariate pooled logistic regression (D'Agostino et al., 1990) with two-year time intervals to approximate the Cox proportional hazards model. For the primary analyses, we modeled periodontitis risk and cumulatively averaged (Hu et al., 1999) alcohol consumption. In this analysis, if a person had angina, coronary artery bypass graft surgery, myocardial infarction, stroke, cancer, or asthma, we stopped updating his alcohol intake, because he might have changed consumption as a result of the event, and it may not reflect long-term intake. In additional analyses, we related incidence of periodontitis to intake of alcohol at baseline and to the most recent intake.

9 The multivariate models adjusted for age, time period, smoking, diabetes, body mass index (BMI), physical activity (metabolic equivalents/wk), and total calories. Time-varying covariates including age, smoking, diabetes, physical activity, BMI, and total calories were updated every 2 yrs, because most recent status may be more relevant to the disease. We updated physical activity by using the cumulative average of activities during the period of follow-up to best represent long-term physical activity levels of individuals, and it reduced measurement error (Hu et al., 1999). We adjusted for energy as a surrogate measure of metabolic efficiency and the thermogenic effects of foods, which may be a potential source of residual confounding.

10 The presence of a linear trend in relative risk (RR) across alcohol categories was tested with the medians within each category as an ordinal variable. We also conducted analyses separately among non-smokers and among participants who reported unchanged drinking habits during follow-up. To examine the presence of interactions, we performed the analyses stratified by age, smoking, and BMI. We used likelihood ratio tests to compare models with and without the interaction terms. All reported p-values are two-sided.

RESULTS

11 In this cohort, most participants (52%) had low-to-moderate alcohol consumption (0.1–14.9 g/day). Compared with men who reported drinking no alcohol, men who reported any regular alcohol intake were more likely to be smokers, were more

Table 1 Baseline Characteristics, According to Level of Alcohol Intake, among Men Free of Periodontitis in 1986[a], The Health Professionals Follow-up Study

Characteristics	Alcohol Intake (g/day)				
	0	0.1–4.9	5–14.9	15–29.9	≥30
Number (%)	9442 (24.0)	9592 (24.3)	10786 (27.4)	5174(13.1)	4438(11.3)
Mean age (yrs)	53.9	52.8	53.3	53.4	54.9
Currently smoking (%)	9.8	11.0	11.8	12.0	22.4
Mean body mass index (kg/m^2)	25.6	25.5	25.4	25.3	25.6
Physical activity (MET/week)	18.7	20.5	23.1	24.1	21.3
Diabetes (%)	4.2	2.3	1.5	1.3	2.1
Average caloric intake/day (kcal)	1930	1934	1967	2083	2223

[a] Excluding 29 men who did not give information on alcohol intake in 1986.
[b] MET, metabolic equivalent.

physically active, consumed more calories, and were less likely to be diabetic (Table 1).

During 406,160 person-years of follow-up, 2125 participants reported periodontitis for the first time. Crude incidence of periodontitis was 4.3 per 1000 person-years among non-drinkers and varied from 5.2 to 6.9 per 1000 person-years among drinkers (Table 2). After adjustment for age, men who drank alcohol were at higher risk of periodontal disease compared with non-drinkers. Further adjustment for smoking slightly attenuated this association. There was a positive association between alcohol intake and periodontitis across all categories of intake after simultaneous adjustment for age, smoking, diabetes, BMI, physical activity, and total calories. Compared with non-drinkers, the multivariate RR among men reporting usual alcohol intake of 0.1-4.9 g/day was 1.24 (95% confidence interval [CI], 1.09, 1.42); and for ≥30 g/day, 1.27 (95% CI, 1.08, 1.49). Further analyses restricted to never-smokers (800 cases) and to participants who reported unchanged drinking habits (1823

Table 2 Relative Risk of Periodontitis According to Level of Alcohol Intake, Health Professionals Follow-up Study, 1986–1998

	Alcohol Intake (g/day)[a]					p for Trend[b]
	0	0.1–4.9	5–14.9	15–29.9	>30	
Median intake, g/day	0.0	2.1	9.3	19.6	39.7	
Number of cases	373	573	591	306	282	
Person-yrs	85,814	109,368	113,361	57,006	40,611	
Age-adjusted RR[c]	1.0	1.21	1.20	1.23	1.57	<0.001
95% CI[c]		1.06, 1.38	1.05, 1.36	1.05, 1.43	1.34, 1.83	
Age- and smoking-adjusted RR	1.0	1.18	1.14	1.14	1.29	0.02
95% CI		1.03, 1.34	1.00, 1.30	0.97, 1.33	1.09, 1.53	
Multivariate RR[d]	1.0	1.24	1.18	1.18	1.27	0.09
95% CI		1.09, 1.42	1.04, 1.35	1.01, 1.38	1.08, 1.49	

[a] For average intake during follow-up. A two-year period is adjusted in every analysis.
[b] The test for trend was calculated with median intake of alcohol in each category as a continuous variable.
[c] RR, relative risk; CI, confidence interval.
[d] The multivariate model adjusted for age (in five-year categories), smoking (never smoked, formerly smoked, or currently smoked fewer than 15, 15–24, or ≥25 cigarettes/day), diabetes mellitus (yes, no), body mass index (<21.0, 21.0–22.9, 23.0- < 24.9, 25.0–29.9, and 30.0 kg/m^2), physical activity (metabolic equivalent quintiles), total calories, and calendar time (two-year intervals).

Table 3 Relative Risk of Periodontitis by Baseline Consumption of Each Alcoholic Beverage, Health Professionals Follow-up Study, 1986–1998

	Alcohol Intake, Number of Drinks					
	Never or <1/mo	1–3/mo	1–4/wk	5/wk to 1/day	≥2/day	p for trend[a]
Beer						
Number of cases	875	413	538	161	103	
Multivariate RR[b]		1.04	0.93	0.84	1.06	0.63
95% CI[b]	1.0	0.91, 1.18	0.82, 1.06	0.70, 1.00	0.86, 1.31	
White Wine						
Number of cases	872	536	542	100	31	
Multivariate RR		1.05	0.11	1.06	1.14	0.21
95% CI	1.0	0.92, 1.20	0.97, 1.28	0.84, 1.32	0.79, 1.66	
Red Wine						
Number of cases	1171	461	371	61	23	
Multivariate RR		1.03	1.07	1.16	1.50	0.05
95% CI	1.0	0.90, 1.17	0.93, 1.24	0.88, 1.52	0.98, 2.30	
Liquor						
Number of cases	905	344	445	232	178	
Multivariate RR		1.08	1.01	1.07	1.15	0.13
95% CI	1.0	0.94, 1.23	0.89, 1.15	0.91, 1.25	0.97, 1.37	

[a] The test for trend was calculated with median intake of alcohol in each category as a continuous variable.
[b] The multivariate model adjusted for age (in five-year categories), smoking (never smoked, formerly smoked, or currently smoked fewer than 15, 15–24, or ≥25 cigarettes/day), diabetes mellitus (yes, no), body mass index (<21.0, 21.0–22.9, 23.0–<24.9, 25.0–29.9, and ≥30.0 kg/m^2), physical activity (metabolic equivalent quintiles), total calories, calendar time (two-year intervals), and the other alcoholic beverages in this Table simultaneously. RR denotes relative risk; CI, confidence interval.

cases) provided similar results (data not shown). We observed no evidence of effect modification by age, smoking, and BMI (data not shown).

13 Alcohol intake assessed as a cumulative average, or as a single baseline measurement, had similar associations with periodontitis risk (Fig.). The association between the most recent alcohol intake and periodontitis risk was weaker.

14 At baseline, total alcohol intake was associated with a significantly increased risk of periodontitis across all levels of intake (p for trend = 0.03) (Fig.). When we analyzed alcohol intake by the number of drinks of beer, white wine, red wine, or liquor (each adjusted for other types of alcohol), there was no clear association with periodontitis risk (Table 3). There was a modest inverse association with periodontitis risk in the third category of beer consumption, but the trend was not significant. Men who drank 2 or more glasses of red wine a day were at increased risk for periodontitis, RR = 1.50 (95% CI, 0.98, 2.30, p for trend = 0.05). White wine and liquor consumption had no appreciable effect on periodontitis. We did not find a significant difference in the test for trend between red wine and any of the other beverages.

DISCUSSION

15 In this large prospective study, we found a positive association between alcohol intake and periodontitis. Men who drank alcohol had an 18–27% higher risk of disease than did non-drinkers. These results were similar when base-line alcohol intake was used alone, when this measure was updated every 2 yrs with most recent reported information, or when the average intake over the follow-up period was used in the analysis. Recent intake of alcohol had the weakest association, as one may expect, since it covers the shortest induction period.

16 Few studies have examined the possible relation between alcohol intake and periodontitis.

Figure. Relative risk of periodontitis according to level of alcohol intake of baseline, cumulative average intake, and recent intake, Health Professionals Follow-up Study, 1986-1998. Data are adjusted for age, smoking status, diabetes, body mass index, physical activity, total calories, and calendar time. RR denotes relative risk; 95% confidence intervals (CI) are denoted by the bars around the relative risks. The numbers of cases among those reporting baseline alcohol intake of 0.1-4.9 g/day were 528; 5.0-14.9 g/day, 589; 15-29.9 g/day, 284; for ≥30 g/day, 312; and for non-drinkers, 412. The numbers of cases among those reporting average alcohol intake of 0.1-4.9 g/day were 573; 5.0-14.9 g/day, 591; 15-29.9 g/day, 306; for ≥30 g/day, 282; and for non-drinkers, 373. The numbers of cases among those reporting recent alcohol intake of 0.1-4.9 g/day were 550; 5.0-14.9 g/day, 562; 15-29.9 g/day, 276; for ≥30 g/day, 288; and for non-drinkers, 449.

Early studies observed increased prevalence and severity of periodontal disease among patients with cirrhosis (Sandler and Stahl, 1960; Movin, 1981), and attributed this to poor oral hygiene (Movin, 1981). Other studies reported worse periodontal conditions in alcoholic patients with and without cirrhosis than in healthy subjects (Dunkley and Carson, 1968; Novacek et al., 1995) and in non-alcoholic patients with cirrhosis (Novacek et al., 1995). There was a significant association between alcohol consumption and periodontal disease among Japanese factory workers, but only in the bivariate analysis (Shizukuishi et al., 1998). In a small study among dental patients, periodontal disease was positively associated with indicators of alcoholism among males only, but there were only 25 female participants (Kranzler et al., 1990).

A cross-sectional study of 780 Finnish men and women showed an odds ratio (OR) of 1.76 among participants who drank <7 drinks *per* 2 wks, and 2.52 among those who drank ≥7 drinks *per* 2 wks in comparison with non-drinkers, controlling for dietary habits, smoking habits, and toothbrushing frequency (Sakki et al., 1995). In a case-control study in China, drinkers were 1.86 times more likely to have periodontitis than were non-drinkers (unadjusted analysis) (Pan et al., 1998). Recent findings from the Erie County Study also showed a positive relationship between alcohol consumption and more severe attachment loss and gingival bleeding (Tezal et al., 2001). Alcohol consumption of ≥5 drinks/wk was associated with increased attachment loss, OR of 1.36 (95% CI, 1.02,1.80), compared with consumption of <5 drinks/wk. The OR was modestly stronger (OR = 1.44; 95% CI, 1.04, 2.00) when 10 drinks/wk were used as the threshold. In the same study, wine, beer, or liquor intakes had similar associations with periodontitis risk.

We did not observe any clear pattern of association between specific beverages and periodontitis risk. High red wine intake raised the risk of periodontitis slightly more than that of the other beverages, but the result was not significant. We were somewhat limited in the beverage-specific analyses due to the limited number of cases in the heaviest drinkers; thus, the risk estimates should be interpreted with caution.

Previous studies reported a j-shaped relationship between alcohol consumption and all-cause mortality (Camargo et al., 1997), driven by a reduction in risk of cardiovascular disease from moderate drinking and raised risk of cancer deaths from heavy drinking. We observed an increased risk of periodontitis with drinking any amount of alcohol. The difference in the results is due to substantially different hypothesized mechanisms to explain the association of alcohol with mortality, and with periodontitis.

20 Several plausible biological explanations exist for a detrimental effect of alcohol on periodontitis risk. Studies have shown that impaired neutrophil phagocytosis is associated with periodontal disease (Hart et al., 1994; Van Dyke and Vaikuntam, 1994). Alcohol impairs neutrophil function, contributing to bacterial overgrowth and increased bacterial penetration (Szabo, 1999) that may lead to periodontal inflammation. Second, evidence from in vitro (Cheung et al., 1995), animal (Farley et al., 1985; Turner et al., 2001), and human (Pepersack et al., 1992) studies suggests that alcohol may stimulate bone resorption and suppress bone turnover. Third, alcohol may have a direct toxic effect on periodontium as with other tissues of the oropharynx (Maier et al., 1994; Ogden et al., 1999). Finally, moderate alcohol intake reduces monocyte production of inflammatory cytokines such as TNF-α, IL-1, and IL-6, possibly allowing for microbial proliferation (Szabo et al., 1996). With higher intakes, there is more cytokine production (Szabo, 1999), and it has been shown that monocytic release of IL-1, IL-6, and TNF-α in the gingival crevice is associated with periodontitis (Offenbacher, 1996).

21 Alcohol drinking may be associated with poor oral hygiene practices (Sakki et al., 1995), possibly raising periodontitis risk. Although we did not collect information on oral hygiene in the whole cohort, analysis of data from a sample of 152 men suggests that this population of health professionals had good oral hygiene. There was no significant association between oral hygiene practices and periodontal disease in this population (Merchant et al., 2002), as well as in other studies (Badersten et al., 1990; Machtei et al., 1993; AAP, 1996). Hence, oral hygiene is unlikely to confound the effect of alcohol on periodontitis in this cohort.

22 This is the first prospective study to evaluate alcohol as a risk factor for periodontitis. The prospective design ensures temporality of the association and eliminates the possibility of recall bias. The high rate of follow-up reduced potential bias due to loss of follow-up. Men excluded due to inadequate dietary data were similar to those retained in the analysis with respect to age, smoking, physical activity, and BMI, so selection bias is unlikely. The participants are relatively homogeneous, thus minimizing confounding by race, socio-economic status, access to care, and oral hygiene practices.

23 As with any observational study, we cannot exclude the possibility of residual confounding by other habits and lifestyle factors. Since smoking is an important risk factor for periodontitis and is correlated with alcohol drinking, some degree of the observed association may be due to residual confounding by smoking. In the analysis restricted to never-smokers, the results did not change substantially, indicating that residual confounding by smoking was unlikely. In the analysis excluding participants reporting substantial change in alcohol drinking habits (possibly because of health concerns), the results were similar to the main analyses.

24 Another limitation includes the use of self-reports to assess the outcome. In such a large prospective study, it is impractical to perform clinical evaluation of periodontal disease. Our validation studies showed that self-reports of periodontitis (Joshipura et al., 1996, 2002) in the HPFS population were valid. Moreover, misclassification from self-reports tends to be random, resulting in an attenuated magnitude of association; with a perfect measure of periodontitis, the association would probably be stronger.

25 In conclusion, the results support that alcohol drinking is an independent risk factor for periodontitis. Types of alcoholic beverages had no clear separate effect on periodontitis. Further research is needed to assess this association in other populations, and to determine the biological mechanisms of alcohol on periodontal disease. Health practitioners need to be aware that patients who drink may be at higher risk of periodontitis and could benefit from advice to quit smoking and maintain regular dental visits.

ACKNOWLEDGMENTS

26 This research was supported by NIH Grants CA55075, HL35464, AA11181, and DE12102.

Dr. Pitiphat is the recipient of the Royal Thai Government Scholarship. A preliminary report was presented at the 79th General Session of the International Association for Dental Research, June 27–30, 2001, Chiba, Japan.

REFERENCES

AAP (1996). Position paper: epidemiology of periodontal diseases. American Academy of Periodontology. *J Periodontol* 67:935–945.

Badersten A, Nilveus R, Egelberg J (1990). Scores of plaque, bleeding, suppuration and probing depth to predict probing attachment loss. 5 years of observation following nonsurgical periodontal therapy. *J Clin Periodontol* 17:102–107.

Camargo CA Jr, Hennekens CH, Gaziano JM, Glynn RJ, Manson JE, Stampfer MJ (1997). Prospective study of moderate alcohol consumption and mortality in US male physicians. *Arch Intern Med* 157:79–85.

Cheung RC, Gray C, Boyde A, Jones SJ (1995). Effects of ethanol on bone cells in vitro resulting in increased resorption. *Bone* 16:143–147.

D'Agostino RB, Lee ML, Belanger AJ, Cupples LA, Anderson K, Kannel WB (1990). Relation of pooled logistic regression to time dependent Cox regression analysis: the Framingham Heart Study. *Stat Med* 9:1501–1515.

Dunkley RP, Carson RM (1968). Dental requirements of the hospitalized alcoholic patient. *J Am Dent Assoc* 76:800–803.

Farley JR, Fitzsimmons R, Taylor AK, Jorch UM, Lau KH (1985). Direct effects of ethanol on bone resorption and formation in vitro. *Arch Biochem Biophys* 238:305–314.

Giovannucci E, Colditz G, Stampfer MJ, Rimm EB, Litin L, Sampson L, et al. (1991). The assessment of alcohol consumption by a simple self-administered questionnaire. *Am J Epidemiol* 133:810–817.

Hart TC, Shapira L, Van Dyke TE (1994). Neutrophil defects as risk factors for periodontal diseases. *J Periodontol* 65:521–529.

Hu FB, Sigal RJ, Rich-Edwards JW, Colditz GA, Solomon CG, Willett WC, et al. (1999). Walking compared with vigorous physical activity and risk of type 2 diabetes in women: a prospective study. *J Am Med Assoc* 282:1433–1439.

Joshipura KJ, Douglass CW, Garcia RI, Valachovic R, Willett WC (1996). Validity of a self-reported periodontal disease measure. *J Public Health Dent* 56:205–212.

Joshipura KJ, Pitiphat W, Douglass CW (2002). Validation of self-reported periodontal measures among health professionals. *J Public Health Dent* 62:115–121.

Kranzler HR, Babor TF, Goldstein L, Gold J (1990). Dental pathology and alcohol-related indicators in an outpatient clinic sample. *Community Dent Oral Epidemiol* 18:204–207.

Machtei EE, Christersson LA, Zambon JJ, Hausmann E, Grossi SG, Dunford R, et al. (1993). Alternative methods for screening periodontal disease in adults. *J Clin Periodontol* 20:81–87.

Maier H, Weidauer H, Zoller J, Seitz HK, Flentje M, Mall G, et al. (1994). Effect of chronic alcohol consumption on the morphology of the oral mucosa. *Alcohol Clin Exp Res* 18:387–391.

Merchant A, Pitiphat W, Douglass CW, Crohin C, Joshipura K (2002). Oral hygiene practices and periodontitis in health care professionals. *J Periodontol* 73:531–535.

Movin S (1981). Relationship between periodontal disease and cirrhosis of the liver in humans. *J Clin Periodontol* 8:450–458.

Novacek G, Plachetzky U, Potzi R, Lentner S, Slavicek R, Gangl A, et al. (1995). Dental and periodontal disease in patients with cirrhosis—role of etiology of liver disease. *J Hepatol* 22:576–582.

Offenbacher S (1996). Periodontal diseases: pathogenesis. *Ann Periodontol* 1:821–878.

Ogden GR, Wight AJ, Rice P (1999). Effect of alcohol on the oral mucosa assessed by quantitative cytomorphometry. *J Oral Pathol Med* 28:216–220.

Pan W, Zheng W, Chen S (1998). [A case-control study on risk factors of periodontitis]. *Zhonghua Liu Xing Bing Xue Za Zhi* 19:149–151.

Pepersack T, Fuss M, Otero J, Bergmann P, Valsamis J, Corvilain J (1992). Longitudinal study of bone metabolism after ethanol withdrawal in alcoholic patients. *J Bone Miner Res* 7:383–387.

Sakki TK, Knuuttila ML, Vimpari SS, Hartikainen MS (1995). Association of lifestyle with periodontal health. *Community Dent Oral Epidemiol* 23:155–158.

Sandler HC, Stahl SS (1960). Prevalence of periodontal disease in a hospitalized population. *J Dent Res* 39:439–449.

Shizukuishi S, Hayashi N, Tamagawa H, Hanioka T, Maruyama S, Takeshita T, et al. (1998). Lifestyle and periodontal health status of Japanese factory workers. *Ann Periodontol* 3:303-311.

Szabo G (1999). Consequences of alcohol consumption on host defence. *Alcohol Alcohol* 34:830-841.

Szabo G, Mandrekar P, Girouard L, Catalano D (1996). Regulation of human monocyte functions by acute ethanol treatment: decreased tumor necrosis factor-alpha, interleukin-1 beta and elevated interleukin-10, and transforming growth factor-beta production. *Alcohol Clin Exp Res* 20:900-907.

Tezal M, Grossi SG, Ho AW, Genco RJ (2001). The effect of alcohol consumption on periodontal disease. *J Periodontol* 72:183-189.

Turner RT, Kidder LS, Kennedy A, Evans GL, Sibonga JD (2001). Moderate alcohol consumption suppresses bone turnover in adult female rats. *J Bone Miner Res* 16:589-594.

Van Dyke TE, Vaikuntam J (1994). Neutrophil function and dysfunction in periodontal disease. *Curr Opin Periodontol* :19-27.

RESEARCH
epidemiology

Multiple sclerosis, dental caries and fillings: a case-control study

C. W. McGrother,[1] C. Dugmore,[2] M. J. Phillips,[3] N. T. Raymond,[4] P. Garrick,[5] and W. O. Baird,[6]

Objectives To investigate the association between multiple sclerosis, dental caries, amalgam fillings, body mercury and lead.
Design Matched case-control study.
Setting Leicestershire in the years 1989-1990.
Subjects Thirty-nine females with multiple sclerosis (of recent onset) were matched with 62 controls for age, sex and general practitioner.
Methods Home interview of cases and controls within which there was an assessment of the DMFT index and blood and urine mercury and lead levels.
Results The odds of being a MS case increased multiplicatively by 1.09 (95% CI 1.00,1.18) for every additional unit of DMFT index of dental caries. This represents an odds ratio of 1.213 or a 21% increase in risk of MS in relation to dental caries in this population. There was no difference between cases and controls in the number of amalgam fillings or in body mercury or lead levels. There was a significant correlation between body mercury levels and the number of teeth filled with amalgam (controls: r = +0.430, P = 0.006, cases: r = +0.596, P = 0.001).
Conclusion There was evidence of excess dental caries among MS cases compared with the controls. This finding supports the strong geographical correlation between the two diseases. A further study of this association is recommended.

Methods
Cases were identified from computerised routine hospital discharge information (Hospital Activity Analysis) for the years 1976-85, for Leicestershire, which has a population approaching one million, having established that admission of all new cases for investigation was the standard practice of local neurologists. All female admissions with the diagnosis of MS (ICD code 340) were selected because of an interest in reproductive outcomes in relation to MS and dental factors. Following the elimination of duplicate admissions and those aged less than 25 years or more than 65 years on admission, all cases who met the following criteria were identified: (i) first episode reported in the medical notes between 1977 and 1985, (ii) had neurological abnormalities on examination, (iii) were thought by a neurologist to have probable or definite MS, (iv) had a minimum of a further two out of the remaining four diagnostic criteria recommended by Schumacher,[9] (v) were white, (vi) were currently living in Leicestershire, and (vii) had approval from the general practitioner (GP) to be approached.

The GP for each case was traced by the Leicestershire Family Health Services Authority register. A bank of four female controls, who were within 2.5 years either side of the age of each case, were randomly selected from the same GP list. GPs were contacted to obtain their approval to approach the patient and for information about the patient's condition and knowledge of the diagnosis. Controls were excluded if they were reported by their GP as having neurological disorders or if they were not white.

3   Cases and controls received a full dental examination performed by an experienced dentist at home. Information on the presence, integrity and type of filling of every tooth surface was collected and recorded on a standard dental grid. The decayed, missing and filled index of dental caries for teeth (DMFT) was calculated for each person.[10] The number of teeth restored with amalgam, non-amalgam, either form of filling and crowns was also identified. The number of crowns were not included in the calculation of the DMFT because no information was available for the reason the crown was placed. Recent dental hygiene was estimated on the basis of current dental cleanliness assessed on a defined 3-point scale as 'good', 'fair' or 'poor'. Longer term dental hygiene was estimated on the basis of gingival health on a similar 3-point scale.[11] Enquiry was also made of any difficulty experienced with cleaning teeth and the frequency of attending a dentist.

4   Cases and controls were visited by a physician to obtain a blood sample and provide instruction on collecting a urine sample. The urinary mercury: creatinine ratio (nmol per mol) was measured using the method of cold vapour atomic absorption spectrophotometry.[12] Early morning midstream urine samples were collected in acid-washed glass beakers to minimise problems of contamination. Blood lead was determined using electrothermal atomisation atomic absorption spectrometry following venepuncture using steret and wipe.[13] Subsequently, blood mercury was determined, using stored blood, to eliminate any possibility of conversion or other means of elevation of organic mercury levels.[14]

5   Background information on cases and controls was obtained for a range of social and economic indicators. The levels of educational qualification achieved was used to adjust for social differences prior to the onset of the disease. Educational qualification level correlates well with socio-economic group (Spearman's coefficient = 0.393, P-value < 0.001 on 7,790 subjects, as calculated using data from the General Household Survey).[15]

6   Statistical analysis was performed using conditional logistic regression with SAS statistical software. This enabled an estimate of the relative risk (odds ratio) for a risk variable to be obtained. This relative risk is the multiplicative factor by which the odds of being a case is multiplied when the risk variable is increased by one unit. (If the risk factor is a 2-level dichotomous categorical variable and the first category is being compared with the second then it is assumed that the value of the first category is one unit larger than the second category). A 95% confidence interval (CI) for the relative risk and the p-value for the test of the null hypothesis that the odds ratio is unity were calculated.

7 Het opsporen van ziekten

Dit hoofdstuk bevat een beschrijving van manieren van onderzoek naar de werkzaamheid van tests voor het vaststellen van bepaalde ziekten. Net als in de geneeskunde worden ook in de tandheelkunde deze tests onderverdeeld in diagnostische tests en in screeningstests. Dat is een nuttig onderscheid.

Het doel van een diagnostische test is met een bijna volledige zekerheid vaststellen of iemand een bepaalde ziekte heeft of niet. Een dergelijke test bepaalt effectief een ziekte, maar kan duur of schadelijk zijn voor het individu. Een screeningstest maakt een minder zeker onderscheid tussen mensen met en zonder de ziekte. Deze zal altijd enkele patiënten missen en hij zal altijd van enkele mensen aangeven dat ze de ziekte hebben terwijl dat niet zo is. Het doel van een screeningstest is mensen te vinden met een verhoogd risico dat ze een aandoening hebben (vervolgens te bevestigen door een diagnostische test) of met een verhoogd risico dat ze de aandoening in de toekomst zullen krijgen. Een screeningstest is meestal onschadelijk en relatief goedkoop. Als er geen diagnostische test beschikbaar is, kan een screeningstest bruikbaar zijn omdat deze diegenen identificeert die een verhoogd risico hebben zodat zij een vorm van preventieve behandeling kunnen krijgen.

Screening is de identificatie van asymptomatische mensen met een verhoogd risico op het hebben of krijgen van een ziekte, die baat kunnen hebben bij nader onderzoek of bij behandeling of een preventieve strategie. Een screeningsprogramma wordt de moeite waard gevonden als het aan een aantal eisen voldoet[1] (kader 7.1). Dit hoofdstuk is gebaseerd op de publicatie die aan het einde van dit hoofdstuk is opgenomen; elke eis zal naar aanleiding van dit artikel worden besproken.

---

[1] gebaseerd op de eisen van Wilson en Jungner 1968.

Referentie: Downer MC, Evans AW, Hughes Hallett CM, Jullien JA, Speight PM, Zakrzewska JM. Evaluation of screening for oral cancer and precancer in a company headquarters. Comm Dent Oral Epidemiol 1995;23:84-8.

Hoewel dit hoofdstuk vooral gericht is op bepaling van de effectiviteit van een screeningsprogramma, zijn de principes gedeeltelijk ook van toepassing op andere soorten tests voor de detectie van mondaandoeningen.

Een screeningsprogramma is ofwel gericht op identificatie van mensen met een ziekte teneinde hen met succes te behandelen, ofwel van mensen met een verhoogd risico teneinde te voorkomen dat ze de ziekte krijgen. In figuur 7.1 staan drie verschillende manieren van gebruik van diagnostische tests en screeningstests.

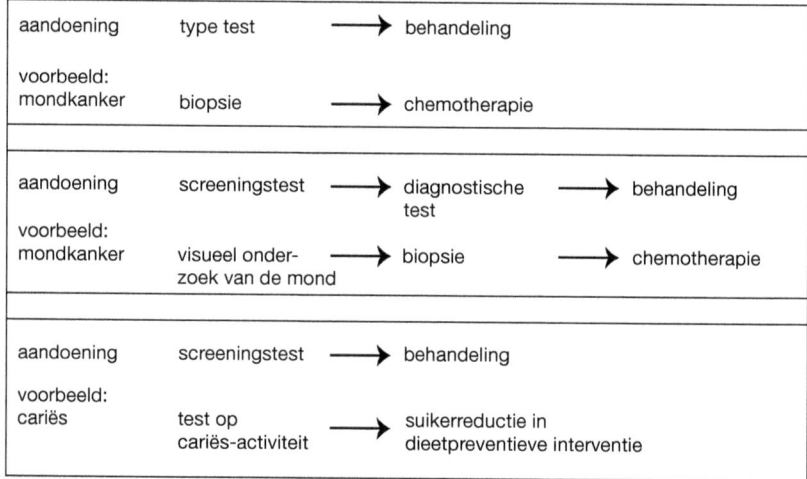

Figuur 7.1 *Verschillende gebruiken van diagnostische en screeningstests (met voorbeelden).*

Wat is het doel van het onderzoek?

Het doel is de detectie van mondkanker of voorstadia daarvan. De proefpersonen in het onderzoek werkten in één bedrijf en hadden nooit een tandarts geconsulteerd wegens kanker of voorstadia van kanker. Ze waren dus asymptomatisch.

Kader 7.1
Vereisten voor een zinvol screeningsprogramma

1	aandoening:	moet goed gedefinieerd zijn en medisch van belang
2	behandeling:	er moet een effectieve behandeling of preventie bestaan
3	prevalentie of incidentie:	moet bekend zijn en als voldoende hoog beoordeeld zijn
4	test:	moet eenvoudig en veilig zijn, gemakkelijk toe te passen en gemakkelijk beschikbaar te maken
5	prestatie:	bekend moet zijn wat de distributie van testresultaten is onder zieke en niet-zieke mensen en daarin moet weinig overlap zijn
6	financieel:	het programma moet kosteneffectief zijn
7	toegankelijk:	diegenen die bij screening gebaat zijn moeten toegang kunnen hebben tot het programma
8	ethisch:	de test alsmede de procedures na een positief resultaat moeten acceptabel zijn voor screener en gescreende

AANDOENING

Mondkanker is duidelijk een belangrijke medische aandoening omdat deze, indien onbehandeld, kan leiden tot de dood. Mondkanker en afwijkingen die daarvan een voorloper zijn, zijn goed gedefinieerd. Mondkanker valt te detecteren met een biopsie en er is een aantal klinisch identificeerbare afwijkingen die een detecteerbaar preklinisch stadium vormen. Bij een screeningsprogramma worden mensen aangedaan positief of onaangedaan negatief genoemd: aangedaan positief zijn zij die volgens de screening de ziekte hebben; onaangedaan negatief zij die deze niet hebben.[2] In dit onderzoek werd de screeningstest gevolgd door een diagnostische test door een mondheelkundig specialist (*alinea 8*) in de vorm van nader onderzoek, waaronder een biopsie. De diagnostische test gaf uitsluitsel of de proefpersonen aangedaan waren of onaangedaan. Belangrijk is dat de diagnose van de ziekte goed gedefinieerd is en gesteld wordt volgens de algemeen geaccepteerde criteria. Dit om er zeker van te zijn dat alle

---

2 Als het doel van de screening preventie van ziekte is, betekent aangedaan diegenen bij wie de ziekte zal ontstaan binnen, bijvoorbeeld, vijf jaar en onaangedaan betekent diegenen bij wie dat niet zal gebeuren.

aangedane mensen in het onderzoek op consistente wijze zijn gediagnosticeerd.

BEHANDELING

Afwijkingen die een voorloper zijn van mondkanker worden doorgaans herhaaldelijk klinisch onderzocht. Mondkanker kan behandeld worden door een operatie, al dan niet in combinatie met radiotherapie. Hoe eerder de diagnose gesteld wordt, des te groter de kans op reductie van de morbiditeit en mortaliteit.

PREVALENTIE OF INCIDENTIE

Mondkanker is in Nederland relatief zeldzaam, met ongeveer 550 nieuwe gevallen per jaar ofwel een incidentiecijfer van 6,0 per 100.000 mannen en 4,2 per 100.000 vrouwen.[3] Het risico neemt toe met de leeftijd. Roken en alcoholconsumptie (en vooral de combinatie daarvan) zijn bekende risicofactoren. De prevalentie van mondkanker en voorstadia daarvan in dit onderzoek is te vinden in tabel 7.1 (naar tabel 2 uit het artikel): van de 309 mensen die gescreend werden kregen 17 de diagnose kanker of een voorstadium ervan: een prevalentie van 5,5%. Vanwege de klinische risico's van mondkanker valt een prevalentie van 5,5% te beschouwen als hoog genoeg om een screeningsprogramma te rechtvaardigen indien er een effectieve test bestaat. Onderstaand worden methoden besproken die te gebruiken zijn om de effectiviteit van een screeningstest te beschrijven.

TEST

De voorgestelde screeningstest houdt een visueel onderzoek van de mond in, dat zowel eenvoudig als veilig is (alinea 6). De test is door elke tandarts uit te voeren en dus geschikt voor de algemene tandartspraktijk. Na de screeningstest worden de proefpersonen ingedeeld in screening-positief of screening-negatief (soms ook wel testpositief en testnegatief). Wie wordt aangemerkt als screening-positief is door de screeningstest geïdentificeerd als iemand met een verhoogd risico dat hij de ziekte heeft; wie is ingedeeld als screening-negatief heeft volgens de test een laag risico.

Aan de hand van de resultaten in tabel 7.1 is te zien hoe een risico verandert na screening. Voordat deze mensen gescreend waren, was hun risico op mondkanker of een voorstadium daarvan 5,5%: het gemiddelde risico in dit onderzoek. Na de screening is er meer informatie over de mensen. Zijn ze screening-positief, dan is hun risico

---

3 http://www.onderzoekinformatie.nl/nl/oi/nod/onderzoek/OND1319245.

7 Het opsporen van ziekten

Tabel 7.1 Het aantal mensen dat screening-positief en screening-negatief waren voor de vraag of ze mondkanker of een voorstadium daarvan hadden, of niet.

	resultaat screeningstest		
	positief	negatief	
definitieve diagnose			
positief*	12 (a)	5 (b)	17 (a+b)
negatief	2 (c)	290 (d)	292 (c+d)
	14 (a+c)	295 (b+d)	309 (a+b+c+d)

* Heeft mondkanker of voorstadium

86% geworden (12/14): een toename ten opzichte van 5,5%. Zijn ze screening-negatief, dan is hun risico 1,7% (5/295): een afname ten opzichte van 5,5%. Belangrijk is dat de criteria voor de indeling van mensen duidelijk en welomschreven zijn. De mensen in dit onderzoek werden ingedeeld als screening-positief als ze een witte of rode plek of zweer hadden die twee weken of langer aanwezig was. Vervolgens werden die laesies gekwalificeerd op basis van de zichtbare tekenen zoals die in *tabel* 1 van het artikel staan. In kader 7.2 staat een overzicht van de aandachtspunten bij het ontwerp van een screeningsproces.

PRESTATIE
Prestatie van een screening heeft twee belangrijke aspecten: de effectiviteit van de test en de betekenis van het testresultaat voor de patiënt. Een derde aspect van screening is hoe goed deze presteert in een bepaalde populatie.

Kader 7.2
Het screeningsproces

Overwogen moet worden:	Voorbeeld:
Wat is de aandoening?	mondkanker of een voorstadium daarvan
Wat is de screeningstest?	visuele inspectie van de lippen, mucosaoppervlakken van de mond en orofarynx
Wanneer is een persoon screening-positief (i.e. met verhoogd risico)?	witte of rode plek: zweer $\geq$ 2 weken aanwezig
Wat gebeurt er met mensen die screening-positief zijn?	onderzoek door specialist, zo nodig met biopsie

HOE GOED IDENTIFICEERT DE TEST MENSEN DIE DE ZIEKTE HEBBEN OF NIET HEBBEN?

De prestatie van een test wordt gemeten zowel aan de hand van de sensitiviteit of het detectiepercentage als het percentage foutpositieven (1-specificiteit). Die zijn op te maken uit een tabel zoals tabel 7.1 (tabel 2 in het artikel). De sensitiviteit of het detectiepercentage is het percentage *aangedane* individuen met een *screening-positief* resultaat (of het percentage mensen die de ziekte zullen ontwikkelen en tevens testpositief zijn). Het geeft aan hoe waarschijnlijk het is dat de test iemand eruit pikt die de aandoening heeft. Hoe hoger de sensitiviteit, des te beter de test. In tabel 7.1 is te zien dat er 17 mensen waren met de diagnose kanker of een voorstadium van kanker; 12 van hen werden door de screeningstest geclassificeerd als positief. De sensitiviteit is dus 71% (12/17); 71% van de mensen met kanker of een voorstadium daarvan worden door de test gedetecteerd.

Het percentage foutpositieven is het percentage *onaangedane* individuen dat een *screening-positief* resultaat krijgt (ofwel het percentage mensen die de ziekte niet krijgen, maar toch testpositief zijn). Het geeft aan hoe waarschijnlijk het is dat de test iemand ten onrechte identificeert als aangedaan. Een foutpositieve is iemand die ingedeeld wordt bij de groep met een verhoogd risico van de aandoening, maar bij nader onderzoek ziektevrij blijkt te zijn. Als de screening gericht is op preventie, is niet met zekerheid vast te stellen of een persoon die screening-positief is ook de ziekte zal ontwikkelen, dus als de screening-positieven behandeld worden, zal ook het aantal foutpositieven ten onrechte de behandeling krijgen. Hoe lager het percentage foutpositieven is, des te veiliger de test, omdat er dan minder onaangedane mensen worden doorverwezen voor nader onderzoek of behandeling. In dit onderzoek zijn de foutpositieven de mensen die geen kanker hebben noch een voorstadium daarvan, maar die door de screeningstest toch als positief zijn geclassificeerd. In tabel 7.1 is te zien dat er 292 mensen onaangedaan zijn, van wie er twee zijn geclassificeerd als screening-positief door de screeningstest. Het percentage foutpositieven is dus 0,7% (2/292): slechts 0,7% van de mensen die de ziekte niet hebben, worden als positief geïdentificeerd door de screeningstest. In kader 7.3 is te zien hoe het detectiepercentage en het percentage foutpositieven in het algemeen berekend worden.

Specificiteit is 100% *minus* het percentage foutpositieven. Bij een percentage foutpositieven van 0,7 is de specificiteit 99,3%. De specificiteit is dus het percentage onaangedane individuen die terecht als zodanig geclassificeerd worden door de screeningstest. Hoewel in de literatuur

Kader 7.3

		testresultaten		
		positief	negatief	totaal
werkelijkheid of gouden standaard	met ziekte	a	c	a+c
	zonder ziekte	b	d	b+d

parameter	berekening		uitleg
sensitiviteit = detectiepercentage (DP)	$\dfrac{a}{a+c}=$		$\dfrac{\text{al diegenen die testpositief zijn en de ziekte hebben}}{\text{allen met de ziekte}}$
1-specificiteit = percentage foutpositieven (PFP)	$\dfrac{b}{b+d}=$		$\dfrac{\text{al diegenen die testpositief zijn en de ziekte hebben}}{\text{allen zonder de ziekte}}$

vaak gebruikgemaakt wordt van specificiteit, is het percentage foutpositieven praktischer in het gebruik omdat dit aangeeft hoeveel mensen er nader onderzocht zullen worden en mogelijk overbodig behandeld worden zonder dat ze de ziekte hebben.

Van de onderhavige screeningstest voor mondkanker is het detectiepercentage van 71% hoog en het percentage foutpositieven van 0,7% laag. Dat betekent dat de voorgestelde test een goede kans biedt om de personen met de ziekte correct te identificeren en een kleine kans om mensen die de ziekte niet hebben toch aan te merken als ziek.

De 'ideale' waarden voor het detectiepercentage en het percentage foutpositieven zijn in de praktijk meestal onhaalbaar. Of een screeningstest effectief bevonden wordt, hangt af van de specifieke aandoening; de prevalentie en ernst ervan, en wat er gebeurt met screening-positieven. Als bijvoorbeeld een bepaalde aandoening veel voorkomt en klinisch van belang is, zal een test met een detectiepercentage van 40 en een percentage foutpositieven van 10 bruikbaar gevonden worden. Maar als de aandoening zeldzaam is, zou een dergelijke test ineffectief zijn omdat het detectiepercentage te laag is en het percentage foutpositieven te hoog. Ook de diagnostische tests of de behandelingen die na de screening kunnen volgen, en de mogelijke schadelijke effecten daarvan, moeten afgewogen worden tegen het aantal foutpositieven. Zijn die tests en behandelingen goedkoop en relatief veilig, dan kan een relatief hoog percentage foutpositieven acceptabel zijn. Zijn de tests en behandelingen mogelijk pijnlijk of schadelijk, dan kan het ongepast zijn ze aan te bieden aan al te veel onaangedane mensen.

Als het detectiepercentage en het percentage foutpositieven bekend is, moet ook gekeken worden naar hun 95%-betrouwbaarheidsintervallen. Beide percentages kunnen alleen binnen 0 en 100 liggen. Het 95%-betrouwbaarheidsinterval voor het detectiepercentage in dit onderzoek is 46 tot 96% (zie voetnoot tabel 2 in het artikel). Het is waarschijnlijk, dat het ware effect van de test is dat minimaal 46% van alle mensen met kanker of een voorstadium daarvan worden gedetecteerd, maar dat zou ook tot 96% kunnen zijn. Het 95%-betrouwbaarheidsinterval voor het percentage foutpositieven is te berekenen door eenvoudig het 95%-BI voor de specificiteit af te trekken van 100% (in de voetnoot bij tabel 2). Het is 0% tot 2%. Dat is een smal interval en het percentage foutpositieven is klein, hetgeen betekent dat de test niet te veel mensen die de ziekte hebben toch als ziek aanduidt. Zelfs bij de meest voorzichtige schatting op basis van de betrouwbaarheidsintervallen voor de screeningstest (detectiepercentage = 46 en percentage foutpositieven = 2) blijkt het screeningsprogramma nog steeds de moeite waard.

WAT BETEKENT HET TESTRESULTAAT VOOR DE PATIËNT?
Belangrijk voor de patiënt is de implicatie van de uitslagen voor hem- of haarzelf. Als de testuitslag positief is, wat is dan de kans dat de patiënt de ziekte heeft? Als de test negatief is, wat is dan de kans dat hij of zij de ziekte niet heeft? Die twee kansen heten respectievelijk de positief voorspellende waarde (PVW) en de negatief voorspellende waarde (NVW) van de test. In kader 7.4 is te zien hoe ze berekend worden op basis van de informatie uit tabel 7.1. De positief voorspellende waarde geeft aan dat patiënten met een positieve testuitslag 86% kans hebben dat ze mondkanker of een voorstadium daarvan hebben. De negatief voorspellende waarde geeft aan dat patiënten met een negatieve uitslag 98% kans hebben dat ze geen mondkanker of een voorstadium daarvan hebben. Kader 7.5 toont hoe de positief en negatief voorspellende waarde in het algemeen berekend worden.

De screeningstest is maar een onderdeel van het screeningsprogramma (en wordt gevolgd door de diagnostische test, counseling en behandelmogelijkheden). Hoe zou de test het doen in *een bepaalde populatie*? Dat hangt af van de mate van voorkomen van de ziekte (de prevalentie of incidentie). In tabel 7.2 is te zien hoe de test zal werken binnen de populatie van werknemers van een Londens bedrijf waar mondkanker en voorstadia daarvan een prevalentie hebben van 5,5%. Onder een groot aantal mensen, bijvoorbeeld duizend, valt te verwachten dat er 55 de ziekte zullen hebben en 945 niet. De tabel toont

Kader 7.4

Hoe goed is de screeningstest?

Hoe goed classificeert hij degenen met de ziekte?	sensitiviteit sens = 12/17 = 71%
Hoe goed classificeert hij degenen zonder de ziekte?	specificiteit spec = 290/292 = 99,3%
Hoeveel gezonden classificeert hij als ziek?	percentage foutpositieven 1-specificiteit PFP = 2/292 = 0,7%

Wat zeggen de testuitslagen?

Bij positieve uitslag: wat is de kans dat de patiënt de ziekte heeft?	positief voorspellende waarde PVW = 12/14 = 86%
Bij negatieve uitslag: wat is de kans dat de patiënt de ziekte niet heeft?	negatief voorspellende waarde NVW = 290/295 = 98%

wat er waarschijnlijk in dit screeningsproces met deze groep zal gebeuren.

Indien duizend mensen gescreend worden, valt te verwachten dat 43 van de 55 aangedane individuen screening-positief zal testen (detectiepercentage = sensitiviteit = 43/55 = 71) en dat zeven van de 945 onaangedane individuen screening-positief zal testen (percentage foutpositieven = 7/945 = 0,7). In deze fase zouden er 50 screeningpositieve mensen zijn, van wie niet met zekerheid te zeggen is wie kanker of een voorstadium hebben en wie niet. Zij moeten allemaal doorverwezen worden naar een specialist (voor de diagnostische test) om vast te stellen wie van hen kanker of een voorstadium heeft. De

Kader 7.5

		testresultaten		
		positief	negatief	totaal
werkelijkheid of gouden standaard	met ziekte	a	c	a+b
	zonder ziekte	b	d	c+d

parameter	berekening	uitleg
positief voorspellende waarde	$\dfrac{a}{a+b} =$	$\dfrac{\text{alle testpositieven die de ziekte hebben}}{\text{alle testpositieven}}$
negatief voorspellende waarde	$\dfrac{d}{c+d} =$	$\dfrac{\text{alle testnegatieven die de ziekte niet hebben}}{\text{alle testnegatieven}}$

Tabel 7.2 Voorbeeld van de uitkomsten van een screeningsprogramma onder 1.000 mensen (prevalentie van mondkanker en voorstadia daarvan is 5,5%).

		aantal mensen dat screening-positief is	aantal mensen dat diagnostische test krijgt	aantal mensen dat behandeling krijgt
aantal mensen te screenen	1.000			
aantal verwacht met ziekte	55	43 (sens = 71%)	43	43
aantal verwacht zonder ziekte	945	7 (PFP = 0,7%)	7	0
positief voorspellende waarde		86% (43/50)		

* In dit voorbeeld wordt aangenomen dat alle screening-positieve patiënten een diagnostische test kregen, maar in andere situaties kan dat anders zijn.

positief voorspellende waarde geeft aan welke proportie van deze 50 screening-positieven ook daadwerkelijk kanker of een voorstadium zal hebben: hier zijn dat er 43 van de 50 ofwel 43/50 = 86%.
Bij deze berekeningen is ervan uitgegaan dat de diagnostische test een detectiepercentage van 100 heeft (de specialist zal alle doorverwezen mensen met kanker of een voorstadium daarvan correct identificeren) en een percentage valspositieven van 0 (de specialist zal geen onterechte diagnose van kanker of een voorstadium stellen bij iemand die onaangedaan is). Die aanname is gedaan om het voorbeeld eenvoudig te houden. In de praktijk hebben zelfs ook diagnostische tests een kleine foutenmarge, bijvoorbeeld een detectiepercentage van 98 in plaats van 100.
Na een uitwerking van de resultaten voor een grote screeningspopulatie, zoals in tabel 7.2, kan een oordeel gevormd worden over de vraag of het screeningsprogramma effectief zal zijn of niet, door de kosten en baten te beschrijven (kader 7.6). Nagegaan wordt of de winst van het implementeren van een screeningsprogramma opweegt tegen de menselijke kosten (zoals bezorgdheid en mogelijke schade door de diagnostische test) alsmede de inspanningen inclusief de financiële kosten (kosten van de screenings- en diagnostische tests en van het counselen van mensen die screening-positief blijken). In het screeningsprogramma van tabel 7.2 wordt ervan uitgegaan dat alle mensen die screening-positief blijken, akkoord gaan met een diagnostische test en, zo nodig, behandeling. Dat is in de praktijk niet vaak

het geval, dus moeten de cijfers eigenlijk zodanig aangepast worden dat ingecalculeerd wordt dat een gedeelte van de mensen dit zal weigeren.

In het voorbeeld over mondkanker kwam de onderzoekspopulatie uit een enkel bedrijf in Londen. Er kunnen regio's zijn waar de ziekte meer

---

Kader 7.6
Screening van 1.000 mensen

Wat is de winst?

43 mensen met mondkanker of een voorstadium daarvan zijn opgespoord en behandeld

Wat hield de screening in?

er zijn:
- 1.000 mondonderzoeken gedaan
- 50 mensen doorverwezen naar de specialist (diagnostische test)
- 43 aangedane mensen behandeld voor kanker of een voorstadium
- 7 onaangedane mensen gezien door een specialist, die daar zonder screening niet terechtgekomen waren

---

voorkomt en regio's waar deze relatief zeldzaam is. Wat zou dat uitmaken voor een screeningsprogramma? Aangezien de sensitiviteit, specificiteit en het percentage foutpositieven een maat zijn voor de prestatie van de test zelf, veranderen ze niet met de prevalentie van de ziekte en moeten ze dus gelijk blijven bij een andere populatie. De sensitiviteit van de screeningstest in dit onderzoek was bijvoorbeeld 71%, dus zal 71% van ongeacht welk aantal aangedane mensen in een populatie gevonden worden, of dat nu 71% van 10 is of 71% van 1.000. De positief voorspellende waarde hangt echter wel af van de specifieke populatie waarin de screening zal plaatsvinden. Als de prevalentie verandert, doet ook de positief voorspellende waarde dat. In tabel 7.3 staan de uitkomsten van een screeningsprogramma onder duizend mensen op soortgelijke wijze als in tabel 7.2, maar nu met een lagere prevalentie van mondkanker en voorstadia daarvan (2% in plaats van 5,5%).
De prestatie van de screeningstest is hier nog steeds hetzelfde. De percentages voor sensitiviteit en foutpositieven zijn praktisch hetzelfde in beide voorbeelden, maar de positief voorspellende waarde is nu 67%; beduidend lager dan de positief voorspellende waarde van 86% bij de prevalentie van 5,5%. De positief voorspellende waarde neemt af als de prevalentie of de sensitiviteit daalt, of als het percentage foutpositieven stijgt.

Tabel 7.3	Voorbeeld van de uitkomsten van een screeningsprogramma onder 1.000 mensen (prevalentie van mondkanker en voorstadia daarvan is 2%).			
		aantal mensen dat screening-positief is	aantal mensen dat diagnostische test krijgt	aantal mensen dat behandeling krijgt
aantal mensen te screenen	1.000			
aantal verwacht met ziekte	20	14 (sens = 70%)	14	14
aantal verwacht zonder ziekte	980	7 (PFP = 0,7%)	7	0
positief voorspellende waarde		67% (14/21)		

* In dit voorbeeld wordt aangenomen dat alle screening-positieve patiënten een diagnostische test kregen, maar in andere situaties kan dat anders zijn.

FINANCIEEL

Er zal een aantal financiële factoren een rol spelen, namelijk:
- *de kosten van de screeningstest*: aangezien deze aan iedereen wordt geboden die bij screening gebaat kan zijn, moeten deze kosten in principe laag zijn;
- *de kosten van de diagnostische test*: mensen die positief gescreend zijn zullen worden doorverwezen naar een specialist die zal diagnosticeren of zij mondkanker of een voorstadium daarvan hebben. Dit onderzoek zal duurder zijn dan de screeningstest aangezien er verschillende tests onder vallen waaronder een biopsie;
- *de kosten van de behandeling*: als mensen met mondkanker of een voorstadium eenmaal geïdentificeerd zijn, moeten ze een behandeling kunnen krijgen (bijvoorbeeld een operatie) en een intensievere follow-up;
- *de kosten van mogelijk toegebrachte schade*: bij sommige diagnostische tests kunnen er bijwerkingen zijn die mogelijk financiële kosten met zich meebrengen. Bij antenatale screening op het syndroom van Down bijvoorbeeld, houdt de diagnostische test een amniocentese in die kan leiden tot een miskraam. Bij dit screeningsprogramma naar mondkanker en voorstadia daarvan vond geen schade plaats door de diagnostische test.

Als eenmaal deze kosten zijn ingeschat, kunnen zaken berekend worden als:

- de totale kosten van het screenen van duizend mensen;
- de kosten voor het opsporen van één aangedaan persoon.

TOEGANKELIJKHEID
Omdat de screeningstest bestaat uit een mondonderzoek, kan deze door elke tandarts die daarvoor getraind is worden uitgevoerd. De toegankelijkheid van deze test kan dus heel goed zijn.

ETHIEK
Zowel de screeningstest als de diagnostische test en de daaropvolgende behandeling moet acceptabel zijn voor de patiënten. Screening levert altijd bezorgdheid op: in dit voorbeeld zullen mensen die geclassificeerd worden als positief, bezorgd worden door de gedachte dat ze wellicht kanker hebben. Verder zal er onder diegenen met een negatieve test uitslag een aantal zijn die toch kanker of een voorstadium daarvan hebben (i.e. gemist zijn door de screeningstest). De testuitslag kan een onterechte geruststelling betekenen voor deze mensen.

LEERPUNTEN
- Grootschalige screening vereist dat de aandoening medisch van belang is en (in relatie hiermee) de prevalentie (of incidentie) voldoende hoog.
- De prestatie van een screenings- of diagnostische test wordt gekwantificeerd door de sensitiviteit en het percentage foutpositieven.
- De prestatie van een test binnen een specifieke populatie wordt gekwantificeerd door de positief voorspellende waarde en de negatief voorspellende waarde.
- Voor mensen die de diagnose van een ziekte krijgen moet er een effectieve behandeling zijn.

Oefening
Beantwoord de volgende vragen aan de hand van het artikel van Downer et al. (1995).
1 Wat was de screeningsrespons, i.e. de proportie mensen die benaderd zijn en akkoord gingen met screening?
2 Er waren geen gevallen van carcinomen in de onderzoeksgroep (alinea 14). Waarom viel dit te verwachten?
3 Wat was de meest voorkomende diagnose bij de aangedane personen?
4 In dit onderzoek was de positief voorspellende waarde 86% (zie tabel 7.1). Druk dit uit in positieve odds (i.e. de verhouding tussen

aantal met ziekte en het aantal zonder ziekte, onder diegenen met een screening-positieve uitslag) en geef een interpretatie.
5 Waren de personen die in dit onderzoek gescreend werden representatief voor alle werknemers van het bedrijf? Zo niet, zou dat dan de prestatie van de screening hebben beïnvloed?
6 De screening werd uitgevoerd door twee tandartsen (*alinea* 5). Noem een voordeel en een nadeel van het feit dat er maar twee onderzoekers waren in het onderzoek.
7 De twee onderzoekers in het onderzoek kregen geen specialistische training (*alinea* 5 *en* 17). Wat kan daarvan het effect zijn op (1) de sensitiviteit, (2) het percentage foutpositieven en (3) de positief voorspellende waarde?
8 Wat voegt dit onderzoek toe voor de tandheelkundige praktijk?
9 Als de prevalentie van mondkanker of voorstadia daarvan zeer laag was geweest, bijvoorbeeld één op 10.000, zou het dan de moeite waard zijn om een screeningsprogramma in te zetten?

7.2 Literatuur

1 Wilson JMG, Jungner G. Principles and practice of screening for disease. Public Health Papers No. 34. Genève: Wereldgezondheidsorganisatie (WHO), 1968.

Community Dent Oral Epidemiol 1995; 23: 84–8
Printed in Denmark. All rights reserved

Copyright © Munksgaard 1995

Community Dentistry and Oral Epidemiology
ISSN 0301-5661

Evaluation of screening for oral cancer and precancer in a company headquarters

M.C. Downer[1], A.W. Evans[1], C.M. Hughes Hallett[2], J.A. Jullien[1], P.M. Speight[1] and J.M. Zakrzewska[1]

[1]Eastman Dental Institute,
[2]Unilever plc, London, UK

Downer MC, Evans AW, Hughes Hallett CM, Jullien JA, Speight PM, Zakrzewska JM: Evaluation of screening for oral cancer and precancer in a company headquarters. Community Dent Oral Epidemiol 1995; 23: 84–8. © Munksgaard, 1995

Abstract – Oral cancer and precancer appear to fulfil many of the criteria for a disease suitable for mass screening. Several commercial organisations in the UK have introduced screening for their employees. One program has been formally evaluated over the course of 1 yr. Of 553 company headquarters staff aged ≥40 yr, 292 (53%) responded to the well-publicised screening invitation and received a simple clinical examination of the oral mucosa from one of two company dentists. In addition, 17 staff were screened from a separate company worksite. After screening, subjects were examined independently by an oral medicine specialist with access to the relevant diagnostic aids. The dentists' screening decisions were validated against the specialist's definitive diagnoses (the 'gold standard'). The true prevalence of subjects with lesions diagnosed as positive (white patch, red patch or ulcer of greater than 2 weeks' duration) was 17 (5.5%). Overall, sensitivity was 0.71 and specificity, 0.99. The compliance rate to screening among headquarters subjects in seven occupational categories did not differ significantly from the occupational profile for all headquarters personnel. Estimates of relative risk of a positive diagnosis were calculated by logistic regression for five independent variables; gender, age, moderate smoking, heavy smoking, and smoking combined with greater than low risk alcohol consumption. Only heavy smoking (≥20 cigarettes per day) produced a significant odds ratio (3.43, $p < 0.05$).

Key words: compliance; oral cancer; oral precancer; relative risk; screening; sensitivity; specificity

M. C. Downer, Department of Dental Health Policy, Eastman Dental Institute, 256 Gray's Inn Road, London WC1X 8LD, United Kingdom

Accepted for publication 24 January 1994

1   There are some 2000 new cases of oral cancer reported in England and Wales each year with an overall incidence of 4.5 per 100 000 per annum. Approximately 60% of patients die from their disease within 5 yr (1). In the industrialized world it is considered the eighth most common cancer, representing between 1 and 2% of total malignancies, and there is evidence that incidence and mortality are increasing (2). Although cancer often apparently arises de novo,

there are also a number of clinically identifiable precursor lesions which constitute a detectable preclinical phase (3). Pre-malignant lesions such as leukoplakia, and other conditions associated with a high risk may be present in up to 5% of the population over 40 yr of age (4–6).

2 Treatment of oral cancer, especially advanced lesions, is associated with significant physical and psychological morbidity whereas small lesions are relatively easy to detect and treat effectively. Poor survival is in part due to a failure to detect small lesions since over 60% of patients present with lesions over 2 cm in diameter, by which stage prognosis is significantly worsened (3, 7). Yet it is recognised that a simple clinical examination can detect asymptomatic disease and result in treatment being instituted early (8). It seems timely therefore to consider the feasibility of screening for oral cancer and precancer. A recent report (9) concluded that oral cancer met most of the criteria of Wilson & Jungner (10) for a disease suitable for screening but found insufficient evidence to recommend a national screening program without further research.

3 In India, where the incidence of oral cancer is high, large scale primary preventive programs aimed at reducing tobacco usage have been evaluated (11). However, few studies have attempted specifically to validate clinical screening for oral cancer and precancer. Nevertheless there is evidence that satisfactory sensitivity and specificity levels can be achieved both by dentists (12) and, in developing countries, by primary health care workers (13).

4 Ikeda and coworkers (12) conducted their screening among factory and office workers in Japan. The workplace offers an ideal opportunity for screening (14–16) and although a number of companies have now instituted oral cancer and precancer screening for their employees (17), there have been no formal evaluations of worksite oral screening programs in the United Kingdom. The purpose of this project was to establish the sensitivity and specificity of a screening test for the detection of oral cancer and precancer, and to evaluate a pilot screening program in a workplace environment.

Material and methods

The screening program – Screening was carried out in the London headquarters of a large commercial company. All staff aged 40 yr or over were invited to attend for an oral screening in the surgeries of the on-site company dental practice. The program was widely publicised through the company house magazine, a video screen in the entrance hallway, and by means of an information sheet explaining the importance of mouth screening in the detection of cancer and the nature of the examination.

Screening was conducted at dedicated sessions and was carried out by two general dental practitioners who had not received any specific training except for instruction in the screening procedure and the criteria for a positive or negative test.

The screening test consisted of a thorough, systematic visual examination of the lips and mucosal surface of the mouth and oropharynx. It was carried out under a dental operating light using two mouth mirrors to retract and visualise the soft tissues and a gauze swab to manipulate the tongue. The test was recorded as positive if a white patch, red patch or ulcer of greater than 2 weeks' duration was detected. However, these criteria were further qualified by defining lesions or conditions regarded as malignant or premalignant and therefore screened positive, and by indicating lesions which might have a similar appearance but should be regarded as negative (Table 1). An apparently normal mucosa was also classified as negative. Findings were entered on a simple report form. In addition, each subject screened was asked to complete a brief, confidential questionnaire designed to identify high risk lifestyle factors, notably smoking and alcohol consumption habits. Questions covered the amount and type of tobacco used and the duration of use, and the amount, frequency and type of alcoholic drink consumed.

Table 1 Specific lesions or conditions to be regarded as positive or negative in the screening program

Positive	Negative
carcinoma	geographic tongue
leukoplakia	median rhomboid glossitis
erythroplakia	pseudomembranous candidosis
lichen planus	aphthous ulceration
lupus erythematosus	transient white patches
submucous fibrosis	stomatitis nicotina
actinic keratosis	

The program was designed to continue long term, and a pathway was established for patients requiring referral. Also all participants were given preventive advice stressing the risk factors for oral cancer and the benefits of a healthy lifestyle.

Evaluation and analysis – After screening, each subject was independently examined by a specialist in oral medicine who was unaware of the findings of the screener but who had the subject's completed lifestyle questionnaire available for scrutiny. The reference criterion ("gold standard") for calculating sensi-tivity and specificity was the definitive diagnosis by the specialist who had access to any relevant diagnostic aids, including biopsy if considered necessary.

Sensitivity and specificity were computed for each screener separately and for their combined results. Uptake of the program among staff was recorded, and the classification of screened subjects by occupational group was compared for goodness-of-fit with the occupational profile of all eligible staff on the headquarters payroll. Seven occupational staff grades were used for classification purposes. Logistic multiple regression analysis estimating relative risk was carried out using the specialist definitive diagnosis, classified as negative or positive, as the dependent variable. Personal data items and responses from the lifestyle questionnaire, each aggregated and expressed in binary form, represented the independent risk factor variables. The variable, age, was entered as a continuous independent measurement. The cut-points for the dichotomized variables were (1) any use, (2) moderate or (3) heavy usage of tobacco, and (4) higher than safe use of alcohol. The criteria are specified in Table 5.

Results

There were 553 eligible staff aged 40 yr or over on the headquarters payroll and 292 (53%) were screened during the 1-year evaluation period. Seventeen staff were also screened from a separate worksite of the company and included in the analysis. Of those screened, all but 12 were registered patients of the practice.

Table 2 presents a contingency table for frequencies of subjects classified as positive and negative according to the screening test and definitive diagnosis. Seventeen positive lesions were diagnosed by the specialist amounting to a prevalence of 5.5% in the screened population. There were five false-negative and two false-positive screening decisions, giving an overall sensitivity of 0.71 (95% CI, 0.46–0.96) and specificity of 0.99 (95% CI, 0.98–1.00). The positive predictive value of the screening test was 0.86.

Each screener saw only those subjects who presented for screening at their own scheduled sessions whereas the specialist was in attendance at every dedi-

Table 2 Contingency table of frequencies of positive and negative classifications of subjects according to screening test and definitive diagnosis, together with sensitivity and specificity values

		Test findings		True prevalence
		Positive	Negative	
Definitive diagnosis	Positive	12	5	17
	Negative	2	290	292
Test prevalence		14	295	309

Sensitivity = 0.71 (95% CI, 0.46–0.96), specificity = 0.99 (95% CI, 0.98–1.00).

Table 3 Comparison of uptake of the screening programme by headquarters staff according to occupational profile of all headquarters staff aged 40 yr or over

	Serv.	Cler.	Serv.	Asst. man.	Midd. man.	Sen. man.	Board memb.	All staff
All staff	57	57	62	93	154	119	11	553
% of total	10.3	10.3	11.2	16.8	27.8	21.5	2.0	100
Screened staff	17	33	30	65	85	57	5	292
Proportion of staff screened to total	0.30	0.60	0.48	0.74	0.60	0.50	0.45	0.56

Chi square = 12.17, 6 df, $P > 0.05$.

cated screening session and saw the screened subjects of both dentists. One screener returned a sensitivity of 0.75 (95% CI, 0.50–1.00) and the other, a value of 0.60 (95% CI, 0.17–1.00). Both had specificity values of 0.99 (95% CI, 0.98–1.00 and 0.97–1.00 respectively).

In Table 3, the composition of the headquarters group who presented themselves for screening according to occupational grade, is compared with the occupational profile of all eligible headquarters staff. The personnel department graded the staff as service (skilled and semi-skilled manual workers); clerical or secretarial; assistant, middle or senior management; and board members. The composition of the screened group by occupational grade did not differ significantly from that of all headquarters staff ($P > 0.05$). However, there was a trend towards an over-representation of assistant managers and an under-representation of service personnel.

Table 4 examines the subjects who were diagnosed as positive according to their gender, age, occupational grading, and type of lesion diagnosed. There were nine cases of leukoplakia (2.9%), and eight cases of lichen planus (2.6%). There were no cases of squamous cell carcinoma. In establishing the definitive diagnosis, five patients were biopsied; two showed epithelial dysplasia, two hyper-keratosis without dysplasia and one, erosive lichen planus.

Table 5 presents the logistic multiple regression analysis producing estimates of relative risk among those screened with five independent variables included. The only independent variable which was statistically significant ($P < 0.05$) was heavy smoking. This produced an odds ratio (estimating relative risk) of 3.43 (95% CI, 1.06–11.11) of a positive diagnosis for those who smoked 20 or more cigarettes or equivalent per day. The regression coefficients for the other independent variables

Table 4 List of subjects diagnosed as positive with gender, age (in years), occupational group, and diagnosed lesion

No.	M/F	Age	Occupation group	Diagnosed lesion
1	F	52	Middle manager	Erosive lichen planus
2	M	57	Service staff	Leukoplakia
3	M	47	Middle manager	Reticular lichen planus
4	M	55	Middle manager	Leukoplakia
5	M	61	Service staff	Reticular lichen planus
6	F	45	Assistant manager	Leukoplakia
7	F	57	Clerical staff	Reticular lichen planus
8	M	56	Senior manager	Leukoplakia
9	M	53	Senior manager	Leukoplakia
10	M	42	Middle manager	Leukoplakia
11	F	42	Middle manager	Erosive lichen planus
12	M	55	Assistant manager	Reticular lichen planus
13	M	48	Service staff	Leukoplakia
14	F	55	Assistant manager	Reticular lichen planus
15	M	55	Senior manager	Leukoplakia
16	M	54	Senior manager	Atrophic lichen planus
17	F	41	Middle manager	Leukoplakia

were non-significant ($P > 0.05$). In testing for goodness-of-fit of the model, the chi-square value for -2 log likelihood with all conditions included was 124.35 ($P = 1.00$) and for goodness-of-fit, 292.13 ($P > 0.50$), upholding the null hypothesis that the model did not differ significantly from a "perfect" model.

Discussion

The response rate over the course of 1 yr to the offer of mouth screening for oral cancer and associated precancerous lesions amounted to 53% of all headquarters staff of 40 years of age or over. This appears rather low compared, for example, with the workplace screening program of IKEDA et al. (18), who recorded attendance rates of 77% and 60% in factory and office workers from 2 Japanese companies. However, the present figure represents some under-estimation of true compliance. A number of staff who were screened will not have been included in the evaluation since they were unable to attend at one of the dedicated sessions and were therefore not examined by the specialist diagnostician. The lower compliance rate in the present study rnay be due to the nature of the publicity material given to staff which was fairly forthright in its emphasis of the dangers of oral cancer, and uncompromising in its reference to the risk factors. A higher compliance might have been achieved with a more bland invitation to undergo general mouth, as opposed to oral cancer, screening. This would place a positive emphasis on the benefits of a healthy mouth rather than following a more negative approach centered on the detection of disease.

The overall sensitivity of the screening test in the hands of the two company dentists amounted to 0.71 and compares with the value of 0.48 reported by IKEDA et al. (12) and 0.95 reported by WARNAKULASURIYA & PINDBORG (13) in their Sri Lanka study using primary health care workers. Two factors may have accounted for the comparatively low sensitivity achieved in the current study. First, there was no specific training and standardization of the screeners nor assessment of their performance before commencement. They were simply given the criteria for a positive or negative screen (Table 1) and instructed on the conduct of the evaluation and how to complete the recording forms. This was done purposely to test the ability of dental practitioners without special training to screen for oral cancer and

Table 5 Logistic multiple regression analysis with definitive diagnosis as dependent variable and gender, age and reported life style factors as independent variables

Independent variable	b coefficient (SE)	P	Odds ratio	95% confidence interval for OR
Gender	0.21 (0.53)	>0.05	1.23	0.43–3.51
Age (yr)	0.03 (0.04)	>0.05	1.03	0.95–1.11
Moderate smoker	−0.39 (0.79)	>0.05	0.68	0.14–3.21
Heavy smoker	1.23 (0.60)	>0.05	3.43	1.06–11.11
Drinker	−6.09 (37.55)	>0.05	0.00	$2.48 \times 10^{-35} - 2.07 \times 10^{29}$
Smoker & drinker	−0.84 (46.68)	>0.05	0.43	$7.91 \times 10^{-41} - 2.35 \times 10^{39}$
Constant	−4.72 (2.22)	>0.05	—	—

Key Variable	Specification
Gender	Male = 1, female = 0
Smoker	Current smoker of tobacco in any form or regular smoker within last 10 yr = 1, non-smoker (currently or for at least 10 yr) = 0
Moderate smoker	Current smoker of less than 20 cigarettes or equivalent per day = 1, non-smoker = 0
Heavy smoker	Current smoker of 20 or more cigarettes or equivalent per day = 1, non-smoker = 0
Drinker	Consumer of more than 21 standard units of alcohol (male) or 14 units (female) per week = 1, drinker of less than the specified amount = 0

precancer. Secondly, 96% of those screened were registered patients of the practice and the two practitioners were therefore aware that the patients were under continuing supervision. This may have made them cautious in designating a patient as positive. It is evident that thorough training in oral soft tissue screening is essential for those involved in any substantive program.

In contrast to sensitivity, specificity values were very high. There was thus a low to negligible frequency of false-positive decision making which is of some psychological importance to those screened and potential economic importance to providers of follow-up secondary care services (19). Of the five false-negative screening decisions, 3 were reticular lichen planus. Only two cases, apparently missed, were potentially serious conditions, one of erosive lichen planus and one of leukoplakia.

The occupational profile of the reened subjects did not differ significantly from that of the eligible headquarters population. Nevertheless, there was a degree of over-representation of the lower management grade and under-representation of service personnel. This reflects the pattern of uptake of oral care services generally where it is found that people in the professional and managerial social classes consistently have the higher asymptomatic attendance rates. Special efforts should be made in work-site screening programs for oral cancer to encourage staff in lower occupational grades to participate since some may be at heightened risk to the disease (20).

The logistic regression analysis, estimating the relative risk of having a positive lesion, incorporated five independent variables concerned with known risk factors. The cut-points were derived from a consideration of documents responding to government targets for reducing dependency on smoking and alcohol (21, 22). It produced a significant regression coefficient only in those claiming to smoke 20 or more cigarettes per day who had an estimated risk more than three times greater than non-smokers. However, the numbers involved in the analysis were small and quantification of the independent variables depended upon self-reported behaviour, which may be a doubtful reflection of actual behaviour.

The study has highlighted some of the difficulties of conducting a rigorous research program in a real life setting. Ideally, all those involved in data collection in a field research study should be unfamiliar with the subjects of the investigation. A larger study among dental hospital patients and subjects recruited from a medical practice list, currently being undertaken by the investigative team, should overcome this shortcoming. Despite the relatively small numbers, a quantifiable risk from heavy smoking was detected. Also a need was identified for specific training in the theory and practice of screening in order to maximise sensitivity while at the same time maintaining a low false-positive rate.

In conclusion, the study afforded a pragmatic evaluation of a screening program which is already established, and provided a useful pilot exercise for gaining practical experience and expertise in further investigations of the feasibility, suitability, and cost effectiveness of screening for oral cancer and precancer.

Acknowledgement – The authors are grateful to Ms AVIVA PETRIE for her valuable advice on the statistical analysis.

References

1. HINDLE I, NALLY F. Oral cancer: a comparative study between 1962–67 and 1980–84 in England and Wales. *Br Dem J* 1991; *170*: 15–9.
2. JOHNSON NW, WARNAKULASURIYA KAAS. Epidemiology and aetiology of oral cancer in the United Kingdom. *Community Dent Health* 1993; *10* (Suppl. 1): 13–29.
3. SPEIGHT PM, MORGAN PR. The natural history and pathology of oral cancer and precancer. *Community Dent Health* 1993; *10* (Suppl. 1): 31–41.
4. BANOCZY J, RIGO O. Prevalence study of oral precancerous lesions within a complex screening system in Hungary. *Community Dent Oral Epidemiol* 1991; *19*: 265–7.

5. BOUQUOT JE, GORLIN RJ. Leukoplakia, lichen planus, and other oral keraloses in 23,616 white Americans over the age of 35 years. *Oral Surg Oral Med Oral Pathol* 1986; *61:* 373–81.
6. KLEINMAN DV, SWANGO PA, NIESSEN LC. Epidemiologic studies of oral mucosal conditions – methodologic issues. *Community Dent Oral Epidemiol* 1991; *19:* 129–40.
7. PLATZ H, FRIES R, HUDEC M. eds. *Prognosis of oral cavity carcinomas. Results of a multicentric retrospective observational study.* Munich: Hanser, 1986.
8. ZAKRZEWSKA JM, HINDLE I, SPEIGHT PM. Practical considerations for the establishment of an oral cancer screening programme. *Community Dent Health* 1993; *10* (Suppl. 1): 79–85.
9. SPEIGHT PM, DOWNER MC, ZAKRZEWSKA J. eds. Screening for oral cancer and precancer report of a UK working group. *Community Dent Health* 1993; *10* (Suppl. 1): 1–89.
10. WILSON JMG, JUNGNER G. Principles and practice of screening for disease. Public Health Papers. No. 34. Geneva: World Health Organization, 1968.
11. GUPTA PC, MEHTA FS, PINDBORG JJ, BHONSLE RB, MURTI PR, DAFTARY DK, AGHI MB. Primary prevention trial of oral cancer in India: a 10-year follow-up study. *J Oral Pathol Med* 1992; *21:* 433–9.
12. IKEDA N, ISHII T, IIDA S, KAWAI T. Mass screening for oral cancer and precancer in Japan. The first Asia-Pacific Workshop for Oral Mucosal Lesions. Abstract 1–6, 1992.
13. WARNAKULASURIYA S, PINDBORG JJ. Reliability of oral precancer screening by primary health care workers in Sri Lanka. *Community Dent Health* 1990; *7:* 73–9.
14. RATCLIFFE JM, HALPERIN WE, FRAZIER TM, SUNDIN DS, DELANEY L, HORNUNG RW. The prevalence of screening in industry: report from the National Institute for Occupational Safety and Health National Occupational Hazard Survey. *J Occupational Med* 1986; *28:* 906–12.
15. THORNTON J, CHAMBERLAIN J. Crevical screening in the workplace. *J Community Med* 1989; *11:* 290–8.
16. RASMUSSEN K, LUNOE-JENSON P, SVANE O. Biological monitoring and medical screening at the workplace in the EC countries. *Int Arch Occupational Environmental Health* 1991; *63:* 347–52.
17. FEAVER GP. Screening for oral cancer and precancer. *Dent Practice* 1990; *28:* 14–8.
18. IKEDA N, ISHII T, IIDA S, KAWAI T. Epidemiological study of oral leukoplakia based on mass screening for oral mucosal diseases in a selected Japanese population. *Community Dent Oral Epidemiol* 1991; *19:* 160–3.
19. CHAMBERLAIN J. Evaluation of screening for cancer. *Community Dent Health* 1993; *10* (Suppl. 1): 5–11.
20. BLINKHORN AS, JONES JH. Behavioural aspects of oral cancer screening. *Community Dent Health* 1993; *10* (Suppl. 1): 63–9.
21. CHAMBERS J, KILLORAN A, MCNEILL A, REID D. The Health of the Nation: responses. Smoking. *Br Med J* 1991; *303:* 973–7.
22. ANDERSON P. The Health of the Nation: responses. Alcohol as a key area. *Br Med J* 1991; *303:* 766–9.

Onderzoeksopzet   8

In de voorgaande hoofdstukken zijn verschillende soorten onderzoeksopzetten en statistische analyses de revue gepasseerd aan de hand van wetenschappelijke publicaties. In dit hoofdstuk wordt beschreven wat de bijdrage van verschillende soorten onderzoek is aan de *evidence* in evidence-based tandheelkunde en wordt een aantal belangrijke aspecten besproken van de onderzoeksopzet.

8.1 Soorten onderzoek

Voor onderzoek bij mensen zijn er twee mogelijkheden: een experiment of een observatie van wat er gebeurt, zonder interventie. Een onderzoek kan inhouden dat alleen de prevalentie van een ziekte of van bepaalde eigenschappen van de onderzoekspopulatie wordt beschreven. Ook kan juist worden gezocht naar een verband tussen ziekte en een andere factor, die ofwel risicofactor is of behandeling. Een experimenteel klinisch onderzoek wordt gebruikt om de werkzaamheid van een behandeling of preventieprogramma te testen, terwijl een observationeel onderzoek meestal gebruikt wordt om risicofactoren en ziekteoorzaken op te sporen. In deze onderzoeken wordt gekeken naar het effect van een behandeling respectievelijk blootstelling of behandeling op een uitkomst (kader 8.1). Elk onderzoek met mensen is onderhevig aan ethische overwegingen. Hoewel het theoretisch mogelijk zou zijn het effect van risicofactoren voor een ziekte te onderzoeken met experimenteel klinisch onderzoek, worden in de praktijk geen experimenten uitgevoerd waarbij met opzet mensen mogelijke schade toegebracht wordt. Bij een klinisch onderzoek is het enkel ethisch om mensen naar verschillende behandelingen te randomiseren als zeker is dat de behandelingen niet schadelijk zijn, maar we niet zeker weten welke behandeling het meest effectief is. Voordat een proefpersoon akkoord gaat met deelname aan een onderzoek, is het ethisch vereist dat hij/zij voldoende informatie krijgt over het onderzoek, de doelstellingen en wat er met de deelnemers zal gebeuren. Wettelijk is het vereist dat de patiënt akkoord gaat alvorens hij of zij deelneemt aan een klinisch onderzoek.

Selectie van proefpersonen

De selectie van proefpersonen verloopt bij observationeel onderzoek anders dan bij klinisch experimenteel onderzoek. Bij observationeel onderzoek wordt een grote groep mensen genomen waaruit een aantal (al of niet gerandomiseerd) wordt geselecteerd voor deelname in de onderzoeksgroep, volgens gerandomiseerde selectie of steekproefneming. Bij experimenteel onderzoek wordt mensen die voldoen aan de selectiecriteria gevraagd (belangrijk voor de externe validiteit) om deel te nemen aan het onderzoek, en als ze instemmen worden ze ingedeeld bij een van de te testen behandelingen op basis van randomisatie. Dat laatste heet gerandomiseerde toewijzing.

Kader 8.1

soort onderzoek			blootstelling of behandeling		uitkomst
experimenteel	klinisch onderzoek	het effect onderzoeken van	acupunctuur	op	pijn
	klinisch onderzoek	het effect onderzoeken van	sederende gassen	op	succesvolle afronding van de behandeling
observationeel	cohortonderzoek	(prospectief) het effect onderzoeken van	roken	op	parodontitis
	patiënt-controle-onderzoek	(retrospectief) het effect onderzoeken van	amalgaamvullingen	op	multipele sclerose

Voor gerandomiseerde steekproefneming moet er een lijst van mensen zijn die representatief zijn voor de te onderzoeken populatie, een zogeheten steekproefpopulatie of sampling frame, waaruit de steekproef kan worden genomen. Een voorbeeld van een steekproefpopulatie of sampling frame kan zijn alle patiënten jonger dan 16 jaar die bij een tandartspraktijk zijn ingeschreven, alle patiënten die op de polikliniek kaakchirurgie van het ziekenhuis zijn geweest in een bepaald jaar, of alle patiënten met multipele sclerose uit de bestanden van alle ziekenhuizen in een regio. Een eenvoudige gerandomiseerde steekproef (simple random sampling) houdt in dat elk individu in de steekproefpopulatie dezelfde kans heeft in de steekproef opgenomen te worden.

Voor gerandomiseerde toewijzing wordt eerst een doelgroep gedefinieerd met behulp van in- en exclusiecriteria (externe validiteit). Patiënten die aan alle criteria voldoen en die willen deelnemen, worden gerandomiseerd toegewezen aan een van de behandelingen in het onderzoek. In bijvoorbeeld het onderzoek over acupunctuur (zie hoofdstuk 5) waren enkele inclusiecriteria dat de patiënten de leeftijd van 18 tot 40 jaar hadden, gezond waren en een extractie van een geïmpacteerde derde molaar nodig hadden; een exclusiecriterium was een behandeling met acupunctuur in de voorgeschiedenis. Patiënten die toestemden in deelname werden vervolgens toegewezen aan een behandeling. Bij enkelvoudige randomisatie heeft elk individu dezelfde kans om aan een bepaalde behandeling te worden toegewezen. Op die manier wordt elke eigenschap die patiënten kunnen hebben en die van invloed kan zijn op de resultaten, gelijkelijk over de verschillende behandelingen verdeeld.

8.3 Omvang van de steekproef

Een cruciaal aspect van de onderzoeksopzet is de beslissing over het aantal proefpersonen dat moet worden opgenomen in de steekproef. Als het onderzoek te klein is, kunnen er klinisch belangrijke verschillen gemist worden. Is het te groot, dan leidt dat tot geldverspilling en duurt het te lang tot de onderzoekresultaten in de tandheelkundige praktijk geïmplementeerd kunnen worden. Voor het doen van vergelijkingen tussen groepen zijn er statistische technieken voor de schatting van de steekproefgrootte die waarborgen dat indien een klinisch belangrijk effect optreedt, de omvang van de steekproef groot genoeg zal zijn om dat te meten. Voor de berekening van de steekproefgrootte moeten er altijd drie dingen worden gespecificeerd: de verwachte grootte van het effect (of effectverschil) dat gemeten zal worden; het significantieniveau; en het onderscheidingsvermogen (veelal 'power' genoemd) (figuur 8.1).

VERWACHTE GROOTTE VAN HET EFFECT
Om de steekproefgrootte te kunnen bepalen, moet er enig idee zijn hoe groot het verschil is dat men wil meten. Het lijkt merkwaardig om het resultaat van een onderzoek al te gaan schatten voordat het

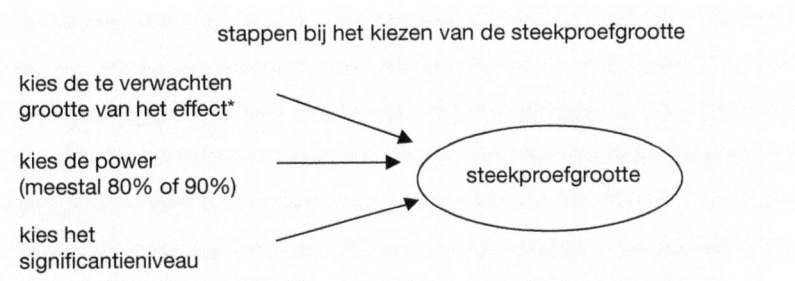

Figuur 8.1 Stappen bij het kiezen van de steekproefgrootte

plaatsvindt, maar daardoor wordt vermeden dat er onderzoeken gedaan worden die veel te groot of te klein zijn om de onderzochte vraag te beantwoorden. Voor onderzoek bijvoorbeeld naar een nieuwe behandeling voor mondkanker waarvan verwacht wordt dat deze de vijfjaarsmortaliteit met 10% kan terugdringen, is een onderzoeksgroep nodig van honderden proefpersonen. Bij een veel kleiner onderzoek, met bijvoorbeeld honderd mensen, zouden alleen onrealistisch grote mortaliteitsverschillen gemeten kunnen worden (bijvoorbeeld circa 50%). Het effect kan uitgedrukt worden als relatief risico, risicoverschil, verschil tussen twee gemiddelden of elke andere statistische grootheid die gebruikt kan worden bij een vergelijking. De effectgrootte die gekozen wordt als basis voor de steekproefgrootte, komt meestal voort uit reeds bekende kennis (uit eerder onderzoek of observatie). Is die kennis er niet, dan kan worden uitgegaan van de kleinste effectgrootte die klinisch nog van belang zou zijn.

SIGNIFICANTIENIVEAU
Aan het eind van het onderzoek wordt steeds een significantietest gedaan en een p-waarde berekend. Die geeft aan hoe waarschijnlijk het is dat een effect van de grootte die gemeten is, bij toeval kan zijn opgetreden. De p-waarde is de mate waarin het waarschijnlijk is dat ten onrechte geconcludeerd wordt dat er een effect is terwijl dat er eigenlijk niet is. Die waarschijnlijkheid moet liefst heel klein zijn en wordt meestal gezet op 5%. Deze grenswaarde noemt men α ($\alpha = 0,05$). In sommige gevallen willen de onderzoekers nog meer zekerheid dat ze een dergelijke misvatting niet produceren. Dan specificeren ze een stringenter significantieniveau, bijvoorbeeld 1% ($\alpha = 0,01$).

Kader 8.2
Voorbeeld: Stel, de standaardbehandeling heeft een genezingspercentage van 75 en van een nieuwe behandeling wordt verwacht dat deze een genezingspercentage van 90 zal hebben.

	werkelijkheid: er is geen verschil (= nulhypothese)	werkelijkheid: er is verschil (= alternatieve hypothese)
Test: er is geen verschil (nulhypothese niet verwerpen)	juiste voorspelling	foutieve voorspelling
Test: er is verschil (nulhypothese verwerpen)	foutieve voorspelling Het significantieniveau (α) geeft aan in welk percentage van vergelijkbare onderzoeken dit maximaal mag voorkomen	juiste voorspelling; De Power geeft aan in welk percentage van vergelijkbare onderzoeken dit tenminste moet voorkomen.

Aan het eind van het onderzoek moet kunnen worden gezegd:
'Een vergelijking van 90% vs. 75% (i.e. een verschil van 15%) is statistisch significant op het 5%-niveau ($\alpha = 0,05$).'

↓

Power: Onder het begrip power verstaat men de kans (of waarschijnlijkheid) dat een nulhypothese (er is geen verschil) terecht wordt verworpen. De kans dat de bewering dat de nieuwe methode verschilt van de oude terecht gedaan kan worden, moet 80% zijn. Als er werkelijk een verschil van 15% of meer is, moet de power om dat verschil te kunnen meten (het onderscheidingsvermogen) 80% zijn.

ONDERSCHEIDINGSVERMOGEN OF 'POWER'

Er zijn twee mogelijke manieren waarop een verkeerde conclusie getrokken kan worden over het bestaan van een verschil of een verband. Om het eenvoudig te houden wordt in deze bespreking uitgegaan van een effectgrootte die wordt uitgedrukt als verschil tussen twee groepen, maar de bespreking is evenzeer van toepassing op metingen van verbanden. De conclusie kan zijn dat er een verschil bestaat terwijl dat in feite niet zo is (zoals in de voorgaande paragraaf besproken werd), of dat er geen verschil wordt aangetoond terwijl dat juist wel zo is. Om die tweede soort fout te vermijden moet het onderzoek groot genoeg zijn om een verschil te kunnen meten. Power wordt gedefinieerd als de kans dat een verschil van een bepaalde grootte (of effectgrootte) daadwerkelijk wordt gemeten (verwerping nulhypothese; er is een significant verschil), indien het inderdaad bestaat (kader 8.2). De power wordt meestal vastgesteld op 80% of 90%.

Het doel van een inschatting van de steekproefgrootte is te komen tot een *benadering* van het benodigde aantal deelnemers aan het onderzoek, dus of er 100 of 500 patiënten nodig zijn. Het maakt niet uit als de ene berekening uitkomt op een steekproef van 100 mensen en een andere op 110. Enige vorm van schatting is onvermijdelijk bij de bepaling van de steekproefgrootte, met name bij de keuze van de effectgrootte die voor de berekening gebruikt wordt. Een schatting van de steekproefgrootte is dus altijd een benadering en nooit een precieze schatting.

Hoe kleiner de effectgrootte is, des te groter de steekproef moet zijn om dit aan te tonen (kader 8.3). Dat komt doordat het moeilijker wordt te bepalen of het om een werkelijk verschil gaat of om toeval. Als bijvoorbeeld het te meten effect het verschil is in percentages kinderen die een tandheelkundige behandeling tot een goed einde brengen bij twee verschillende vormen van anesthesie, en van de ene vorm wordt een veel groter effect verwacht dan van de andere, dan zou slechts een kleine steekproef nodig zijn om dat aan te tonen. Is het verwachte verschil tussen de verdovingsvormen echter klein, dan is een grote steekproef nodig om het te meten.

In tabel 8.1 is te zien hoe de steekproefgrootte verandert met veranderingen in de effectgrootte of de power van het onderzoek (de tabel is gebaseerd op het onderzoek met inhalatiesedatie in hoofdstuk 5). Het significantieniveau is bepaald op 5% ($\alpha = 0,05$). Er wordt van uitgegaan dat indien kinderen alleen lucht toegediend krijgen, 50% van hen goed te behandelen zal zijn. Vervolgens is een reële schatting nodig van het aantal kinderen dat goed te behandelen zal zijn als ze gesedeerd zouden worden. Als de effectgrootte laag ingeschat wordt, bijvoorbeeld een verschil van maar 10%, dan zou een trial met 776 kinderen nodig zijn om een power van 80% te krijgen. Dat betekent dat als sederende gassen inderdaad het percentage volbrachte ingrepen doet stijgen tot 60, met dit onderzoek de kans dat een significant verschil wordt gevonden 80% is op het 5%-significantieniveau (d.w.z. dat de p-waarde voor de vergelijking van 50% vs. 60% effect $\leq$ 0,05 zal zijn). Om dezelfde power te krijgen, geldt bij een groter verwacht effect van de sederende gassen, bijvoorbeeld een verschil van 40%, dat een trial nodig zou zijn met slechts 40 kinderen. Bij een onderzoek met slechts 40 kinderen kan een waar effect dat kleiner is dan deze 40% gemist worden, dus zelfs als een verschil van 20% gevonden wordt, zal de steekproef te klein zijn om te kunnen stellen dat dit een statistisch significant verschil is.

Kader 8.3

als de effectgrootte (effectverschil) kleiner is	→	is het moeilijker om kleine verschillen te meten dan grote
als voor een grotere power gekozen wordt	→	neemt de kans toe dat een verschil gesignaleerd wordt
als een lager significantieniveau gekozen wordt	→	vermindert de kans dat gesteld wordt dat er een verschil is terwijl dat niet zo is

Tabel 8.1 Het aantal kinderen dat nodig is als deelnemer in een onderzoek waarin het effect van sederende gassen wordt vergeleken met dat van lucht op de mogelijkheid een tandheelkundige behandeling te volbrengen, naar effectgrootte en power.

verwachte % dat de behandeling volbrengt met		effectgrootte	power		
gas	lucht	verschil (gas-lucht)	80%	85%	90%
60	50	10	776	886	1038
70	50	20	186	214	250
80	50	30	78	88	104
90	50	40	40	44	52

De steekproefgrootte is een fundamenteel aspect van de beoordeling van onderzoeksresultaten. Als een onderzoek veel groter is dan nodig om de onderzoeksvraag te beantwoorden, worden er middelen verspild en, in het geval van klinisch onderzoek wordt aan te veel mensen de mindere behandeling gegeven. Maar een overmatig groot onderzoek geeft wel een duidelijk antwoord op de onderzoeksvraag. Er worden misschien middelen bespaard bij een klein onderzoek, maar er kunnen klinisch belangrijke verschillen gemist worden doordat er geen statistisch significant verschil gevonden wordt tussen twee behandelingen, terwijl er in feite wel een verschil is: het onderzoek is alleen te klein om het te signaleren. Wat kan dus geconcludeerd

worden als een verschil (bijvoorbeeld tussen twee behandelingen) gerapporteerd wordt als 'statistisch niet significant'? Dat kan drie verschillende dingen betekenen.
- Er is inderdaad geen verschil.
- Er is een verschil, maar bij toeval is er een steekproef genomen die dat niet laat zien.
- Er is een verschil, maar het onderzoek had niet voldoende power (vermogen) om het te signaleren: het onderzoek was te klein.

De conclusie kan niet getrokken worden dat de twee behandelingen een gelijk effect hebben. Dat is enkel één van de *mogelijke* verklaringen van het niet-significante resultaat. Cruciaal is dat het ook zo kan zijn dat er in feite wel een onderliggend verschil is, maar dat het onderzoek door zijn kleinschaligheid onvoldoende vermogen/power had om dat aan te tonen. Welke maat voor effect er ook gebruikt wordt in een onderzoek (relatief risico, risicoverschil, verschil tussen twee gemiddelden, of regressie- of correlatiecoëfficiënt): als het resultaat 'niet statistisch significant' is moet men zich ervan bewust zijn dat er desondanks een werkelijk en klinisch belangrijk effect zou kunnen zijn, maar dat het onderzoek wellicht te klein was om dat te signaleren.

VERGELIJKING VAN COHORTONDERZOEK MET PATIËNT-CONTROLEONDERZOEK

Met cohort- en patiënt-controleonderzoek worden risicofactoren onderzocht voor ziekten. Om twee redenen is er bij cohortonderzoek minder kans op bias dan bij patiënt-controleonderzoek. Ten eerste start cohortonderzoek voordat de blootstelling en ziekte ontstaan, zodat er geen herinneringsbias kan zijn. Ten tweede kan het bij patiënt-controleonderzoek moeilijk blijken een controlegroep (referentiegroep) te vinden doordat de selectie daarvan kan leiden tot selectiebias. Een nadeel van cohortonderzoek is dat de uitvoering jaren kan duren, omdat een voldoende groot aantal mensen in het cohortonderzoek de ziekte moet ontwikkelen. Cohortonderzoek wordt niet vaak gebruikt voor de bestudering van zeldzame ziekten, omdat de onderzoeksgroep onhanteerbaar groot zou moeten zijn. In kader 8.4 staan de belangrijkste voor- en nadelen van cohort- en patiënt-controleonderzoek.

8.4 Meer over observationeel onderzoek

Cross-sectioneel onderzoek is meestal het snelst, eenvoudigst en goedkoopst uit te voeren onderzoek. Er wordt een onderzoeksgroep van mensen genomen en van hen wordt informatie vastgelegd op een bepaald moment in de tijd. Bij cross-sectioneel onderzoek is er noch de lange follow-up van cohortonderzoek noch de vergaring van retrospectieve informatie van patiënt-controleonderzoeken. De beperking van cross-sectioneel onderzoek is wel dat het niet veel zegt over wat er in de tijd gebeurt. Verbanden tussen risicofactoren en ziekte moeten dan ook voorzichtig geduid worden. Door slechts naar één

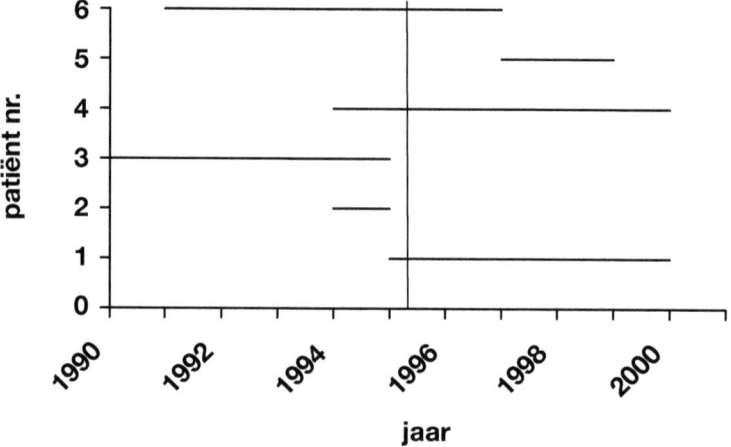

Figuur 8.2 *Fictief voorbeeld waarin de duur dat mensen ziek kunnen zijn wordt geïllustreerd. Patiënt 2 heeft de ziekte bijvoorbeeld korter dan patiënt 4. Het cross-sectionele onderzoek wordt gedaan in 1996. Elke horizontale lijn geeft de tijd aan dat een patiënt de ziekte heeft.*

moment in de tijd te kijken kan een dergelijk onderzoek met voorkeur mensen met langdurige ziekte meten. Dat wordt geïllustreerd in figuur 8.2, waarin een cross-sectioneel onderzoek een momentopname zou opleveren op een bepaald moment (bijvoorbeeld het jaar 1996). Patiënten 2 en 5 hebben de ziekte maar kort en worden in het onderzoek daardoor gemist.

Stel dat gezocht wordt naar mensen met gingivitis. Hoe langer iemand de ziekte heeft, des te groter de kans is dat hij in dit onderzoek wordt opgenomen. Worden dan risicofactoren bekeken, dan worden vooral die factoren gevonden die samengaan met langdurig bestaande gin-

Kader 8.4

	cohortonderzoek	patiënt-controleonderzoek
duur	lang	kort
grootte	groot	relatief klein
kosten	hoog	relatief laag
uitkomst	niet geschikt voor zeldzame uitkomsten	bruikbaar voor zeldzame uitkomsten
blootstelling	prospectieve gegevensverzameling	retrospectieve gegevensverzameling
bias	proefpersonen komen in onderzoek voordat de ziekte start: geen herinneringsbias prospectieve gegevens over blootstelling: minder herinneringsbias	proefpersonen komen in onderzoek met de ziekte retrospectieve gegevens over blootstelling: kan leiden tot herinneringsbias
	gemakkelijker proefpersonen te vinden zonder de ziekte; uit dezelfde populatie als proefpersonen met de ziekte	soms moeilijk om goede personen voor de referentiegroep te vinden; keuze van deze proefpersonen kan leiden tot selectiebias

givitis en die kunnen anders zijn dan de factoren bij gingivitis, die pas kort bestaat. De steekproef is wellicht niet representatief voor de gehele populatie van mensen met gingivitis.

8.5 Bias

Bias is elke vorm van systematische beïnvloeding (vertekening) die kan leiden tot een overschatting of een onderschatting van de ware (populatie)waarde. Bias kan ontstaan door de opzet van het onderzoek of door de uitvoering. In tegenstelling tot confounding, waarvoor gecorrigeerd kan worden bij de statistische analyse, kan er meestal niet veel gedaan worden tegen bias. Als bijvoorbeeld in een patiënt-controleonderzoek de mate van roken wordt vergeleken tussen patiënten met longkanker en controlepersonen die opgenomen waren in het ziekenhuis voor andere aandoeningen van de luchtwegen, zal het ware effect van roken worden onderschat omdat roken ook met andere longziekten samengaat. Er is geen statistische analyse die dat adequaat kan corrigeren.

Bias komt voort uit twee hoofdbronnen: de proefpersonen (selectiebias) en meetfouten (informatiebias). Zijn de proefpersonen zodanig gekozen en ingedeeld dat er op enigerlei wijze inherente verschillen ontstaan tussen de onderzoeksgroepen, dan zal elke vergelijking daardoor worden beïnvloed. Als de meting van de risicofactor is beïnvloed door het feit dat mensen tot een bepaalde onderzoeksgroep behoren, zal dat ook de conclusies vertekenen. Als bijvoorbeeld mensen die veel alcohol drinken geneigd zijn tot onderrapportage van hun gebruik, dan zal in het onderzoek naar het verband tussen alcohol en parodontitis een onderschatting kunnen ontstaan van het verband.

BIAS DIE ONTSTAAT DOOR DE MANIER VAN KIEZEN EN WERVEN VAN PROEFPERSONEN

Selectie- of toewijzingsbias. Selectiebias ontstaat doordat de steekproef van deelnemers in het onderzoek op dusdanige wijze wordt gekozen dat sommige of alle deelnemers eigenschappen hebben die niet representatief zijn voor de bestudeerde populatie. Dat kan ontstaan door voorkeurselectie van de proefpersonen die voortkomt uit hun al dan niet patiënt-zijn of uit hun blootstellingsstatus. In een klinisch onderzoek kan toewijzingsbias ontstaan als een bepaald type patiënt (bijvoorbeeld met een ernstige ziekte) meer kans maakt om de actieve behandeling te krijgen.

Welke vorm van bias er waarschijnlijk zal ontstaan, hangt gedeeltelijk af van de onderzoeksopzet. Hieronder volgen enkele voorbeelden van selectiebias of toewijzingsbias.

- Bij een cross-sectioneel onderzoek naar parodontitis, dat op een bepaald moment is gedaan, kan er een overmaat aan mensen zijn, die reeds langdurig parodontitis hebben.
- Bij een patiënt-controleonderzoek naar mondkanker en alcohol kan het zo zijn, als zowel patiënten als controlegroep uit ziekenhuispatiënten waren geselecteerd, dat de controlegroep niet representatief is voor de gehele bevolking (ze kunnen bijvoorbeeld vaker een alcoholgerelateerde ziekte hebben).
- Bij een klinisch onderzoek ontstaat toewijzingsbias wanneer patiënten die waarschijnlijk minder goed zullen reageren op een bepaalde behandeling worden ingedeeld (dat valt te vermijden door randomisatie toe te passen).

Responsbias. Mensen die instemden met deelname aan het onderzoek (respondenten) verschillen van diegenen die dat niet doen (non-respondenten). Een voorbeeld van een onderzoek met responsbias zou kunnen zijn een onderzoek naar mondhygiëne waarin mensen met een goede mondhygiëne vaker zullen responderen dan mensen met een slechte mondhygiëne.

BIAS DIE SAMENGAAT MET DE METING VAN BLOOTSTELLING EN ZIEKTE

Patiëntenbias

- *Herinneringsbias.* Patiënten met de ziekte zullen zich ervaringen uit het verleden anders herinneren dan patiënten zonder de ziekte. Dat is met name een probleem bij patiënt-controleonderzoeken waarbij de gegevens over blootstelling retrospectief verzameld worden. In bijvoorbeeld een patiënt-controleonderzoek over mondkanker zullen de patiënten wellicht anders rapporteren over hun rookgedrag in het verleden dan de controleproefpersonen.
- *Terugtrekkings- of stopbias.* Patiënten die zich terugtrekken uit een onderzoek verschillen vaak van diegenen die dat niet doen. Als het percentage patiënten dat zich terugtrekt uit het onderzoek onder blootgestelde proefpersonen heel anders is dan onder niet-blootgestelde proefpersonen, kan daardoor bias ontstaan. Bij een klinisch onderzoek komt het vrij vaak voor dat er meer patiënten stoppen uit de ene behandelgroep dan uit de andere, vooral naarmate de behandeling belastender is. Patiënten die bijvoorbeeld een intensieve chemotherapie ondergaan, zullen zich wellicht vaker terugtrekken dan patiënten die een operatie krijgen.
- *Follow-up bias.* De reden voor uitval bij follow-up hangt samen met de blootstelling en is verschillend per groep. In bijvoorbeeld een cohortonderzoek naar het effect van roken op het risico dat parodontitis ontstaat, zullen zware rokers vaker lost to follow-up raken dan niet-rokers, vanwege de hogere morbiditeit die door roken ontstaat.

Onderzoekersbias

- *Beoordelingsbias.* Als de arts of patiënt op de hoogte is van de behandeling die is toegewezen, kunnen ze de uitkomsten van de nieuwe behandeling rooskleuriger scoren dan de oude. Een patiënt met bijvoorbeeld chronische pijn zal graag willen geloven dat een nieuwe behandeling meer effect heeft dan een behandeling die al geprobeerd is.
- *Interviewerbias.* Als de interviewer op de hoogte is van de ziektestatus van de patiënt, kan dat van invloed zijn op de manier waarop hij of zij het interview afneemt. In bijvoorbeeld een onderzoek naar het verband tussen roken en parodontitis zal de interviewer misschien meer vragen stellen over het rookgedrag van een proefpersoon als bekend is dat die parodontitis heeft.

Een andere vorm van bias kan ontstaan als bij een onderzoek gevraagd moet worden naar bepaalde andere medische aandoeningen. Mensen met de onderzochte ziekte hebben misschien al een scala aan diagnostiek ondergaan, waardoor ze er vaker van op de hoogte zijn dat ze andere ziekten hebben dan mensen die de ziekte niet hebben en niet dezelfde batterij diagnostische tests hebben doorlopen.

Bij een experimenteel klinisch onderzoek komt minder bias voor dan bij observationeel onderzoek. Randomisatie en blindering kunnen worden ingezet ter reductie of eliminatie van toewijzings- en beoordelingsbias, en terugtrekkings- en follow-upbias wordt vermeden door intention-to-treatanalyse. Bij patiënt-controleonderzoek ontstaat vaak selectiebias door de keuze van de controleproefpersonen, en herinneringsbias omdat de gegevens over blootstelling retrospectief worden vergaard. Bij cohortonderzoek worden die vormen van bias weer vermeden doordat dit onderzoek start voordat de ziekte ontstaat en doordat de mensen met en zonder de ziekte uit dezelfde populatie komen.

8.6 Confounding

Als er een verband gevonden wordt tussen een blootstelling en een uitkomst, moet overwogen worden of het waarschijnlijk is dat dit een werkelijk verband is of dat het ontstaan is door een andere factor, een confounder. Een variabele is een confounder als hij direct samenhangt met zowel de uitkomst als de veroorzakende variabele in het onderzoek. Door confounding kunnen verbanden gesuggereerd worden die er in werkelijkheid niet zijn of kunnen er verbanden gemaskeerd worden die wel bestaan.

De meest voorkomende confounders zijn leeftijd, geslacht en tijd. Stel dat gekeken wordt naar het DMFT-getal bij mensen met verschillende etnische achtergronden in Nederland, en dat gevonden wordt dat één etnische groep minder aangetaste of ontbrekende tanden heeft. Dat kan komen doordat die groep veel jonger is dan de andere. Bij vergelijking van mensen in dezelfde leeftijd kan blijken dat de proportie mensen met aangetaste en ontbrekende tanden in werkelijkheid gelijk is in verschillende etnische groepen. Er bestaan methoden ter reductie van het effect van confounding die ofwel tijdens de opzetfase van het onderzoek ofwel in de analysefase kunnen worden gebruikt.

CONFOUNDING AANPAKKEN IN DE OPZETFASE

Experimenteel klinisch onderzoek
Het doel van randomisatie is dat patiënten zodanig worden ingedeeld dat er behandelgroepen ontstaan die zo veel mogelijk in alle eigen-

schappen op elkaar lijken behalve in de behandeling. Zo wordt het enige systematische verschil tussen de twee onderzoeksgroepen de gegeven behandeling. Uit randomisatie zou moeten volgen dat elk verschil in uitkomst dat gemeten wordt aan het eind van het onderzoek moet zijn toe te schrijven aan het effect van de behandeling en niet aan een andere factor. Bij zeer groot onderzoek leidt randomisatie vrijwel altijd tot een evenwichtige verdeling van prognostische factoren. Bij kleiner onderzoek kan het nodig zijn nog zorgvuldiger zeker te stellen dat een mogelijke confounder evenwichtig verdeeld is over de groepen. Sommige onderzoekers kiezen daarom een randomisatiemethode die ervoor zorgt dat de onderzoeksgroepen een gelijke verdeling hebben van factoren waarvan bekend is dat ze samenhangen met de te meten uitkomst, zoals leeftijd of ernst van ziekte. De meest gebruikte methoden om dit te doen zijn stratificatie en minimalisering. Als daaraan gerefereerd wordt in een artikel, wordt bedoeld dat de behandelgroepen waarschijnlijk in evenwicht zijn voor de genoemde factoren.

Confounding in observationeel onderzoek

Confounding is inherent aan veel observationeel onderzoek omdat dit onderzoek geen strategie heeft ter vermijding ervan, zoals randomisatie. Bij patiënt-controleonderzoek kan het effect van bekende confounders verminderd worden door matching toe te passen bij de samenstelling van de onderzoeksgroepen. Daartoe worden per patiënt een of meer controleproefpersonen gezocht met zo veel mogelijk dezelfde eigenschappen als die van de patiënt. In bijvoorbeeld een onderzoek naar voeding en mondgezondheid over een aantal tandartspraktijken, zijn leeftijd en sociaaleconomische status bekende factoren die samenhangen met voeding en met mondgezondheid, dus zijn het mogelijke confounders. Als een patiënt is geselecteerd in één tandartspraktijk, dan wordt in diezelfde praktijk gezocht naar een controleproefpersoon die niet meer dan, bijvoorbeeld, twee jaar ouder of jonger is. Mensen in dezelfde tandartspraktijk hebben vaker een soortgelijke sociaaleconomische achtergrond, meer dan mensen in verschillende praktijken, zodat dit ook gedeeltelijk het verschil in sociaaleconomische status tussen patiënten en controleproefpersonen kan elimineren.

CONFOUNDING AANPAKKEN IN DE ANALYSEFASE

De vorm van statistische analyse die gebruikt wordt om confounding aan te pakken wordt bepaald door de onderzoeksopzet en het soort gegevens waar het om gaat. Bij een experimenteel klinisch onderzoek is confounding meestal niet aan de orde, zodat de analyse relatief eenvoudig is omdat door de randomisatie groepen zijn gemaakt waarin het enige verschil de gegeven behandeling is. Elk verschil in uitkomst komt waarschijnlijk door de behandeling, zodat dit meestal het enige is dat in ogenschouw genomen hoeft te worden bij de analyse.

Bij observationeel onderzoek is een complexere analyse nodig, omdat de onderzochte groepen kunnen verschillen op veel verschillende vlakken en niet alleen op blootstelling. De statistische technieken daarvoor heten multivariate logistische regressie en multivariate lineaire regressie. Welke van de twee gebruikt moet worden hangt af van het soort uitkomst dat gemeten wordt. Is de uitkomst een variabele die slechts twee uitkomsten kan hebben, zoals de aan/afwezigheid van mondziekte of dood/leven, dan kan logistische regressie gebruikt worden. Is de uitkomstmaat een continue variabele waarbij metingen aan mensen of dingen gedaan moeten worden, zoals optische dichtheid of bloeddruk, dan wordt er lineaire regressie gebruikt. Als een onderzoeker dit soort regressies gebruikt bij de statistische analyse, dan wil dat zeggen dat voor een of meer confounders wordt gecorrigeerd.

INTERPRETATIE VAN RESULTATEN VAN OBSERVATIONEEL ONDERZOEK

Observationeel onderzoek is vaker onderhevig aan bias en confounders, zodat altijd een beoordeling nodig is van de mate waarin de gemeten effectgrootte (bijvoorbeeld relatief risico of oddsratio) door die factoren kan zijn beïnvloed. Zou het relatieve risico dicht bij 1 komen te liggen (i.e. geen verband tussen de ziekte en de blootstelling) na correctie voor bias en confounding? Het is bijvoorbeeld mogelijk dat een verband met een relatief risico van 1,10 volledig verklaard wordt door een confounder nadat daarvoor goed gecorrigeerd wordt (d.w.z. het relatieve risico neemt af tot 1,0). Maar het is moeilijk om een relatief risico van 20 terug te brengen naar 1,0 door te corrigeren voor bias en confounding. Een groot relatief risico geeft dus aan dat het verband sterk is en niet geheel te verklaren zal zijn door bias en confounding.

8.7 Meer over experimenteel klinisch onderzoek

De ontwikkeling van een nieuwe behandeling verloopt in verschillende experimentele fasen, die beschreven worden in kader 8.5. Een publicatie van een klinisch onderzoek in een tandheelkundig tijdschrift betreft meestal een fase-III-onderzoek, waarbij naar de effectiviteit van een behandeling (of preventieve maatregelen) wordt gekeken en deze geëvalueerd wordt bij een substantieel aantal patiënten. Er is fase-II-onderzoek waarin een voorbereidende evaluatie van de veiligheid en werkzaamheid wordt uitgevoerd, maar die zijn niet groot genoeg om definitieve resultaten over de uitkomst op te leveren.

PARALLELGROEP- OF CROSS-OVERONDERZOEK
Twee behandelingen kunnen vergeleken worden door ofwel elke behandeling aan een andere groep mensen te geven, een parallelgroeponderzoek, of door elke persoon beide behandelingen te geven, een cross-overonderzoek. Bij een cross-overonderzoek kunnen de twee behandelingen ofwel tegelijk aan dezelfde persoon gegeven worden, een vorm die soms split-mouthontwerp genoemd wordt, of sequentieel, de een na de ander. Een voorbeeld van een trial met een split-mouthontwerp werd gegeven in de oefening van hoofdstuk 5, waarin kinderen twee soorten fissuurverzegelingen kregen, elk op de helft van hun molaren. Het voordeel van een cross-overontwerp is dat er geen bias of confounding kan zijn, aangezien de omstandigheden van de patiënten voor beide behandelingen exact dezelfde zijn. Het probleem is dat niet bekend is of er geen interactie is tussen de behandelingen, omdat ze tegelijk of na elkaar gegeven moeten worden. Als de behandelingen tegelijkertijd aan verschillende elementen worden gegeven, moeten ze gerandomiseerd gegeven worden aan, bijvoorbeeld, linker- en rechterhelft van de mond. Als de behandelingen na elkaar gegeven worden moet de volgorde gerandomiseerd zijn: de helft van de mensen krijgt eerst behandeling A en de andere helft krijgt eerst behandeling B. Ook moet er, wanneer behandelingen sequentieel gegeven worden, voldoende tijd tussen de behandelingen zijn om te zorgen dat het effect van de tweede behandeling niet beïnvloed wordt door een naijleffect van de eerste.

Cross-overonderzoek kan niet gebruikt worden voor behandelingen die een ziekte genezen: als de patiënt de ziekte niet meer heeft, kan de tweede behandeling niet meer getest worden. Omdat de patiënten in een cross-overonderzoek beide behandelingen krijgen (hetgeen verzekert dat de behandelgroepen identiek zijn), zijn er minder patiënten nodig dan in een parallelgroeponderzoek. Enkele voor- en nadelen van cross-over- en parallelgroeponderzoek zijn opgesomd in kader 8.6.

Kader 8.5
Experimenteel klinisch onderzoek: experimentele fasen*

Fase-I-onderzoek: klinische farmacologie en toxiciteit
– Allereerst gericht op veiligheid, niet op werkzaamheid, bijvoorbeeld hoeveel van het middel gegeven kan worden zonder ernstige bijwerkingen, of onderzoeken naar metabolisme of biobeschikbaarheid van het middel
– Meestal met gezonde vrijwilligers

Fase-II-onderzoek: eerste klinische onderzoek naar behandeleffect
– Voorbereidende evaluatie van effectiviteit en veiligheid
– Relatief kleinschalig
– Intensieve bewaking van elke patiënt

Fase-III-onderzoek: grootschalige evaluatie van behandeling
– De behandeling wordt vergeleken met bestaande behandelingen of placebo voor dezelfde aandoening bij een substantieel aantal patiënten
– Meest zorgvuldige en uitgebreide wetenschappelijke klinische onderzoek van een nieuwe behandeling
– De resultaten moeten een conclusie kunnen opleveren over de vraag of de behandeling wel of niet effectief is

Fase-IV-onderzoek: postmarketing evaluatie
– Uitgevoerd nadat een nieuwe behandeling in de klinische praktijk is geïntroduceerd
– Bewaking op bijwerkingen, morbiditeit en mortaliteit
– Grootschalig, lange termijn

* Aangepast overgenomen uit Pocock (1983)

8.8 Wat is de kracht van het bewijs voor causaliteit uit verschillende soorten onderzoek?

Er zijn drie criteria voor causaliteit (zie hoofdstuk 6, kader 6.1) die direct in verband staan met het soort onderzoek: duidelijke opvolging in de tijd van blootstelling door uitkomst, effect van confounding en reversibiliteit. Een goed opgezet experimenteel klinisch onderzoek levert het krachtigste bewijs dat een behandeling een uitkomst genereert. In zo'n onderzoek is er sprake van een duidelijke opvolging in de tijd, de behandeling komt voor de uitkomst, en de randomisatie en blindering verwijderen mogelijke bronnen van bias en confounding. Ook in een cohortonderzoek is er een duidelijke opvolging in de tijd. Het is zeker dat de blootstelling voorafgaat aan het ontstaan van de ziekte omdat zowel de uitkomst als de blootstelling in de loop van het onderzoek worden gemeten. Bij patiënt-controleonderzoek is het soms moeilijk vast te stellen of de blootstelling voor of na de uitkomst optrad. Cohortonderzoek is minder onderhevig aan bias dan patiënt-controleonderzoek, maar beide zijn onderhevig aan confounding. In beide onderzoeksvormen is het ook mogelijk om dosis-responsrelaties of reversibiliteit aan te tonen. Cross-sectioneel onderzoek kan noch over tijdsopvolging noch over reversibiliteit informatie opleveren. Een experimenteel klinisch onderzoek levert veel krachtiger bewijs voor causaliteit dan observationeel onderzoek. In het algemeen biedt cohortonderzoek krachtiger bewijs voor causaliteit dan patiënt-controleonderzoek, en cross-sectioneel onderzoek biedt weinig of geen informatie over causaliteit. Dat is een zeer algemene vuistregel: er zijn tal van ander aspecten aan de opzet en uitvoering van een onderzoek die bij deze interpretatie van belang zijn.

Kader 8.6 Vergelijking tussen parallelgroep- en cross-overonderzoek

Parallelgroep: Elke proefpersoon krijgt één behandeling: vergelijking tussen verschillende groepen mensen
Voordelen
- geen wederzijdse beïnvloeding van de behandelingen
- kan gebruikt worden voor behandelingen ter genezing

Nadelen
- potentieel gevaar voor bias en confounding bij groepen die verschillen in risicofactoren buiten de blootstelling, die de uitkomst kunnen beïnvloeden, bijvoorbeeld leeftijd, ernst van ziekte
- grotere onderzoeksgroep nodig dan bij cross-over

Randomisatie: Randomiseer proefpersonen naar elke behandelgroep ter vermijding van bias en confounding en zorg dat de groepen zo veel mogelijk op elkaar lijken in elk opzicht behalve de behandeling

Cross-over: Elke proefpersoon krijgt elke behandeling op verschillende momenten (of soms tegelijk). Het effect wordt vergeleken binnen de proefpersoon

Voordelen
- elke behandeling vergeleken binnen elke proefpersoon, verkleint het potentiële gevaar voor bias en confounding
- goede vorm bij chronische ziekte
- kleinere steekproef nodig dan bij parallel

Nadelen
- mogelijke wederzijdse beïnvloeding van behandelingen
- beperkt tot behandelingen die een tijdelijke verlichting van symptomen bieden. Kan niet gebruikt worden voor genezende behandelingen

Randomisatie: Randomiseer in volgorde waarin behandelingen worden gegeven

LEERPUNTEN
- Selectie van proefpersonen: observationeel onderzoek gebruikt gerandomiseerde selectie; experimenteel klinisch onderzoek gerandomiseerde toewijzing.
- Zowel patiënt-controleonderzoek als cohortonderzoek is onderhevig aan confounding.
- Patiënt-controleonderzoek heeft meer last van bias dan cohortonderzoek.
- Bij experimenteel klinisch onderzoek worden bias en confounding vermeden door de processen van randomisatie en blindering.

9 Alle bewijsmateriaal overzien

9.1 Informatie zoeken

Er zijn tal van bronnen voor informatie over tandheelkundige onderwerpen, in tijdschriften en op internet. Onderstaand wordt een aantal goede bronnen gegeven. De adressen van websites waren werkzaam ten tijde van de publicatie van dit boek, maar deze veranderen soms.

- Tijdschriften:
  - *Evidence-Based Dentistry* (http://www.nature.com/ebd/index.html)
  - *Journal of Evidence-Based Dental Practice* (http://www.sciencedirect.com/science/journal/15323382)
  - Tandheelkundige onderzoeken worden vaak gepubliceerd in een van de vele wetenschappelijke tijdschriften. Alleen al in de database PubMed (zie verder) staan 864 tandheelkundige tijdschriften geregistreerd.
- Elektronische databases met samenvattingen (en soms links naar het volledige artikel) uit tijdschriften:
  - Medline (http://medline.cos.com/)
  - PubMed (http://www.ncbi.nlm.nih.gov/pubmed/). Hierop staan de meeste artikelen die ook op Medline staan, maar is vrij toegankelijk.
  - Embase (http://www.embase.com/)
- Wetenschappelijke databases van systematische literatuuroverzichten:
  - The Centre for Evidence-Based Dentistry (http://www.cebd.org/)
  - *The Cochrane Library* (http://www3.interscience.wiley.com/cgi-bin/mrwhome/106568753/HOME)
  - Cochrane Collaboration (http://www.cochrane.org/; http://www.cochrane.nl)
  - The Cochrane Oral Health Group (http://www.ohg.cochrane.org/)
  - The Centre for Literatuuroverzichten and Dissemination (CRD) in York (http://www.york.ac.uk/inst/crd/)

- Beroepsverenigingen, richtlijnen en literatuuroverzichten:
  - Royal College of Surgeons (Engeland) (http://www.rcseng.ac.uk/)
  - The American Dental Association, afdeling Evidence-Based Dentistry (http://www.ada.org/prof/resources/ebd/index.asp)
  - Scottish Intercollegiate Guidelines Network (SIGN) (http://www.sign.ac.uk/)
  - Het Ivoren Kruis (http://www.ivorenkruis.nl/)
- Overheidsinstanties, richtlijnen en literatuuroverzichten:
  - The UK Health Technology Assessment (http://www.ncchta.org/)
  - National Institute for Health and Clinical Excellence (NICE) (http://www.nice.org.uk)
  - Swedish Council of Technology Assessment in Health Care (http://www.sbu.se/en/)

Medline, Embase en PubMed zijn grote elektronische databases met samenvattingen van de meeste artikelen die in de geneeskunde en de tandheelkunde gepubliceerd zijn. Ze hebben zoekfuncties waarin met zoektermen wetenschappelijke publicaties gevonden kunnen worden over specifieke onderwerpen. Afhankelijk van het onderwerp en de gebruikte zoektermen kan een zoekopdracht een groot aantal wetenschappelijke publicaties opleveren. Soms kan de zoekopdracht verfijnd worden met extra zoektermen en restricties (bijvoorbeeld enkel artikelen in het Engels, of gepubliceerd tussen 2000 en 2005), om het aantal artikelen te verminderen. Er zijn echter onderwerpen waarover zoveel onderzoek gedaan is, dat zelfs een verfijnde zoekopdracht honderden publicaties oplevert. Over het effect van fluoridetandpasta's op cariës werden na een literatuurzoekactie bijvoorbeeld 3.566 artikelen gevonden, waarvan er 74 relevant waren en geanalyseerd werden (zie Marinho et al., 2003 aan het einde van dit hoofdstuk). Het kan ontmoedigend zijn om zoveel materiaal te vinden en het is niet waarschijnlijk dat een praktiserend tandarts de tijd heeft om dat allemaal te lezen. Een mogelijke strategie is om naar de onderzoeken met de meeste proefpersonen te kijken, aangezien die vaker betrouwbare resultaten geven en leiden tot hardere conclusies. Een zeer nuttige ontwikkeling in de afgelopen jaren is het beschikbaar komen van systematische literatuuroverzichten (die verderop in dit hoofdstuk worden besproken). De auteurs van zo'n overzichtsartikel (review) hebben de beschikbare literatuur beoordeeld en de relevante informatie samengevoegd en samengevat. Systematische literatuuroverzichten vormen een efficiënte en waardevolle informatiebron.

Er is een aantal tijdschriften speciaal voor de evidence-based tandheelkunde beschikbaar. In Engeland is er het tijdschrift *Evidence-Based*

Dentistry, dat begonnen is als een supplement van het British Dental Journal en in Amerika is er het Journal of Evidence-Based Dental Practice. Beide beogen eenvoudige samenvattingen te geven van beschikbaar klinisch bewijs met betrekking tot de nieuwste ontwikkelingen in de tandheelkunde. Het Nederlands Tijdschrift voor Tandheelkunde heeft een rubriek excerpten die hetzelfde doel heeft.

The Cochrane Library is een elektronische database van systematische literatuuroverzichten in de geneeskunde en tandheelkunde. Deze systematische literatuuroverzichten beperken zich tot gerandomiseerd klinisch onderzoek naar preventie en behandelingen. Er zijn ongeveer veertig literatuuroverzichtgroepen die systematische literatuuroverzichten opzetten volgens eenzelfde standaard en deze geregeld actualiseren. Ook andere onderzoekers kunnen systematische literatuuroverzichten uitvoeren en inzenden aan de Cochrane Library. Een van de meewerkende literatuuroverzichtgroepen is de Cochrane Oral Health Group. Dat is een internationale organisatie die systematische literatuuroverzichten opzet op kaakchirurgisch en tandheelkundig terrein, waaronder de preventie, behandeling en revalidatie van orale, tandheelkundige en craniofaciale aandoeningen en ziekten. De literatuuroverzichten zijn betrouwbaar en actueel. Het Dutch Cochrane Centre vertegenwoordigt de Cochrane Collaboration in het Nederlandse taalgebied. Belangrijkste doel van het Dutch Cochrane Centre is mensen te helpen bij het nemen van wetenschappelijk onderbouwde beslissingen over interventies in de gezondheidszorg.

Het National Institute for Health and Clinical Excellence (NICE) en het Centre for Reviews and Dissemination in York maken ook systematische literatuuroverzichten om daarop richtlijnen te baseren voor professionals. De meeste systematische literatuuroverzichten gaan over een interventie.

9.2 Belangenverstrengeling in wetenschappelijke publicaties

Veel tijdschriften eisen tegenwoordig een verklaring van elke auteur over de financiële steun van het onderzoek, patenten en banden met de fabrikanten van producten die in het onderzoek zijn gebruikt. Belangenverstrengeling (soms ook tegenstrijdige belangen genoemd) ontstaat als een professioneel oordeel over de validiteit en de interpretatie van een onderzoek beïnvloed kan zijn door een ander belang, zoals financieel gewin, beroepsmatig voordeel of rivaliteit. Financiële belangen vormen een duidelijke stimulans om een behandeling in een gunstig daglicht te stellen. Moeilijker is het om persoonlijke, professionele bevooroordeling te onderscheiden.

Een voorbeeld van de manier waarop tegenstrijdige belangen de klinische praktijk kunnen beïnvloeden, is gepubliceerd in het British Medical Journal.[1] In 2002 beval de American Heart Association (AHA) een geneesmiddel genaamd alteplase aan bij beroertes, ondanks dat er twijfels waren over de veiligheid en de werkzaamheid daarvan. Het middel werd gemaakt door een bedrijf genaamd Genentech en de aanbeveling van de AHA was gebaseerd op bewijzen uit een enkel onderzoek (waarvoor Genentech het middel en de placebo's gratis had verstrekt). Hoewel het een gerandomiseerd onderzoek was, bleken er aan het begin van het onderzoek duidelijke verschillen te zijn tussen de onderzoeksgroepen: er zaten meer mensen met een lichte vorm van beroerte in de alteplasegroep en meer met een ernstige beroerte in de placebogroep. Dat zou een bias opleveren ten faveure van het effect van alteplase. Bij het doen van hun aanbeveling ging de AHA voorbij aan gegevens uit andere onderzoeken. Later lekte uit dat de meeste beroerte-experts van de AHA banden hadden met Genentech en dat het bedrijf elf miljoen dollar had gegeven aan de AHA in het voorgaande decennium. Toen dit alles uitkwam, nam de AHA de uitspraak terug dat alteplase effectief was bij de behandeling van een beroerte. In de tandheelkundige literatuur bestaan waarschijnlijk minder dramatische voorbeelden. Soms worden de resultaten van een experimenteel klinisch onderzoek waarin tandheelkundige behandelingen worden vergeleken enthousiaster voor een bepaalde behandeling geïnterpreteerd dan feitelijk gerechtvaardigd is, of kunnen de conclusies suggereren dat de resultaten meer te veralgemeniseren zijn dan in werkelijkheid het geval is. Een trial kan bijvoorbeeld gebaseerd zijn op volwassenen (40-plussers), terwijl de onderzoekers de indruk wekken dat de resultaten even goed van toepassing zijn op jongere mensen (18-25 jaar). Als daarvoor geen bewijs is, moeten dergelijke conclusies met argwaan worden beoordeeld.

Als de resultaten van een klinisch onderzoek worden gepresenteerd door iemand van een tandheelkundig bedrijf, is het de moeite waard na te vragen of het werk is gepubliceerd in een *peer reviewed* tijdschrift dan wel bekeken is door onafhankelijke experts (bijvoorbeeld van een wetenschappelijke instelling). Zo niet, dan moeten de gegevens en de resultaten zorgvuldig beoordeeld worden voordat men ze in de praktijk brengt. Publicatie in een peer reviewed tandheelkundig tijdschrift betekent meestal dat twee of meer experts in het vakgebied het manuscript hebben bestudeerd en een oordeel hebben geveld over de

---

[1] Lenzer J. Alteplase for stroke: money and optimistic claims buttress the 'brain attack' campaign. BMJ 2002;324:723-9.

validiteit van het onderzoek en de interpretatie van de resultaten. Maar die onafhankelijke beoordeling biedt geen volledige garantie voor wetenschappelijke waarde: zelfs ervaren reviewers missen soms belangrijke zwakke punten in een onderzoek.

De auteurs van een wetenschappelijk artikel moeten aangeven hoe hun werk gefinancierd is, aangezien dat (zelfs onbewust) de interpretatie van de gegevens kan hebben beïnvloed. Als tijdschriften eisen dat auteurs financiële belangen melden die bij het artikel spelen (inclusief beloningen die ze wellicht van de industrie hebben gehad), kan worden overwogen of dat van invloed kan zijn geweest op de uitvoering van het onderzoek en de interpretatie van resultaten.

9.3 Systematische literatuuroverzichten

Door dit hele boek heen is gekeken naar voorbeelden van de belangrijkste soorten onderzoek in de tandheelkundige literatuur: cross-sectioneel, cohort- en patiënt-controleonderzoek en gerandomiseerd klinisch onderzoek. Vervolgens is besproken hoe ze geïnterpreteerd moeten worden. De bewijzen over een bepaald onderwerp komen vaak uit verschillende onderzoeken in hetzelfde vakgebied. Door een literatuurzoekactie kunnen meerdere publicaties gevonden worden. Zouden bijvoorbeeld de bewijzen gezocht worden voor het effect van fluoridetandpasta op de preventie van cariës bij kinderen, dan zijn daar veel wetenschappelijke publicaties over gepubliceerd. Voor een evidence-based praktijkvoering is het noodzakelijk dat alle beschikbare informatie wordt bekeken om tot een nauwkeurige en duidelijke samenvatting te komen waarop het praktisch handelen gebaseerd kan worden. Zijn er maar weinig publicaties, bijvoorbeeld minder dan vijf, dan is het vaak makkelijk de informatie zelf samen te voegen en een samenvatting te maken. Zijn er echter veel meer onderzoeken gedaan, dan wordt zo'n taak een stuk moeilijker, met name als er verschillende soorten onderzoek zijn en/of met tegenstrijdige resultaten.

Een systematisch literatuuroverzicht is een gestructureerde methode voor het zoeken, analyseren en interpreteren van alle beschikbare wetenschappelijke publicaties over een bepaald onderwerp. Zulke literatuuroverzichten zijn van onschatbare waarde voor de tandartspraktijk omdat de auteurs daarvan al het zware werk al hebben gedaan. De tandarts hoeft maar één artikel te lezen omdat de onderzoeken al verzameld zijn en de resultaten samengevoegd. Een systematisch literatuuroverzicht wordt vaak uitgevoerd op de resultaten van gerandomiseerde klinische onderzoeken naar de effectiviteit van een behandeling of preventiestrategie en de resultaten daarvan worden gebruikt om gezondheidsbeleid te maken. Ook worden systematische literatuuroverzichten soms gebruikt om informatie samen te voegen van verschillende observationele onderzoeken, bijvoorbeeld over de risicofactoren van een bepaalde orale aandoening. Een systematisch literatuuroverzicht is een onderzoeksproject op zich en kan, afhankelijk van het aantal bestudeerde artikelen, een tijdrovende onderneming zijn. De auteurs van een systematisch literatuuroverzicht bestuderen de informatie uit alle beschikbare artikelen over een bepaald onderwerp. Vervolgens worden de resultaten samengevoegd in een enkele maat voor de effectgrootte (bijvoorbeeld relatief risico, risicoverschil of verschil tussen twee gemiddelden). Een systematisch literatuuroverzicht is slechts zo goed als de onderzoeken waarop het gebaseerd is. Als een vakgebied vooral kleine slecht opgezette onderzoeken kent, dan is een literatuuroverzicht van die onderzoeken geen vervanging voor een enkel groot, goed opgezet onderzoek. Een systematisch literatuuroverzicht moet los gezien worden van andere overzichtsartikelen zoals gastbijdragen op uitnodiging, die vaak gebaseerd zijn op een selectie van onderzoeken en soms vooral de persoonlijke of professionele interesse weergeven van de auteur. In een dergelijk literatuuroverzicht worden vaak de resultaten van elk afzonderlijk artikel besproken zonder dat geprobeerd wordt tot een synthese te komen. Om deze overzichtsartikelen te onderscheiden van de systematische worden ze wel verhalende overzichtsartikelen genoemd.

Bij een systematisch literatuuroverzicht nemen de onderzoekers een aantal stappen. Het is goed deze in het achterhoofd te houden bij het lezen van zo'n literatuuroverzicht. Kader 9.1 geeft een overzicht.

WAT LEVERT EEN SYSTEMATISCH LITERATUUROVERZICHT OP?

De meeste systematische literatuuroverzichten zijn gebaseerd op onderzoeken waarin twee of meer groepen mensen worden vergeleken, waarbij de effectgrootte in de onderzoeken wordt gemeten als een relatief risico, een risicoverschil, verschil tussen twee gemiddelden of een soortgelijke vergelijkende maat. Meta-analyse is een statistische techniek waarmee de gevonden effectgrootten uit verschillende onderzoeken samengevoegd worden om te komen tot een enkele schatting. Door de resultaten van verschillende onderzoeken samen te voegen, is de schatting van de effectgrootte preciezer dan die van een enkel onderzoek, omdat de schatting uit de combinatie van onderzoeken gebaseerd is op een grotere steekproef dan elk van de afzonderlijke onderzoeken, waardoor het 95%-betrouwbaarheidsinterval smaller is dan bij elk afzonderlijk onderzoek.

Kader 9.1
De stappen van een systematisch literatuuroverzicht
1 Omschrijven van de onderzoeksvraag
2 Specificatie van de criteria voor inclusie of exclusie van onderzoeken
3 Literatuurzoekactie in medische databases, bijv Medline en Embase, lezing van de samenvattingen en selectie van de artikelen die van toepassing kunnen zijn
4 Verkrijgen van artikelen over de specifieke onderzoeksvraag (van de artikelen die uit de literatuurzoekactie kwamen)
5 Kritische beoordeling van elke publicatie en extractie van bepaalde relevante informatie; essentieel onderdeel hiervan is de bepaling welke uitkomstmaat gebruikt zal worden
6 Uitvoering meta-analyse waarin de kwantitatieve resultaten van de afzonderlijke onderzoeken worden gecombineerd tot een enkele schatting
7 Interpretatie en samenvatting van de bevindingen

De verschillende stappen zouden door twee of meer onafhankelijke onderzoekers moeten worden uitgevoerd, hetgeen de betrouwbaarheid van het literatuuroverzicht verhoogt

WAAR ZIJN SYSTEMATISCHE LITERATUUROVERZICHTEN TE VINDEN?
Een systematisch literatuuroverzicht wordt gepubliceerd in een tijdschrift en is vaak via internet verkrijgbaar in elektronische databases zoals de *Cochrane Database of Systematic Reviews* en het National Institute for Health and Clinical Excellence (NICE). Voor meer informatie over bronnen, zie hiervoor onder Informatie zoeken.

VOORBEELD VAN EEN SYSTEMATISCH LITERATUUROVERZICHT
Een systematisch literatuuroverzicht wordt hier geïllustreerd met het volgende voorbeeld (zie achteraan in dit hoofdstuk):

> *Referentie: Marinho VCC, Higgins JPT, Logan S, Sheehan A.*
> *Fluoride toothpastes for preventing dental caries in children and adolescents (Literatuuroverzicht). Cochrane Database Syst Rev 2003, issue 1.*

Het artikel is te groot om hier volledig op te nemen, dus zijn alleen de samenvatting, twee alinea's uit de paragraaf Resultaten, de conclusies van de auteurs en de figuren 9a.1 en 9b.1 (figuren 5 en 6 in het artikel) overgenomen. Het volledige artikel is te verkrijgen via de website: http://www.mrw.interscience.wiley.com/cochrane/clsysrev/articles/CD002278/frame.html (link zoals werkzaam in mei 2008).

Wat is het doel van het literatuuroverzicht?
Het doel was een samenvatting te geven van de effectiviteit van fluoridetandpasta's bij de preventie van cariës bij patiënten in de kindertijd en adolescentie.

Hoe is het onderzoek uitgevoerd?
Er zijn 74 gerandomiseerde gecontroleerde onderzoeken gevonden in de literatuur van 1966 tot 2000, waarin een fluoridetandpasta werd vergeleken met een placebo (een tandpasta zonder fluoride). Daarvoor werden verschillende databases gebruikt, waaronder Medline en Embase. Het doel was onderzoeken te vinden waarin kinderen jonger dan 16 jaar gerandomiseerd waren naar gebruik van ofwel een fluoridetandpasta ofwel een placebo. Voor de zoekactie werden verschillende zoektermen gebruikt zoals 'cariës', 'fluoride', 'DMFT', en 'DMFS'. Een zoekactie in de databases en andere bronnen leverde 3.566 artikelen op, waaronder veel dubbele. De samenvattingen werden gelezen en van 289 artikelen werd de volledige tekst opgevraagd voor gedetailleerde bestudering. Daaruit werden 74 verschillende onderzoeken geselecteerd die in het systematische literatuuroverzicht geanalyseerd konden worden.

In onderstaande bespreking worden de afzonderlijke onderzoeken steeds genoemd bij de naam van de eerste auteur, zoals te zien in de figuren 9a.1 en 9b.1.

Uitkomstmaat
De belangrijkste maten voor de werkzaamheid waren: (i) het aantal door cariës aangetaste (decayed), ontbrekende (missing) of gevulde (filled) tandvlakken (surfaces) (DMFS), (ii) het aantal door cariës aangetaste (decayed), ontbrekende (missing) of gevulde (filled) gebitselementen (teeth) (DMFT) en (iii) het risico dat nieuwe cariës ontstaat. Elke uitkomst is een andere manier om cariës te meten. De eerste twee zijn gebaseerd op metingen bij mensen, terwijl de laatste is gebaseerd op tellen van mensen. Voor het doel van het systematische literatuuroverzicht vormen ze alle drie een toepasselijke en welomschreven uitkomstmaat. Ze zijn klinisch relevant, omdat ze handelen

over tanden die gevuld of getrokken moeten worden. De uitkomstmaten werden vastgesteld door een klinische beoordeling van de kinderen twee tot drie jaar na het begin van het onderzoek. Deze periode was lang genoeg om een voldoende groot aantal kinderen met cariës te vinden en om een analyse op te baseren. Niet alle drie de maten werden in alle artikelen genoemd.

Bijwerkingen werden beoordeeld door te kijken naar het risico van extrinsieke verkleuring van gebitselementen. Dat is wellicht een ongebruikelijke uitkomst omdat fluoridetandpasta's er niet om bekendstaan dat ze dit soort verkleuringen zouden veroorzaken. Bij nadere bestudering van het artikel blijkt dat deze bijwerking voortkwam uit onderzoeken met tinhoudende fluoridetandpasta's, die wel extrinsieke verkleuring kunnen veroorzaken. Momenteel worden die bijna niet meer gebruikt. In het literatuuroverzicht worden verder geen bijwerkingen genoemd.

Wat zijn de belangrijkste resultaten?

Veel van de onderzoeken rapporteerden over DMFT of DMFS (resp. 70 en 53). Ter illustratie van de statistische methoden die bij systematische literatuuroverzichten en meta-analyses gebruikt worden, is het gemakkelijker een voorbeeld te gebruiken met minder onderzoeken. De bespreking hieronder gaat daarom over het risico dat cariës ontstaat en het risico dat er extrinsieke verkleuring ontstaat, omdat die resultaten gebaseerd zijn op een klein aantal onderzoeken.

Effect op het ontstaan van nieuwe cariës: afzonderlijke onderzoeken

Van de 74 onderzoeken die in het literatuuroverzicht waren opgenomen, werd in maar zeven gerapporteerd over het risico van ontstaan van nieuwe gevallen van cariës. Een manier om van verschillende onderzoeken de gegevens grafisch te presenteren is een *forest plot*, zoals in *figuur 9a.1*. Hierin wordt het relatieve risico getoond van elk afzonderlijk onderzoek samen met het gezamenlijke relatieve risico van alle onderzoeken samen. Elke horizontale lijn geeft de resultaten aan van één trial. Het vierkant in het centrum van elke lijn is de schatting van het relatieve risico van dit onderzoek; de uiteinden van de lijn zijn de onder- en bovengrens van het betrouwbaarheidsinterval voor het werkelijke relatieve risico. De grootte van het relatieve risico staat op de x-as, uitgezet op een logaritmische schaal. In het centrum van de figuur staat een verticale lijn ter hoogte van het relatieve risico van 1 (neutrale waarde). De relatieve risico's links van de 1 zijn de resultaten ten gunste van de fluoridetandpasta; de relatieve risico's rechts van de 1 zijn de resultaten die de placebotandpasta beter doen uitkomen. In tabel 9.1 is te zien hoe het relatieve risico werd berekend van elk afzonderlijk onderzoek, met als voorbeeld de gegevens van één onderzoek (Dolles, 1980).

In *figuur 9a.1* variëren de schattingen van het relatieve risico tussen de onderzoeken onderling van 0,66 tot 1,15. Sommige schattingen komen onder de 1 uit, hetgeen betekent dat de fluoridetandpasta beter zou zijn dan de placebo (bijvoorbeeld Dolles, 1980 en Marthaler, 1974); andere komen boven de 1 uit, hetgeen betekent dat de fluoridetandpasta slechter zou zijn dan de placebo (bijvoorbeeld Kleber, 1996); en dan zijn er nog schattingen die dicht bij de 1 uitkomen (neutrale waarde), hetgeen betekent dat de fluoride- en de placebotandpasta even goed zouden zijn (bijvoorbeeld Forsman, 1974a).

Door te kijken naar de 95%-betrouwbaarheidsintervallen van de onderzoeken en te zien of deze over de nuleffectlijn liggen, (een relatief risico van 1) of niet, is aan te geven welke onderzoeken een effect aantonen dat statistisch significant is. Als het betrouwbaarheidsinterval de nuleffectlijn kruist, bevat het de neutrale waarde en is het relatieve risico in dit onderzoek niet statistisch significant. Als het betrouwbaarheidsinterval de nuleffectlijn niet kruist, bevat het niet de waarde 1 en is het relatieve risico in dit onderzoek statistisch significant. Drie onderzoeken bevatten niet een relatief risico van 1: Hanachowicz (1984), Marthaler (1974) en Torell (1965). Elk van die drie onderzoeken levert bewijs op dat fluoridetandpasta's effectief zijn bij de preventie van cariës. De andere vier onderzoeken zijn niet statistisch significant en geven dus aan dat het ook mogelijk is dat de fluoridetandpasta's niet effectief waren.

Gezien de variatie in resultaten die uit de verschillende onderzoeken komen, is nu de vraag wat het werkelijke effect is van fluoridetandpasta's op de preventie van cariës.

Effect op het ontstaan van nieuwe cariës: onderzoeken combineren (meta-analyse)

Bij een meta-analyse worden de resultaten van alle onderzoeken gecombineerd tot een enkele maat voor het relatieve risico. Zou eenvoudig het gemiddelde worden genomen van alle relatieve risico's, dan zouden kleine en grote onderzoeken een gelijke behandeling krijgen in de analyse. Er moet op enige manier rekening gehouden worden met de verschillen in grootte van de onderzoeken: een onderzoek was bijvoorbeeld gebaseerd op 47 kinderen (Dolles, 1980) en een andere op 945 (Hanachowicz, 1984). Met de statistische technieken van een meta-analyse wordt gecorrigeerd voor de grootte van elk

Tabel 9.1	Illustratie van de manier waarop het relatieve risico van elk onderzoek werd berekend in het literatuuroverzicht van Marinho et al., 2003. Als voorbeeld is genomen het onderzoek van Dolles, 1980.	
	fluoridetandpasta	placebotandpasta
aantal kinderen gerandomiseerd (N)	24	23
aantal dat nieuwe cariës ontwikkelde (n)	13	15
proportie die nieuwe cariës ontwikkelde	0,54	0,65
relatieve risico dat nieuwe cariës ontstaat		(0,54/0,64) = 0,83

relatieve risico dat nieuwe cariës ontstaat = $\dfrac{\text{risico dat nieuwe cariës ontstaat bij fluoridegebruik}}{\text{risico dat nieuwe cariës ontstaat bij placebo}}$

onderzoek bij de schatting van het totale relatieve risico van alle onderzoeken samen.

In eerdere hoofdstukken is uitgelegd dat hoe kleiner een onderzoek is, des te breder het betrouwbaarheidsinterval. Dat is te zien in figuur 9a.1. Een groter onderzoek geeft een preciezere schatting van het ware relatieve risico dan een kleiner onderzoek. Bij combinatie van de resultaten van alle onderzoeken in een meta-analyse, krijgen de grotere onderzoeken meer gewicht dan de kleine. Het gewicht van elk onderzoek wordt berekend uit de standaardfout van het relatieve risico (kader 9.2). In figuur 9a.1 is het gewicht van elk onderzoek uitgedrukt als een percentage van de som van alle gewichten van de onderzoeken samen. Zo ontstaat een maat voor de relatieve bijdrage van elk onderzoek aan de uiteindelijke schatting als alle onderzoeken worden gecombineerd.

Hoe groter het onderzoek is, des te kleiner de standaardfout, dus een groot onderzoek krijgt meer gewicht. Het grootste onderzoek, bijvoorbeeld Hanachowicz (1984), heeft een kleine standaardfout zoals blijkt uit het zeer smalle 95%-betrouwbaarheidsinterval in de figuur. (De breedte van het interval is bijna niet te zien.) Om die reden heeft dit onderzoek een groot relatief gewicht (22,5%) ten opzichte van de andere onderzoeken. In sommige forest plots wordt de grootte van de centrale punt voor elk onderzoek evenredig gemaakt aan het gewicht (zoals in figuur 9a.1). Daardoor vallen de grotere onderzoeken op het oog meer op, vergelijk de punt van Dolles (1980), een klein onderzoek, met die van Hanachowicz (1984), een groot onderzoek. De onderzoeken met een groot gewicht domineren meestal de meta-analyse: de gezamenlijke schatting zal dichter liggen bij de resultaten van de grotere onderzoeken dan bij die van de kleinere onderzoeken.

Kader 9.2
Gewicht is een maat voor het relatieve belang van een afzonderlijk onderzoek in een systematisch literatuuroverzicht
Gewicht = $1/\text{standaardfout}^2$

groot onderzoek	→	kleine standaardfout	→	groot gewicht
klein onderzoek	→	grote standaardfout	→	klein gewicht

De gecombineerde schatting van het relatieve risico van cariës bij fluoridetandpasta's ten opzichte van een placebotandpasta (uit de meta-analyse) wordt getoond op de rij 'totaal' in *figuur 9a.1*. Het gecombineerde relatieve risico, waarin de informatie uit alle onderzoeken is samengevat, is 0,91 met een 95%-betrouwbaarheidsinterval van 0,80 tot 1,04. Dat betekent dat na twee tot drie jaar kinderen die de fluoridetandpasta gebruiken 9% minder kans hadden dat er cariës ontstond dan de kinderen die een placebo gebruikten. Het werkelijke relatieve risico ligt waarschijnlijk tussen 0,80 (een 20% kleinere kans) en 1,04 (een 4% grotere kans). De p-waarde die bij het gezamenlijke relatieve risico hoort is 0.2 (zie 'Test van het gemiddelde effect') hetgeen niet statistisch significant is: het gemeten effect kan een gevolg zijn van toeval.

De zeven onderzoeken zijn in *figuur 9b.1* van het systematische literatuuroverzicht tevens gebruikt om het number needed to treat (NNT) te schatten. Dit wordt geschat als een afgeleide van het risicoverschil (zie hoofdstuk 5). Uit het onderzoek bijvoorbeeld van tabel 9.1 is het risicoverschil 0,65 − 0,54 = 0,11, dus is het NNT 9 (1/0,11). Het gezamenlijke NNT voor de zeven onderzoeken is 20, met een 95%-betrouwbaarheidsinterval van 8 tot 100 (*alinea 1*). Dat betekent dat onder kinderen met een gelijk risico van cariës aan dat van de referentiegroep, naar schatting 20 kinderen een fluoridetandpasta moeten gebruiken gedurende ongeveer twee tot drie jaar om één extra kind op te leveren bij wie cariës met succes voorkomen is.

Samengenomen effect op cariës van alle artikelen in het systematische literatuuroverzicht

De meta-analyse die hierboven besproken werd, was op slechts zeven onderzoeken gebaseerd en de resultaten waren niet eenduidig. Er waren echter zeventig artikelen waarin DMFS als uitkomstmaat werd gebruikt en 53 waarin DMFT werd gebruikt. De resultaten van de meta-analyse voor die uitkomsten zijn in tabel 9.2 samengevat. Hieruit blijkt duidelijk dat fluoridetandpasta's effectief zijn bij de preventie van cariës. De fractie DMFS-preventie was bijvoorbeeld 0,24, hetgeen wil zeggen dat onder kinderen die fluoridetandpasta kregen de toename in DMFS gedurende het onderzoek 24% lager was dan onder kinderen die de placebo- of referentietandpasta hadden gekregen. De conclusies waren consistent, ongeacht of DMFS of DMFT was genomen als maat voor cariës.

Tabel 9.2 Samenvatting van de resultaten uit het literatuuroverzicht van Marinho et al., 2003.						
	aantal onderzoeken	totaal aantal kinderen met fluoridetandpasta	totaal aantal kinderen met referentie tandpasta	schatting van het effect	95%-BI	p-waarde
Metingen nemen bij kinderen						
fractie DMFS-preventie*	70	25.520	16.780	0,24	0,21 tot 0,28	< 0,0001
fractie DMFT-preventie *	53	19.502	12.869	0,23	0,18 tot 0,28	< 0,0001
Kinderen tellen						
relatieve risico dat nieuwe cariës ontstaat	7	1635	1243	0,91	0,80 tot 1,04	0,20

DMFS: decayed, missing or filled surfaces
DMFT: decayed, missing or filled teeth
* Berekend als volgt: (gemiddelde toename in DMFS in referentiegroep – gemiddelde toename in fluoridegroep)/gemiddelde toename in referentiegroep. Voor elk kind was de toename de verandering in DMFS vanaf het begin van het onderzoek tot het eind (i.e. na 2-3 jaar). Dezelfde berekening werd gemaakt voor DMFT.

Het effect op het risico van extrinsieke verkleuring van tanden

De auteurs hebben ook gekeken naar het mogelijk schadelijke effect van tinhoudende fluoridetandpasta's op het ontstaan van extrinsieke verkleuring van tanden (figuur 9b.1). De maat die voor deze vergelijking werd gebruikt, was het risicoverschil. Er waren vijf onderzoeken met gegevens over deze uitkomst. Een voorbeeld van de manier waarop het risicoverschil werd berekend voor elk onderzoek, staat in tabel 9.3 met het onderzoek van James (1967) als voorbeeld.
In figuur 9b.1 staat de verticale lijn op het risicoverschil van 0 (neutrale waarde voor risicoverschil): de uitkomst waarop voor de fluoride- en de placebotandpasta geldt dat ze hetzelfde effect hebben op extrinsieke verkleuring van tanden. Geen van de vijf onderzoeken heeft een 95%-betrouwbaarheidsinterval dat de nuleffectlijn kruist, dus is het

Tabel 9.3 Illustratie van de manier waarop het risicoverschil wordt berekend voor elk onderzoek in het literatuuroverzicht van Marinho et al., 2003. Als voorbeeld is genomen het onderzoek van James, 1967.

	tinhoudende fluoridetandpasta	placebotandpasta
aantal kinderen gerandomiseerd (N)	406	397
aantal dat staining van de tanden kreeg (n)	268	145
proportie die staining van de tanden kreeg (n/N)	0,66	0,37
risicoverschil dat er staining optreedt bij fluoridegebruik ten opzichte van placebo	(0,66 − 0,37) = 0,29	

Risicoverschil van staining van de tanden indien tinhoudende tandpasta gegeven wordt ten opzichte van placebo = risico van staining bij tinhoudende fluoridetandpasta − risico van staining bij placebo

risicoverschil van elk van deze onderzoeken statistisch significant. Elk van de onderzoeken levert bewijs op dat kinderen die een fluoridentandpasta gebruiken meer kans hebben dat er verkleuring ontstaat. Het relatieve gewicht van elk onderzoek is ongeveer gelijk (circa 20%) omdat de onderzoeken ongeveer even groot waren, dus was er niet één trial die de analyse domineerde. Het gecombineerde risicoverschil van alle onderzoeken samen is 0,24 met een 95%-betrouwbaarheidsinterval van 0,19 tot 0,30. De p-waarde voor het samengevoegde effect op extrinsieke verkleuring van fluoridetandpasta's ten opzichte van placebo is < 0,00001, hetgeen statistisch zeer significant is. Door de combinatie van deze onderzoeken in een meta-analyse ontstaat zeer duidelijk bewijs dat er meer extrinsieke verkleuring ontstaat bij een tinhoudende fluoridetandpasta dan bij een placebo en dat de beste schatting van de kracht van dat effect is, dat van honderd kinderen met een tinhoudende fluoridetandpasta er 24 meer extrinsieke verkleuring zouden krijgen dan van kinderen met een placebotandpasta. Het betrouwbaarheidsinterval geeft aan dat het aantal extra kinderen met extrinsieke verkleuring waarschijnlijk niet lager is dan 19 en ook liefst 30 kan zijn.

Het number needed to harm (NNH) wordt op soortgelijke wijze berekend als het number needed to treat (NNT). Het wordt gevonden als afgeleide van het risicoverschil wanneer de uitkomstmaat een maat is voor schade (*harm*) in plaats van voordeel/behandeling. In het onderzoek van James (1967) bijvoorbeeld (tabel 9.3) is het risicoverschil 0,29 dus is het NNH ongeveer 3 (1/0,29). Het samengevoegde NNH voor alle vijf onderzoeken is 4,2 (100/24) (*alinea* 2). Dat wil zeggen dat van elke vier kinderen die een tinhoudende fluoridetandpasta gebruiken er één wellicht extrinsieke verkleuring van tanden krijgt.

OVERWEGINGEN BIJ HET LEZEN VAN EEN SYSTEMATISCH LITERATUUROVERZICHT

Er zijn verschillende aspecten van belang bij de overweging of een systematisch literatuuroverzicht goede informatie oplevert voor of tegen een behandeling of risicofactor.

Uitkomstmaat

Auteurs van een systematisch literatuuroverzicht moeten vaak ingewikkelde verschillen in uitkomstmaten over hetzelfde onderwerp samenvoegen. Dat komt doordat de onderzoekers die de afzonderlijke studies hebben gedaan, dat op verschillende manieren hebben gedaan met verschillende methoden. Daarom is het nuttig na te gaan of de uitkomsten die van toepassing zijn op de beantwoording van de onderzoeksvraag uit elk artikel zijn gedestilleerd. In het artikel van Marinho et al. was het doel het effect vast te stellen van fluoridetandpasta's bij de preventie van cariës. De meest gebruikte maat in de 74 onderzoeken die in dit literatuuroverzicht waren opgenomen, was het gemiddelde DMFS-cijfer; sommige onderzoeken gebruikten het risico dat nieuwe cariës ontstond. Beide maten bieden een adequate manier om de onderzoeksvraag te beantwoorden. Ook het bewijsmateriaal over mogelijke schade (in dit geval de extrinsieke verkleuring van tanden) moet in de samenvatting opgenomen worden. Zo kunnen opbrengsten en kosten tegen elkaar worden afgewogen en kan worden beoordeeld of een verandering in de praktijk de moeite waard is.

Selectie van onderzoeken

De auteurs moeten voldoende informatie verschaffen over de manier waarop ze de onderzoeken hebben gevonden, door hun zoekcriteria te specificeren. Algemeen houdt dat in de keuze van jaartallen van publicatie, talen van publicatie en de databases die gebruikt zijn. Meer specifiek gaat het erom of de goede trefwoorden gebruikt zijn bij het zoeken in de databases. Bij het literatuuroverzicht van Marinho et al. was het wellicht niet genoeg geweest te zoeken met het woord 'caries' omdat in het abstract van sommige onderzoeken dat woord niet voorkomt en die onderzoeken dus gemist zouden worden. Door gebruik te maken van 'caries' of 'DMFS' of 'DMFT' wordt meer gevonden. Overwogen moet worden of het niet mogelijk is dat de gebruikte zoekcriteria hebben geresulteerd in het missen van veel onderzoeken, want als dat zo is, dan is het literatuuroverzicht misschien niet representatief voor alle beschikbare studies en kan er bias in de resultaten optreden. In het literatuuroverzicht van Marinho et al. werden verschillende wetenschappelijke databases doorzocht voor de jaren 1966-2000 en werden ook niet-Engelstalige publicaties (in vertaalde vorm) gebruikt. Het is daarom waarschijnlijk dat de meeste publicaties in dit systematische literatuuroverzicht zijn opgenomen.

Publicatiebias

In het algemeen worden onderzoeken met negatieve resultaten (of onderzoeken waarin tegen de verwachtingen in geen effect wordt gevonden) minder vaak gepubliceerd dan onderzoeken met een positief resultaat. Dat kan komen doordat de onderzoekers hun resultaten niet voor publicatie aanbieden of doordat de tijdschriften het artikel afwijzen. Om die reden zal de verzameling gepubliceerde onderzoeken die in een meta-analyse komen meer positieve bevindingen bevatten door uitsluiting van ongepubliceerde onderzoeken, met voornamelijk negatieve bevindingen. De meta-analyse bevat dan dus bias in de richting van positieve onderzoeken en de gecombineerde schatting van het effect wordt dan groter dan de werkelijke waarde. Er zijn methoden die een significante publicatiebias detecteren, dus is het nuttig na te gaan of die er inderdaad is en of die een merkbare invloed op de resultaten zal hebben. Marinho et al. benaderden de grootste fabrikanten van fluoridetandpasta's met het verzoek om informatie over ongepubliceerde onderzoeken, met de intentie om alle onderzoeken die daaruit voortkomen op te nemen in een actualisering van hun analyse.

Kwaliteit van onderzoek

Als eenmaal alle artikelen voor een systematisch literatuuroverzicht zijn gevonden, beoordelen sommige onderzoekers de kwaliteit van elk onderzoek, vaak met de bedoeling om onderzoeken uit te sluiten die ze niet goed genoeg vinden. Redenen van uitsluiting kunnen te maken hebben met de onderzoeksopzet, de uitvoering of de analyse, waarbij nagegaan is of er sprake was van bias en confounding. Zelfs wanneer de criteria voor uitsluiting zeer duidelijk zijn omschreven, blijft dit een subjectieve onderneming. In de hoofdstukken 2 tot en met 5 van dit boek is beschreven hoe elke vorm van onderzoek te beoordelen is en hoe sterke en zwakke punten te overwegen zijn. Is een onderzoek onderhevig aan bias en confounding, dan moet worden gekeken of het effect op de resultaten dermate groot zal zijn dat deze overstemd worden. Enige mate van bias en confounding wil niet per se zeggen dat het onderzoek dermate slecht van kwaliteit is dat het kan worden genegeerd. Het onderwerp van het systematische literatuuroverzicht in dit voorbeeld is de effectiviteit van fluoridetandpasta's. Het beste is de effectiviteit van een behandeling of een preventieprogramma te bepalen met een gerandomiseerd gecontroleerd onderzoek: observationeel onderzoek is vaker onderhevig aan bias en confounding. De auteurs (Marinho et al.) hebben daarom artikelen gekozen die duidelijk over een gerandomiseerd onderzoek gingen. Als er weinig of geen gerandomiseerde onderzoeken zijn, kan een systematisch literatuuroverzicht van observationele onderzoeken enige informatie verschaffen die beter is dan geen informatie.

Heterogeniteit

Hoe meer onderzoeken er in een systematisch literatuuroverzicht zijn opgenomen, des te waarschijnlijker is het dat de schattingen van het onderzochte effect aanzienlijk verschillen per onderzoek (heterogeniteit). Als dat zo is, moet worden beoordeeld of het terecht is om alle gegevens samen te brengen in een enkele schatting. In figuur 9.1 wordt dit geïllustreerd aan de hand van vier denkbeeldige onderzoeken. De resultaten van onderzoek 1-3 zien er soortgelijk uit (geen heterogeniteit), maar onderzoek 4 ziet er duidelijk anders uit dan de andere drie (tekenen van heterogeniteit). Er bestaan statistische tests die aangeven of er sprake is van significante heterogeniteit. In het literatuuroverzicht van Marinho et al. kwam uit de test voor heterogeniteit een p-waarde van 0,0008 voor het risico van cariës (figuur 9a.1, links onder in de hoek) en 0,002 voor verkleuring van tanden (figuur 9b.1). Beide p-waarden betekenen dat de resultaten van de diverse onderzoeken significant van elkaar verschillen. In figuur 9b.1 lijkt bijvoorbeeld het onderzoek van Slack (1964) duidelijk te verschillen van de andere vier. Naar heterogeniteit moet gekeken worden omdat, als er sprake van is, statistische methoden moeten worden toegepast die daarvoor corrigeren. Een dergelijke methode is in dit systematische literatuuroverzicht toegepast (te zien aan het woord 'random' tussen haakjes na het relatieve risico en het risicoverschil (bovenste rij cijfers) dat verwijst naar een meta-analysemethode genaamd 'random effects model'. Een uitleg daarvan valt buiten het bereik van dit boek).

WAT VOEGT HET OVERZICHT TOE VOOR DE
TANDHEELKUNDIGE PRAKTIJK?
Dit systematische literatuuroverzicht is gebaseerd op een grote hoeveelheid bewijsmateriaal dat in de loop van een aantal decennia is verzameld. Hij bevestigt dat fluoridetandpasta's zeer effectief zijn voor de preventie van cariës bij kinderen (alinea 3). De schadelijke effecten

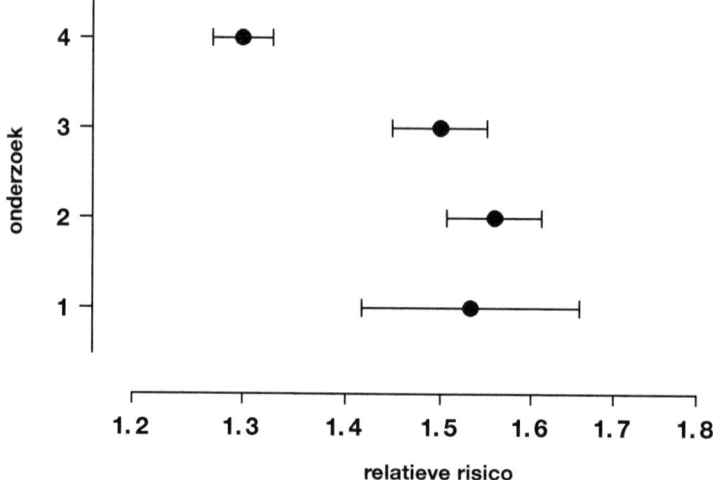

Figuur 9.1 *Voorbeeld van heterogeniteit onder vier denkbeeldige onderzoeken. De resultaten van de onderzoeken 1-3 lijken op elkaar maar het resultaat van onderzoek 4 is duidelijk anders.*

die gerapporteerd zijn, hangen samen met tinhoudende fluoridetandpasta's.

Systematische literatuuroverzichten nemen onderzoeken mee die jaren geleden zijn gedaan. Dat doet de vraag rijzen of de resultaten nog wel van toepassing zijn op het heden. In dit systematische literatuuroverzicht waren veel onderzoeken gedaan in de jaren zestig en zeventig van de vorige eeuw. De belangrijkste uitkomst in de onderzoeken was het ontstaan van cariës. Bekend is dat er met de jaren een significante afname van cariës is geweest, deels door een verbetering van de algehele mondgezondheid en deels doordat in regionen van de wereld het water gefluorideerd is. Als de waarde van de uitkomstmaat mettertijd veranderd is, zullen dan de resultaten van oudere onderzoeken nog wel toepasbaar zijn op die van latere situaties? Hoewel het risico binnen een enkele groep mensen kan veranderen, blijft het relatieve risico (verhouding tussen de risico's van twee groepen) vaak in de loop van de tijd ongeveer gelijk. Dat was de conclusie van de auteurs (*alinea 3*). Er zijn statistische methoden die gedeeltelijk kunnen corrigeren voor veranderingen in de tijd; die zijn in deze analyse gebruikt.

WAT VOEGT EEN SYSTEMATISCH LITERATUUROVERZICHT TOE AAN VERANDERINGEN VAN PRAKTIJKVOERING?

Systematische literatuuroverzichten vormen vaak de basis voor een verandering van de klinische praktijk. Een goed voorbeeld van een meta-analyse die de medische praktijk veranderde was het intraveneus gebruik van streptokinase bij de behandeling van mensen met acuut myocardinfarct. De linkerhelft van figuur 9.2 toont de afzonderlijke oddsratio's voor overlijden (de interpretatie hiervan is soortgelijk aan die van een relatief risico) van 33 gerandomiseerde gecontroleerde onderzoeken waarin streptokinase werd vergeleken met placebo- of geen therapie bij patiënten die voor een acuut myocardinfarct waren opgenomen. Uit de gecombineerde schatting van het behandeleffect bleek dat streptokinase het risico van overlijden deed afnemen met ongeveer 25% en dat verschil was statistisch zeer significant. Belangrijker is de figuur rechts in figuur 9.2. Dat is een cumulatieve meta-analyse, die inhoudt dat elke observatie het samengestelde behandeleffect voorstelt van alle onderzoeken die tot dat punt in de tijd gedaan waren. De stip bij Europees 2 is bijvoorbeeld het resultaat van een meta-analyse van dit onderzoek en de drie voorgaande. Uit die figuur blijkt dat als in de late jaren zeventig een meta-analyse was gedaan, er al een duidelijk effect op de mortaliteit gesignaleerd zou zijn. Maar streptokinase intraveneus werd pas voor algemeen gebruik aanbevolen in de jaren negentig. Het werk met streptokinase werd gedaan in een tijd waarin de techniek van systematische literatuuroverzichten nog in ontwikkeling was. Was een dergelijk literatuuroverzicht in de jaren zeventig samengesteld, dan was daarmee twintig jaar eerder aangetoond dat streptokinase levens kon redden, veel eerder dan het uiteindelijk in de klinische praktijk is geïmplementeerd.

LEERPUNTEN

- De meest direct toegankelijke informatiebronnen zijn websites met systematische literatuuroverzichten en richtlijnen.
- Systematische literatuuroverzichten zijn gebaseerd op een formele manier van verzamelen, analyseren en interpreteren van alle beschikbare onderzoeken over een bepaald onderwerp.
- Een meta-analyse combineert alle relevante onderzoeken om tot een effectschatting te komen die nauwkeuriger is dan die van elk afzonderlijk.
- De conclusies van een systematisch literatuuroverzicht zijn sterker dan die van elk afzonderlijk.

Conventionele en cumulatieve meta-analyse van 33 onderzoeken met intraveneus streptokinase bij acuut myocardinfarct. Odds ratio's en 95%-betrouwbaarheidsintervallen voor behandeleffect op de mortaliteit zijn op logaritmische schalen uitgezet.

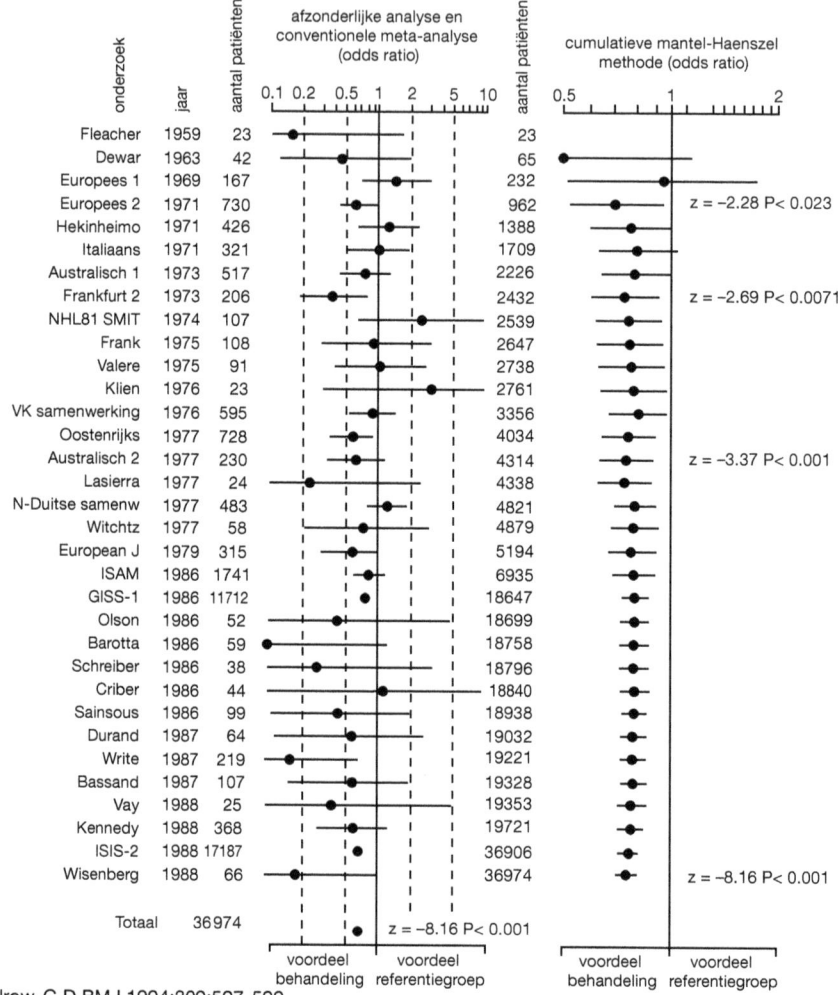

Mulrow, C D BMJ 1994;309:597-599
Copyright©1994 BMJ Publishing Group Ltd.

Figuur 9.2 *Meta-analyse van de onderzoeken met streptokinase (overgenomen uit Mulrow, 1994), met toestemming van de BMJ Publishing Group.*

Dankbetuiging

Met dank aan John Wiley & Sons Ltd, namens de Cochrane Collaboration, en Valeria Marinho voor de toestemming voor opname van delen van het systematische literatuuroverzicht in dit hoofdstuk (© Cochrane Library).

Fluoride toothpastes for preventing dental caries in children and adolescents (Review)

Marinho VCC, Higgins JPT, Logan S, Sheiham A

This record should be cited as:
Marinho VCC, Higgins JPT, Logan S, Sheiham A. Fluoride toothpastes for preventing dental caries in children and adolescents. *The Cochrane Database of Systematic Reviews 2003*, Issue 1. Art. No.: CD002278. DOI: 10.1002/14651858.CD002278.

This version first published online: 20 January 2003 in Issue 1, 2003.
Date of most recent substantive amendment: 13 September 2002

ABSTRACT

Background
Fluoride toothpastes have been widely used for over three decades and remain a benchmark intervention for the prevention of dental caries.

Objectives
To determine the effectiveness and safety of fluoride toothpastes in the prevention of caries in children and to examine factors potentially modifying their effect.

Search strategy
We searched the Cochrane Oral Health Group's Trials Register (May 2000), the Cochrane Central Register of Controlled Trials (CENTRAL) (The Cochrane Library Issue 2, 2000), MEDLINE (1966 to January 2000), plus several other databases. We handsearched journals, reference lists of articles and contacted selected authors and manufacturers.

Selection criteria
Randomized or quasi-randomized controlled trials with blind outcome assessment, comparing fluoride toothpaste with placebo in children up to 16 years during at least one year. The main outcome was caries increment measured by the change in decayed, missing and filled tooth surfaces (D(M)FS).

Data collection and analysis
Inclusion decisions, quality assessment and data extraction were duplicated in a random sample of one third of studies, and consensus achieved by discussion or a third party. Authors were contacted for missing

data. The primary measure of effect was the prevented fraction (PF) that is the difference in caries increments between the treatment and control groups expressed as a percentage of the increment in the control group. Random effects meta-analyses were performed where data could be pooled. Potential sources of heterogeneity were examined in random effects meta-regression analyses.

Main results
Seventy-four studies were included. For the 70 that contributed data for meta-analysis (involving 42,300 children) the D(M)FS pooled PF was 24% (95% confidence interval (CI), 21 to 28%; $p < 0.0001$). This means that 1.6 children need to brush with a fluoride toothpaste (rather than a non-fluoride toothpaste) to prevent one D(M)FS in populations with caries increment of 2.6 D(M)FS per year. In populations with caries increment of 1.1 D(M)FS per year, 3.7 children will need to use a fluoride toothpaste to avoid one D(M)FS. There was clear heterogeneity, confirmed statistically ($p < 0.0001$). The effect of fluoride toothpaste increased with higher baseline levels of D(M)FS, higher fluoride concentration, higher frequency of use, and supervised brushing, but was not influenced by exposure to water fluoridation. There is little information concerning the deciduous dentition or adverse effects (fluorosis).

Authors' conclusions
Supported by more than half a century of research, the benefits of fluoride toothpastes are firmly established. Taken together, the trials are of relatively high quality, and provide clear evidence that fluoride toothpastes are efficacious in preventing caries.

Results
Proportion of children developing new caries
Seven trials reported results on the proportion of children developing one or more new caries (Dolles 1980; Forsman 1974; Forsman 1974a; Hanachowicz 1984; Kleber 1996; Marthaler 1974; Torell 1965). The pooled estimate (random effects meta-analysis) of the risk ratio (RR) was 0.91 (95% CI, 0.80 to 1.04; chi-square for heterogeneity 23.09 on 6 degrees of freedom, $p = 0.0008$). This corresponds to an NNT to prevent one child from developing caries of 20 (95% CI, 8 to 100) in a population with a caries risk the same as that found in the control groups in these trials (20 children using fluoride toothpaste for two to three years will prevent new caries development in one child).

Proportion of children with tooth staining
Data on the proportion of children with extrinsic tooth staining (light to dark coloured) were fully reported in five trials of stannous fluoride toothpaste carried out in the UK (James 1967; Naylor 1967; Slack 1964; Slack 1967; Slack 1967a). These trials measured this outcome at the end of two to three years (2 trials) and during the last year of a three-year period (3 trials). The pooled estimate (random effects meta-analysis) of the risk difference (RD) between the toothpaste and placebo arms was 0.24 (95% CI, 0.19 to 0.30; chi-square for heterogeneity 17.3 on 4 degrees of freedom, $p = 0.0017$), ie. clearly favouring the placebo arm. This is equivalent to a number needed to harm (NNH) of 4.2 (95% CI, 3.3 to 5.3): i.e. in a population of children with the same underlying risk of tooth staining as controls in these studies, 4.2 children using stannous fluoride containing toothpaste would be associated with one extra case of tooth staining.

AUTHORS' CONCLUSIONS
Implications for practice

3 This review suggests that the regular use of fluoride toothpaste is associated with a clear reduction in caries increment. We found evidence that this relative effect may be greater in those who have higher baseline levels of decayed, missing and filled tooth surfaces (D(M)FS). A higher D(M)FS prevented fraction was shown with increased fluoride concentration, increased frequency of use, and with supervised brushing (where a higher compliance with fluoride toothpaste use as recommended should be expected). We found no evidence that this relative effect was dependent on background exposure to fluoridated water. Unfortunately, the review provides little information on the effects of fluoride toothpaste on outcomes such as caries incidence in the deciduous dentition, and provides no useful information on the likelihood of adverse effects such as enamel fluorosis.

Implications for research

4 The quality of the trials included in this review is generally better than those assessing the effects of other topical fluoride interventions, although many reports lacked important methodological details. This is likely in part to be due to the fact that most are relatively old. Many characteristics considered crucial for excluding bias, such as clearly stated randomization and allocation concealment, have only been more emphasised in later years, long after most of the toothpaste trials were reported. However, given the clarity of the results, further randomized comparisons of fluoride toothpaste and placebo alone would be hard to justify. Head to head comparisons of fluoride toothpaste and other topically applied fluoride interventions (or non-fluoride caries preventive strategies) may provide more useful information. These should be carried out in preschool children and include the assessment of caries incidence in the deciduous teeth and of fluorosis in erupting permanent anterior teeth, and should be of long duration.

Fig. 9a.1 Comparison 01 Fluoride Toothpaste versus Placebo
01.05 Developing one or more new caries (6 trials)

Review: Fluoride toothpastes for preventing dental caries in children and adolescents
Comparison: 01 Fluoride Toothpaste versus Placebo
Outcome: 05 Developing one or more new caries (6 trials)

Study	Treatment n/N	Control n/N	Relative Risk (Random) 95% CI	Weight (%)	Relative Risk (Random) 95% CI
Dolles 1980	13/24	15/23		5.9	0.83 [0.52, 1.33]
Forsman 1974	174/414	56/145		13.4	1.09 [0.86, 1.38]
Forsman 1974a	139/262	69/132		15.2	1.01 [0.83, 1.24]
Hanachowicz 1984	425/473	447/472		22.5	0.95 [0.91, 0.98]
Kleber 1996	45/77	40/79		11.1	1.15 [0.87, 1.54]
Marthaler 1974	37/50	54/59		16.1	0.81 [0.67, 0.97]
Torell 1965	113/335	169/333		16.0	0.66 [0.55, 0.80]
Total (95% CI)	1635	1243		100.0	0.91 [0.80, 1.04]

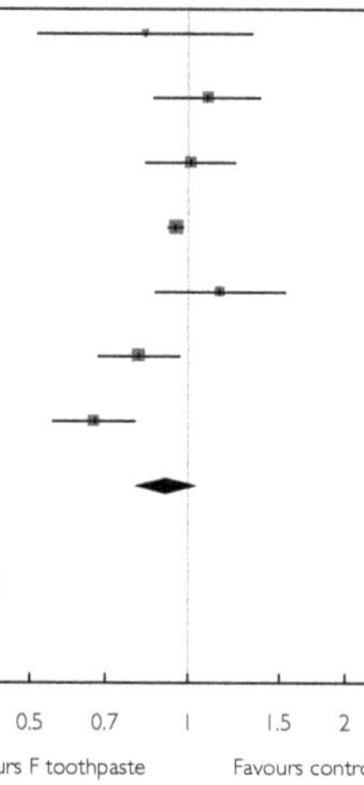

Total events: 946 (Treatment), 850 (Control)
Test for heterogeneity chi-square=23.09 df=6 p=0.0008 I²=74.0%
Test for overall effect z=1.36 p=0.2

0.5 0.7 1 1.5 2
Favours F toothpaste   Favours control (PL)

Fig. 9b.1 Comparison 01 Fluoride Toothpaste versus Placebo
01.06 Acquiring extrinsic tooth staining (5 trials)

Review: Fluoride toothpastes for preventing dental caries in children and adolescents
Comparison: 01 Fluoride Toothpaste versus Placebo
Outcome: 06 Acquiring extrinsic tooth staining (5 trials)

Study	Treatment n/N	Control n/N	Risk Difference (Random) 95% CI	Weight (%)	Risk Difference (Random) 95% CI
James 1967	268/406	145/397		19.7	0.29 [0.23, 0.36]
Naylor 1967	252/494	111/479		20.9	0.28 [0.22, 0.34]
Slack 1964	173/365	128/354		18.9	0.11 [0.04, 0.18]
Slack 1967	140/356	43/340		20.3	0.27 [0.20, 0.33]
Slack 1967a	158/376	61/381		20.3	0.26 [0.20, 0.32]
Total (95% CI)	1997	1951		100.0	0.24 [0.19, 0.30]

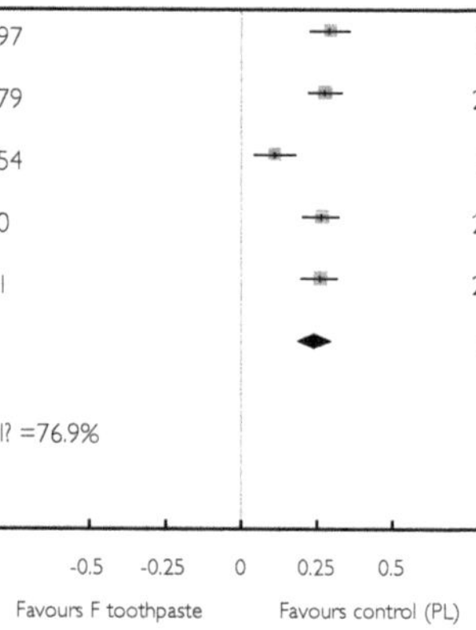

Total events: 991 (Treatment), 488 (Control)
Test for heterogeneity chi-square=17.30 df=4 p=0.002 I²=76.9%
Test for overall effect z=8.08 p<0.00001

-0.5 -0.25 0 0.25 0.5
Favours F toothpaste   Favours control (PL)

10 Samenvatting van de statistische concepten

Om evidence-based tandheelkunde te kunnen toepassen, moet de tandarts toegang hebben tot de tandheelkundige literatuur en deze kunnen begrijpen. Daarvoor is een basiskennis nodig van de verschillende soorten onderzoek die in het tandheelkundige onderzoek toegepast worden en de sterke en zwakke punten daarvan, alsmede vertrouwdheid met de statistische termen en ideeën die voor de beschrijving van resultaten worden gebruikt.

Als een zoekopdracht voor informatie een of meer onderzoeksartikelen heeft opgeleverd, is een belangrijke eerste stap voor de synthese van alle informatie, duidelijk te krijgen hoe elk onderzoek is uitgevoerd.

– Hoe zijn de proefpersonen geselecteerd?
– Zijn ze vergelijkbaar met de eigen patiënten in de praktijk?
– Is op enigerlei wijze door het gedrag van onderzoekers of proefpersonen bias te verwachten?
– Zijn de maten voor blootstelling en uitkomst duidelijk en logisch?
– Zijn er buiten de factoren die het artikel in ogenschouw neemt nog andere die de resultaten substantieel zouden kunnen hebben beïnvloed?

Bij beschouwing van de resultaten is het goed, onderscheid te maken tussen het tellen van mensen en het doen van metingen bij mensen; deze verschillende soorten gegevens worden ook wel categorisch respectievelijk numeriek genoemd. Als de categorische variabele bijvoorbeeld 'ziek ja/nee' is, wordt het aantal mensen geteld dat ziek is en het aantal dat niet ziek is en worden de uitkomsten als een proportie of percentage gepresenteerd. Prevalentie en incidentie zijn voorbeelden van proporties. Bij numerieke gegevens zijn er twee statistische grootheden nodig om de uitkomsten samen te vatten: een maat van het centrum van de uitkomsten en een maat voor de spreiding rond dat centrum. Er is nog een overweging bij numerieke data: is de spreiding rond het centrum symmetrisch (i.e. is er een normaalverdeling) of is de verdeling scheef? Afhankelijk daarvan wordt ofwel het gemiddelde gebruikt met zijn standaarddeviatie ter beschrijving van de uitkomsten, als ze een symmetrische verdeling hebben, ofwel de mediaan met zijn kwartielinterval (interkwartielbereik) als de resultaten niet normaal verdeeld zijn.

Samenvattende maten worden gebruikt voor de gegevens van een enkele groep mensen, maar ook voor vergelijking van twee of meer groepen. Welke grootheid ook geschat wordt voor een steekproef van mensen, als er een andere steekproef genomen zou worden dan zou bijna zeker een andere waarde voor die grootheid gevonden worden. Dat geldt voor elke statistische grootheid die berekend wordt, of het nu gaat om een gemiddelde, een proportie, een verschil tussen gemiddelden of een relatief risico. De standaardfout daarvan geeft aan in hoeverre te verwachten is dat de grootheid per steekproef zal variëren. Een belangrijke toepassing van de standaardfout is dat het betrouwbaarheidsinterval ermee te berekenen is. Als eenmaal voor een grootheid de standaardfout bekend is, is de formule voor berekening van het betrouwbaarheidsinterval meestal eenvoudig.

> 95%-Betrouwbaarheidsinterval voor een grootheid: dit is een spectrum van waarschijnlijke waarden voor de werkelijke waarde van de grootheid op basis van de onderzoeksgegevens. Het is een spectrum waar naar verwachting de werkelijke waarde binnen ligt, met een hoge mate van zekerheid. Als van veel verschillende onderzoeken van ongeveer dezelfde grootte het betrouwbaarheidsinterval zou worden berekend, dan bevat naar verwachting 95% van die intervallen de werkelijke waarde
>
> Betrouwbaarheidsintervallen hebben de volgende vorm:
> ondergrens = statistische grootheid − 1,96 × (standaardfout van de grootheid)
> bovengrens = statistische grootheid + 1,96 × (standaardfout van de grootheid)
>
> De bovenstaande formule geldt voor proporties, gemiddelden, verschillen in proporties (of risicoverschillen), verschillen in gemiddelden, regressiecoëfficiënten en correlatiecoëfficiënten. Het betrouwbaarheidsinterval voor een enkele mediaan of verschil tussen twee medianen is minder eenvoudig te berekenen, maar kan worden geschat met statistische formules

> Een betrouwbaarheidsinterval voor een relatief risico of een oddsratio wordt berekend op basis van de logaritmen van de waarden. Als het betrouwbaarheidsrisico weer in de oorspronkelijke eenheden uitgedrukt is, geeft dat een betrouwbaarheidsinterval dat niet symmetrisch hoeft te zijn

Het 95%-betrouwbaarheidsinterval geeft een verzameling van waarden aan waarbinnen de werkelijke waarde van de grootheid waarschijnlijk ligt. Een enkele keer wordt een 99%-betrouwbaarheidsinterval gebruikt, met een grotere vermenigvuldigingsfactor van de standaardfout (2,576 in plaats van 1,96) en een grotere betrouwbaarheid dat het interval de werkelijke waarde bevat. Een 99%-betrouwbaarheidsinterval is dan ook breder dan het 95%-betrouwbaarheidsinterval. Standaard in de tandheelkundige literatuur is het 95%-betrouwbaarheidsinterval.

> **p-waarde**: de mate van waarschijnlijkheid dat een effect van de grootte die gevonden is (of groter) bij toeval zou worden gevonden als er in werkelijkheid geen effect is
>
> Indien p-waarde ≤ 0,05 dan geldt dat het resultaat statistisch significant is: bewijs dat er werkelijk een effect is
>
> Indien p-waarde > 0,05 dan geldt dat het resultaat niet statistisch significant is: onvoldoende bewijs dat er werkelijk een effect is

Bij vergelijking van twee of meer groepen mensen (of twee of meer metingen bij dezelfde groep mensen) kan de uiteindelijke maat beschreven worden als de effectgrootte. Met statistische tests kan bepaald worden of het gevonden effect waarschijnlijk door toeval is ontstaan of niet. Welke test daarvoor gebruikt moet worden, hangt af van het soort meting dat voor de vergelijking gebruikt is, i.e. of de gegevens categorisch zijn dan wel numeriek. Als de gegevens numeriek zijn, is van belang of ze een normale verdeling hebben of niet en of er herhaalde metingen zijn gedaan op dezelfde personen. Door een statistische test ontstaat een p-waarde waarop de beslissing wordt gebaseerd of het gevonden effect waarschijnlijk door toeval is ontstaan of niet. Het is de p-waarde, en niet de geteste grootheid zelf, die gebruikt wordt voor de interpretatie van de resultaten.

De grenswaarde van 0,05 voor een p-waarde waarbij een resultaat nog statistisch significant is, is arbitrair en moet dus gebruikt worden als een richtlijn en niet als een absolute regel. Hoe kleiner de p-waarde, des te groter is de mate van statistische significantie en dus des te meer kans dat er werkelijk een effect is. Een p-waarde van 0,0001 geeft aan dat zelfs als er in werkelijkheid geen effect is, er nog steeds bij toeval een effect van de gevonden grootte gemeten zou kunnen worden, maar dat zou maar in één op de 10.000 steekproeven gebeuren. Een p-waarde van bijvoorbeeld 0,045 is geen sterk bewijs voor een effect. Evenzo is een p-waarde van iets hoger dan 0,05 (bijvoorbeeld 0,06) geen stevig bewijs dat er geen effect is.

Bruikbaar is het concept van de neutrale waarde bij de interpretatie van een statistische test. Dit is de waarde die de grootheid zou hebben als er geen verschil of verband was:

De neutrale waarde voor verschillende vergelijkingen

0
- verschil in gemiddelden of medianen
- absolute risicoverschil/verschil in proporties
- regressiecoëfficiënt
- correlatiecoëfficiënt
- percentage risicoverandering (risicotoename of risicoreductie)

1
- relatieve risico
- oddsratio

Er is een verband tussen het betrouwbaarheidsinterval en de p-waarde, waardoor uit het betrouwbaarheidsinterval valt op te maken of de p-waarde een statistische significantie zal aangeven of niet. De neutrale waarde maakt hiervan een essentieel onderdeel uit.
- Als het 95%-betrouwbaarheidsinterval de neutrale waarde bevat, geeft dat aan dat de p-waarde > 0,05 is (en vice versa).
- Als het 95%-betrouwbaarheidsinterval niet de neutrale waarde bevat, geeft dat aan dat de p-waarde ≤ 0,05 is (en vice versa).

Bij vergelijkingen moeten dus verschillende soorten informatie in ogenschouw genomen worden:
- de effectgrootte, die gebruikt wordt om te beoordelen of het resultaat klinisch van belang is of niet;

- het betrouwbaarheidsinterval, dat aangeeft met welke precisie een schatting mogelijk is van de werkelijke effectgrootte;
- de p-waarde, die aangeeft of het gemeten effect van een grootte is die niet waarschijnlijk bij toeval zou ontstaan als er in werkelijkheid geen effect was.

Deze drie helpen bij het vormen van een oordeel over de waarde van de statistische informatie uit een onderzoek en maken het mogelijk, samen met een beschouwing van de onderzoeksopzet zoals besproken in dit boek, onderzoeksresultaten te beoordelen op een manier die voor andere tandartsen en voor de patiënt zinvol is.

In dit boek zijn de basiskennis en vaardigheden besproken om evidence-based tandheelkunde in de praktijk te kunnen gaan brengen. Door de literatuur bij te houden, kan de tandarts deze vaardigheden verder ontwikkelen en onderzoeksresultaten effectief toepassen in zijn werk.

Antwoorden

Hoofdstuk 2

1 De prevalentie van het huidige regelmatig cannabisgebruik is 7,1% (tabel 2). Het aantal studenten dat antwoordt dat ze regelmatig cannabis gebruiken, is 7,1% × 198 = 14 studenten van de 198.
2 De prevalentie was voor mannen en vrouwen ongeveer gelijk (tabel 2): 8,0% vs. 6,3%. Het cannabisgebruik was hoger in het vierde en vijfde studiejaar dan in het eerste, tweede en derde, zowel voor mannen als voor vrouwen; onder mannen 14,7% vs. 3,8% en onder vrouwen 10,5% vs. 4,1%.
3 Uit alinea 23: De kans dat iemand nu rookt als hij rookte voordat hij aan de studie meedeed = 9/14 = 0,643. De kans dat iemand nu rookt als hij niet rookte voordat hij aan de studie meedeed = 6/184 = 0,033. Het relatieve risico is dan 0,643/0,033 = 19. Wie al eerder rookte heeft een 19 keer zo groot risico dat hij nu rookt als iemand die eerder niet rookte.
4 Als mensen die veel roken minder vaak de enquête invullen, dan zou dat leiden tot een onderschatting van de prevalentie van de alcoholconsumptie (de gemeten prevalentie zal lager zijn dan de werkelijke prevalentie).

Hoofdstuk 3

1 Het gemiddelde is 30 eenheden optische dichtheid (berekend door alle waarden op te tellen en het resultaat te delen door 40); de mediaan is 29,5; het 25-percentiel is 27; het 75-percentiel is 33; de kwartielafstand is 6 (= 33 − 27). Mediaan, 25-percentiel en 75-percentiel worden bepaald door de 40 waarden op volgorde van grootte te zetten. De mediaan is waar de helft van de waarden onder en de helft boven ligt (i.e. tussen de 20e en de 21e waarde); het 25-percentiel is waar 25% van de waarden onder ligt en 75% erboven (i.e. tussen de 10e en de 11e waarde van beneden); het 75-percentiel

is waar 25% van de waarden boven ligt en 75% eronder (i.e. tussen de 10e en 11e waarde van boven). Figuur A1 is een histogram van de meetwaarden; daarop is te zien dat de verdeling ongeveer symmetrisch is.

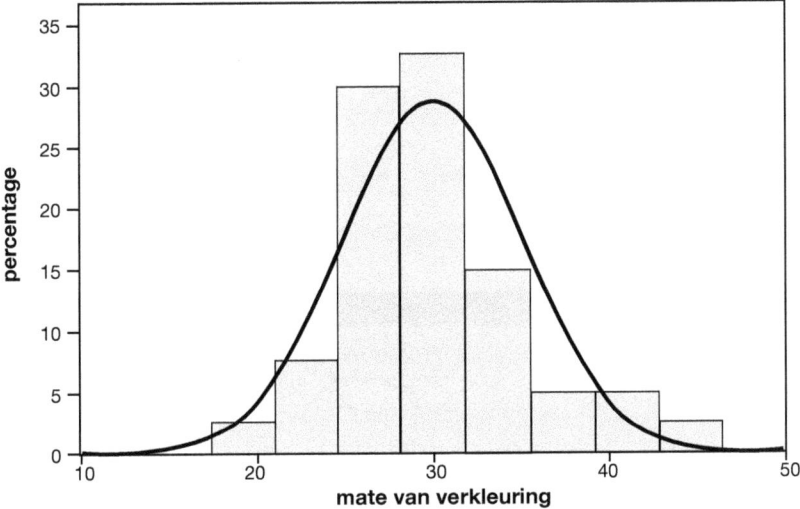

Figuur A1 *Histogram van de meetwaarden.*

2 Een standaarddeviatie van 5,05 betekent dat de 40 metingen gemiddeld met 5,05 eenheden optische dichtheid verschillen van de gemiddelde waarde van 30 eenheden optische dichtheid.

3 De verdeling is symmetrisch; het gemiddelde (30 eenheden optische dichtheid) ligt dicht bij de mediaan (29,5 eenheden optische dichtheid). Als de verdeling scheef zou zijn, was de mediaan veel kleiner of veel groter dan het gemiddelde. De beste maten voor de spreiding zijn hier dus het gemiddelde en de standaarddeviatie.

4 De standaardfout van het gemiddelde is $5,05/\sqrt{40} = 0,798$ eenheden optische dichtheid. De standaardfout van het gemiddelde is de standaarddeviatie gedeeld door de wortel uit het aantal metingen. De standaardfout geeft aan dat, bij een onderzoeksgroep ter grootte van 40, het gemiddelde per onderzoeksgroep zal variëren met ongeveer 0,8 eenheden optische dichtheid.

5 Het 95%-betrouwbaarheidsinterval voor het ware gemiddelde is $30 \pm 1,96 \times 0,798$, dat wil zeggen 28 tot 32 eenheden optische dichtheid. Een 95%-betrouwbaarheidsinterval voor een gemiddelde is (gemeten gemiddelde $\pm 1,96 \times$ standaardfout). De beste schatting van het ware effect van deze tandpasta is 30 eenheden optische

dichtheid, maar wat ook het ware effect is, het zal waarschijnlijk liggen tussen de 28 en 32 eenheden optische dichtheid.
6 Bij minder metingen wordt de standaardfout groter, zodat het 95%-betrouwbaarheidsinterval breder wordt en er minder zekerheid is waar de ware waarde van het gemiddelde waarschijnlijk zal liggen. Indien dezelfde standaarddeviatie was gevonden (5,05) bij een onderzoeksgroep van 15, dan zou de standaardfout 1,30 (5,05/$\sqrt{15}$) zijn.

Hoofdstuk 4

1 Zie tabel A1.

Tabel A1.			
relatief risico	interpretatie	relatieve risicoreductie of extra risico*	interpretatie
0,35	mensen die veel vitamine C eten hebben een 0,35 maal zo grote kans op parodontitis als mensen met een lage vitamine C-consumptie	relatieve risicoreductie = 65%	mensen die veel vitamine C eten hebben 65% minder kans op parodontitis dan mensen met een lage vitamine C-consumptie
0,80	mannen hebben een 0,80 maal grotere kans op parodontitis dan vrouwen	relatieve risicoreductie = 20%	mannen hebben 20% minder kans op parodontitis dan vrouwen
1,04	theedrinkers hebben een 1,04 maal zo grote kans op parodontitis als niet-theedrinkers	extra risico = 4%	theedrinkers hebben 4% meer kans op parodontitis dan niet-theedrinkers
1,39	mensen die veel suiker gebruiken hebben een 1,39 maal zo grote kans op parodontitis als mensen met weinig suiker in hun voedingspatroon	extra risico = 39%	mensen die veel suiker gebruiken hebben 39% meer kans op parodontitis dan mensen met weinig suiker in hun voedingspatroon
5,50	rokers hebben een 5,5 maal zo grote kans op parodontitis als niet-rokers	extra risico = 450%	rokers hebben 450% meer kans op parodontitis dan niet-rokers

*Dit wordt berekend door: (relatieve risico −1) x 100. Bij een positieve uitkomst is er een extra (toegenomen) risico; bij een negatieve uitkomst is er een risicoreductie.

2 De tandpasta Rembrandt is gemiddeld iets minder effectief dan Janina, namelijk 12,3 eenheden optische dichtheid. Het verschil ligt net boven de grens voor statistische significantie (p = 0,051, net

boven de p-waarde van 0,05) dus wellicht is dit een *toevallige* bevinding. Uit het 95%-betrouwbaarheidsinterval blijkt echter dat het werkelijke verschil maar liefst 24,6 eenheden optische dichtheid zou kunnen zijn. Om na te gaan of het verschil noemenswaardig is, zou nader onderzoek nuttig kunnen zijn. Op basis van enkel deze resultaten is niet goed vast te stellen of de ene tandpasta beter is dan de andere.

Aquafresh Whitening is effectiever dan water. Het verschil in resterende mate van verkleuring is 57 eenheden optische dichtheid. Deze uitkomst is statistisch significant ($p < 0,0001$) en dus is het onwaarschijnlijk dat hij bij toeval is gevonden. Uit het bereik van het betrouwbaarheidsinterval blijkt dat de voorzichtigste schatting van het werkelijke verschil 41 eenheden optische dichtheid is, hetgeen nog steeds een klinisch relevant effect is.

3 a Als er geen verband was tussen de gemiddelde DMFT-score en een bepaalde factor, dan zou de regressiecoëfficiënt de neutrale waarde hebben, namelijk 0. Om voor elk resultaat te bepalen of het statistisch significant is, kan naar het 95%-betrouwbaarheidsinterval gekeken worden. Bevat dat de 0, dan is het resultaat statistisch niet significant; bevat het niet de 0, dan is het resultaat wel statistisch significant. Geen van de vijf betrouwbaarheidsintervallen bevat de 0, dus zijn alle resultaten statistisch significant. De p-waarde voor sociale deprivatie is 0,02 en voor alle andere factoren is die < 0,002.

b Alle drie de schooltests hebben een negatief verband met de DMFT-score. Naarmate de gemiddelde score voor wiskunde stijgt, neemt de gemiddelde DMFT-score af. Bij een toename van de wiskundescore met 1, neemt de gemiddelde DMFT-score af met 0,16. De werkelijke afname in DMFT kan op zijn minst 0,06 zijn en op zijn grootst 0,2. Bij een toename van de score voor Engels met 1, neemt de gemiddelde DMFT-score af met 0,13 en bij een toename van de score voor lezen met 1 neemt de gemiddelde DMFT-score af met 0,048. Uit die gegevens lijkt naar voren te komen dat op scholen waar kinderen beter presteren, kinderen gezondere tanden hebben (minder cariës).

De DMFT vertoont een positief verband met de proportie kinderen die gratis schoolmaaltijden krijgen en met sociale deprivatie. Bij een toename van de Jarman-score met 1, neemt het DMFT-getal toe met 0,021. Als het percentage kinderen dat gratis schoolmaaltijden krijgt toeneemt met 1, neemt het DMFT-getal toe met 0,016. Uit die gegevens lijkt naar voren te komen dat op

scholen in minder welvarende buurten de kinderen minder gezonde tanden hebben (meer cariës).
c Als de wiskundescore afneemt met vijf punten, neemt de DMFT-score toe met $5 \times 0{,}16 = 0{,}8$.
d De correlatiecoëfficiënt is de wortel uit R^2. Het plus- of minteken valt af te leiden uit de tekens die de regressiecoëfficiënten in tabel 4.7 hebben.

factor	R^2-waarde	correlatiecoëfficiënt
wiskunde	0,17	– 0,41
Engels	0,20	– 0,45
lezen	0,23	– 0,48
materiële deprivatie (Jarman-score)	0,095	0,31
% kinderen dat gratis maaltijden krijgt	0,32	0,56

Hoe dichter de correlatiecoëfficiënt bij 1 (of – 1) ligt, des te sterker het verband. Alle correlatiecoëfficiënten zijn matig hoog. De proportie kinderen met gratis maaltijden heeft een correlatie van 0,56 met de DMFT-score (matig) en aangezien dit de hoogste correlatie van de vijf is, lijkt deze factor het sterkste verband te hebben met de DMFT-score, al kan het verschil aan toeval te wijten zijn. Correlatiecoëfficiënten zijn directer met elkaar te vergelijken dan regressiecoëfficiënten, omdat de hoogte van de regressiecoëfficiënt afhangt van de schaal waarop een variabele gemeten is en de correlatiecoëfficiënt niet.

Hoofdstuk 5

1 Bij een gerandomiseerd onderzoek met twee onderzoeksgroepen moeten uit de verdeling van de proefpersonen in twee behandelgroepen, twee groepen ontstaan met *soortgelijke* eigenschappen. Worden het onderzochte product en het controleproduct aan hetzelfde kind gegeven, dan zijn deze eigenschappen voor beide behandelgroepen *identiek*. Elk verschil in gemeten resultaten zal enkel toe te schrijven zijn aan het behandeleffect. In dit geval is de opzet van een split-mouthonderzoek dus beter dan die met twee groepen kinderen. In andere gevallen kan het zo zijn dat de behandelingen elkaar beïnvloeden.

2 Follow-up:

% kinderen dat op controle kwam	% lost to follow-up
na 2 jaar: 157/228 = 69%	31
na 4 jaar: 117/228 = 51%	49
na 2 jaar en na 4 jaar: 93/228 = 41%	59

Van de kinderen in de lost to follow-upgroep is niet bekend in hoeverre zij cariës hebben. Wellicht hebben ze andere eigenschappen dan de kinderen die wel op controle komen. Daardoor kan over- of onderschatting ontstaan van het effect van de behandeling als de cariësstatus bij deze kinderen anders is dan die van de groep die op controle kwam. Hoe groter de uitval (lost to follow-upgroep), des te minder zekerheid er is over de mate waarin dat de eindresultaten beïnvloedt. In dit onderzoek was de uitval voor follow-up substantieel: slechts de helft van de kinderen kwam na vier jaar op controle. Welk effect dat op de onderzoeksresultaten heeft gehad, is niet te achterhalen.

3 Behoud van de verzegeling:
 – Het experimentele product ging veel vaker verloren dan het controleproduct.
 – De resultaten na 2 jaar en na 4 jaar waren statistisch significant (p-waarde < 0,0001) en het effect was groot.
 – Na 2 jaar was het risicoverschil 74%; als 100 tanden het experimentele product hadden en 100 het controleproduct, zouden er in de experimentele groep 74 *meer* verzegelingen verloren zijn gegaan. Waarschijnlijk ligt het werkelijke verschil tussen de 69 en 80%.
 – Na 4 jaar was dit verschil vergelijkbaar: als 100 tanden het experimentele product hadden en 100 het controleproduct, zouden er in de experimentele groep 66 *meer* verzegelingen verloren zijn gegaan.

4 Cariës:
 – Zowel na 2 als na 4 jaar was er een grotere proportie tanden met cariës in de groep met het experimentele product dan in de controlegroep.
 – Het verschil na 2 jaar was 5% en statistisch significant (p = 0,003; het is niet waarschijnlijk dat het door toeval is ontstaan). Als 100 tanden het experimentele product hadden gekregen en 100 het

controleproduct, zouden er 5 tanden meer in de experimentele groep cariës vertonen. Het werkelijke verschil kan ook slechts 2 tanden meer zijn of tot wel 8 tanden meer.
- Na 4 jaar was het verschil 3% (95%-BI: 3 tot 8) maar niet statistisch significant (p-waarde = 0,31), hetgeen betekent dat het gemeten effect door toeval kan zijn ontstaan in deze groep kinderen. De beste schatting van het werkelijke verschil is 3 tanden met cariës meer per 100 in de experimentele groep. Maar het betrouwbaarheidsinterval geeft aan dat de gevonden resultaten ook passen bij een werkelijk verschil van − 3 (3 tanden meer met cariës in de controlegroep) of van 0 (geen verschil tussen het experimentele en het controleproduct) tot zelfs 8 (8 tanden meer met cariës in de experimentele groep).
- Een verschil van 5% meer cariës na 2 jaar valt te beschouwen als klinisch van belang.

5 Na 2 jaar: relatieve risico dat de verzegeling verloren gaat bij het experimentele product ten opzichte van het controleproduct is 93%/19% = 4,9. Als een kind het experimentele product kreeg, was de kans dus ongeveer 5 keer zo groot dat de verzegeling verloren zou gaan als met het controleproduct. Na 4 jaar: relatieve risico is 94%/28% = 3,4. Als een kind het experimentele product kreeg, was de kans dus ongeveer $3^{1}/_{2}$ keer zo groot dat de verzegeling verloren zou gaan als met het controleproduct.

6 Na 2 jaar: relatieve risico dat cariës ontstaat bij het experimentele product ten opzichte van het controleproduct is 7%/2% = 3,5. Als een kind het experimentele product kreeg, was de kans dus ongeveer $3^{1}/_{2}$ keer zo groot dat er cariës ontstond als bij het controleproduct. Na 4 jaar: relatieve risico is 10%/7% = 1,4. Als een kind het experimentele product kreeg, was de kans dus ongeveer $1^{1}/_{2}$ keer zo groot dat er cariës ontstond als bij het controleproduct.

7 Hieronder zijn enkele mogelijke commentaren op de resultaten en conclusies beschreven.
- De conclusie dat er 'duidelijke verschillen waren in behoud van verzegeling', i.e. dat de kans groter is dat het experimentele product verloren gaat dan het controleproduct, wordt ondersteund door de onderzoeksresultaten.
- De conclusie: 'zowel na 2 jaar als na 4 jaar bleken ze even effectief' wordt minder goed ondersteund. Alleen de resultaten na 4 jaar waren statistisch niet significant. De resultaten na 2 jaar vertoonden een verschil in de proportie van de groepen met cariës van 5%. Bovendien gaf het betrouwbaarheidsinterval na 4 jaar aan dat deze resultaten kunnen duiden op een verschil van

maar liefst 8%. Het gebrek aan statistische significantie betekent niet dat de twee producten hetzelfde effect hebben op het risico van cariës. Het betekent alleen maar dat er geen bewijs is voor een eventueel verschil. Uit dit onderzoek is dus niet op te maken of de twee producten 'even effectief cariës voorkomen'.

– Gezien het feit dat na 2 jaar het experimentele product verloren gegaan was bij meer dan 90% van de gebitselementen, valt te verwachten dat er in de experimentele groep een grotere proportie van de elementen met cariës zou zijn, en hiervoor is ook enig bewijs. De suggestie van de auteurs dat 'cementen van polyalkeenzuur waarschijnlijk beter kunnen worden beschouwd als materiaal dat als fluoridedepot kan dienen dan als fissuurverzegeling' is gebaseerd op de aanname dat het verlies van verzegeling geen invloed heeft gehad op de cariësstatus, en dat het experimentele product dus een ander positief effect moet hebben gehad. Er is nader onderzoek met meer proefpersonen en volledigere follow-up nodig om de bevindingen van deze trial te kunnen bevestigen of weerleggen.

Hoofdstuk 6

1 Voordelen: het mogelijke confoundingeffect van geslacht en leeftijd is geëlimineerd doordat er alleen meisjes van 12 jaar in het onderzoek zijn opgenomen. Jongens kunnen andere eet- en rookgewoonten hebben dan meisjes, alsmede een ander risico van cariës. Leefstijlgewoonten kunnen ook met de leeftijd veranderen: misschien is het bijvoorbeeld voor een 12-jarige waarschijnlijker dat ze haar tanden niet geregeld poetst dan voor een 18-jarige. Proefpersonen uit een kleine plaats hebben waarschijnlijk meer overeenkomsten met elkaar dan proefpersonen in een onderzoek dat zich over meer plaatsen uitstrekt. Voor bepaalde eigenschappen zou dit de verschillen minimaliseren, dus ook het effect van mogelijke confounders.
Nadelen: de eet-, poets- en rookgewoonten zijn wellicht specifiek voor deze groep kinderen in deze kleine plaats, zodat het verband met het ontstaan van cariës niet vergelijkbaar zal zijn met dat van andere kinderen in andere plaatsen.

2 Aan het begin van het onderzoek zijn in totaal 185 meisjes opgenomen in het onderzoek, van wie er 162 bij de tandheelkundige controle aan het eind van de drie jaar waren. Niet bekend is dus de cariësstatus van de 23 meisjes die lost to follow-up waren: de proportie lost to follow-up = 12% (23/185). Als die 23 meisjes heel

andere eigenschappen hebben dan diegenen die na drie jaar nog meededen, kunnen de oddsratio's een onder- of overschatting vormen van de mate van verband.

3 Verschillende proefpersonen zullen verschillende DMFS-scores hebben aan het begin van het onderzoek. Omdat het hier een cohortonderzoek betreft, gaat het om *nieuwe* gevallen van cariës. Een onderzoek waarin alleen proefpersonen waren toegelaten zonder DMFS zou veel te beperkt zijn (wellicht te weinig beschikbare proefpersonen). Om dat te omzeilen kan gekeken worden naar nieuwe cariës, door het verschil te nemen tussen DMFS aan het eind van de drie jaar en aan het begin (baseline).

4 De uitkomstmaat is een oddsratio. De neutrale waarde is een oddsratio van 1. Als het 95%-betrouwbaarheidsinterval niet de 1 bevat, zijn de uitkomsten statistisch significant. Statistisch significant (dus met bewijs dat er een associatie bestaat met DMFS): ontbijt voor het naar school gaan; avondmaaltijd; roken. Niet statistisch significant (onvoldoende bewijs voor een associatie met DMFS): lunch op school; snacks en snoep; frisdrank/sap.

5 Proefpersonen die niet dagelijks ontbeten, hadden ongeveer vijf keer meer kans op een toename van ≥ 1 DMFS vergeleken bij proefpersonen die dagelijks ontbeten. De ware oddsratio is op zijn laagst 1,4 en op zijn hoogst 1,73. Indien cariës veel voorkomt onder kinderen, is de laagste oddsratio 1,4 (hetgeen staat voor een risicotoename van 40%: (1 – oddsratio) × 100) nog steeds een klinisch belangrijk effect.

6 De resultaten zijn ofwel uit te drukken als een risicoreductie bij het dagelijks ontbijten, ofwel als een risicotoename bij niet ontbijten. Beide zijn even valide manieren van uitdrukken van dezelfde informatie. Wanneer als blootstelling was geformuleerd 'ontbijt elke dag', en de referentiegroep was geweest 'ontbijt niet elke dag', dan zou de oddsratio het omgekeerde zijn geweest van 4,9 (en het 95%-betrouwbaarheidsinterval 1,4 tot 17,3), i.e. 1/4,9 en 95%-betrouwbaarheidsinterval 1/1,4 tot 1/17,3. De oddsratio is dan 0,20 (95%-betrouwbaarheidsinterval 0,06 tot 0,71). Dat betekent dat proefpersonen die dagelijks ontbeten 0,20 maal zoveel kans hadden op een toename van ≥ 1 DMFS in de onderzoeksperiode van drie jaar; dat is equivalent aan een afname van 80% van het risico met het betrouwbaarheidsinterval 29% tot 94% (procentuele risicoreductie is (1 – oddsratio) × 100).

7 Er zijn bewijzen dat het eten van snacks en snoep wellicht samengaat met een risicostijging van cariës: proefpersonen hadden 5,5 keer zoveel kans op een toename van ≥ 1 DMFS (hoewel deze uit-

komst niet statistisch significant was). Het eten van snacks en snoep kan ook verband houden met niet ontbijten, in de zin dat kinderen die het ontbijt overslaan wellicht vaker overdag snacks en snoep eten omdat ze honger hebben. Het eten van snacks en snoep zou dan een verband hebben met zowel de ziekte (cariës) als een onderzochte blootstelling (ontbijten), waardoor het een mogelijke confounder is.

8 Proefpersonen die enkele malen per dag snacks en snoep aten hadden 5,5 keer zoveel kans op een toename van $\geq$ 1 DMFS in de driejarige onderzoeksperiode. De verschilwaarde 1 zit in het betrouwbaarheidsinterval, hetgeen aangeeft dat er misschien helemaal geen verband is tussen cariës en het eten van snacks en snoep: het resultaat is niet statistisch significant. Het betrouwbaarheidsinterval is heel breed, dus is het moeilijk uit dit onderzoek een harde conclusie te trekken over het verband tussen het eten van snacks en snoep en het risico van het ontstaan van cariës. Deels is de reden van dit gebrek aan statistische significantie dat het aantal proefpersonen dat meldde meermalen per dag snacks en snoep te eten klein is (slechts 8, tabel 6.8). Ook is het mogelijk dat de kinderen een onderrapportage laten zien van hun consumptie van deze tussendoortjes.

9 De kinderen zijn onderverdeeld in vier categorieën van consumptie van frisdrank/sappen: (1) nooit of zeer zelden; (2) enkele malen per week; (3) dagelijks; (4) enkele malen per dag. De referentiegroep zijn de kinderen in (1), (2) en (3). Als blootstellingsgroep was genomen de kinderen in (4). Maar de definitie van de categorieën (ii) en (iii) zijn niet erg verschillend van die van (4), dus door ze te combineren met categorie (i) wordt een mogelijk verschil tussen (1) en (4) afgezwakt. Hetzelfde argument geldt voor de referentiegroepen voor het eten van snacks en snoep en voor roken.

10 Gesteld kan worden dat er een associatie is tussen het overslaan van ontbijt of avondmaaltijden en cariës, maar niet dat het overslaan van ontbijt of avondmaaltijd een oorzaak is van cariës. Het bewijs voor causaliteit zou sterker zijn als (zie kader 6.1):
   – de oddsratio's voor het overslaan van maaltijden gecorrigeerd zouden worden voor confounders als snacks en snoep, frisdrank/sappen en roken;
   – er bewijzen zouden zijn van een dosis-responsrelatie, dat wil zeggen hoe vaker een kind een maaltijd mist, des te groter het risico dat er cariës ontstaat;
   – de verbanden gereproduceerd werden in andere onderzoeken met andere groepen kinderen en in andere plaatsen.

Hoofdstuk 7

1 Van de 553 werknemers ondergingen er 292 de screeningstest: de screeningsrespons is 53% = 292/553 (in tabel 3 van het artikel moet staan 0,53 in plaats van 0,56).
2 De incidentie van mondkanker is maar 7,5 per 100.000 dus in een onderzoek met 292 personen zijn geen gevallen van carcinoom te verwachten.
3 De diagnoses onder aangedane personen staan in tabel 4. De meest gediagnosticeerde laesie was leukoplakie: er waren 9 gevallen onder de 17 aangedane personen (53%).
4 In tabel 7.1 waren 12 personen screening-positief voor kanker of een voorstadium daarvan; twee waren screening-positief zonder kanker of een voorstadium. Uigedrukt in odds is dat 12:2 ofwel 6:1 (vereenvoudigd door beide cijfers te delen door 2 zodat aan een kant van het verhoudingsteken de 1 verschijnt). Dat houdt in dat op elke 6 aangedane personen die de test detecteert, 1 onaangedaan persoon positief zal testen en een diagnostische test zal ondergaan (i.e. gezien zal worden door een specialist). De verhouding 6:1 heet de odds dat iemand met een positieve uitslag ook aangedaan is (positieve odds). De positieve odds en de positief voorspellende waarde (PVW) zijn beide maten voor het risico van ziekte voor screening-positieven. Een risico uitgedrukt in odds van 6:1 is equivalent aan een PVW van 6/(6+1) = 86%.
5 De werknemers waren niet representatief voor alle werknemers van het bedrijf. Uit tabel 3 blijkt dat een groter aandeel managers gescreend is ten opzichte van de serviceafdeling, uitvoerende en ondersteunende afdelingen. De auteurs waren zich hiervan bewust (alinea 13). De overrepresentatie van managers in de onderzoeksgroep zal waarschijnlijk geen invloed hebben op de percentages voor detectie en foutpositieven, maar wel op de positief voorspellende waarde (PVW). Als managers een groter (dan wel kleiner) risico hebben van mondkanker of een voorstadium daarvan ten opzichte van andere werknemers, zal de gemeten prevalentie (5,5%) hoger (dan wel lager) zijn dan de prevalentie onder alle werknemers. Dus zal de PVW onder alle werknemers lager (dan wel hoger) zijn dan de PVW in het onderzoek (i.c. 86%).
6 Voordeel: het is waarschijnlijker dat de screeningstest op soortgelijke wijze wordt uitgevoerd door twee onderzoekers dan, bijvoorbeeld, door 50 onderzoekers. Dat leidt tot consistentie.
Nadeel: een grootschalig screeningsprogramma werkt pas als elke willekeurige tandarts in staat is de test effectief toe te passen (na

een training). Het kan zo zijn dat de twee onderzoekers in het onderzoek niet representatief zijn voor alle tandartsen. Andere tandartsen bereiken misschien niet een sensitiviteit van 71% en een percentage foutpositieven van 0,7. De resultaten uit een onderzoek met bijvoorbeeld 50 onderzoekers zouden gemakkelijker te generaliseren zijn.

7 Als de onderzoekers een specifieke training gekregen hadden, zou de prestatie van de screening misschien beter geweest zijn: de sensitiviteit zou dan hoger zijn dan 71% en het percentage foutpositieven lager dan 0,7. Het effect daarvan zou zijn dat de PVW hoger was.

8 Uit het onderzoek blijkt dat screening op mondkanker of voorstadia daarvan een effectieve tandheelkundige volksgezondheidsstrategie zou kunnen zijn. Nagegaan moet worden of de resultaten van dit onderzoek op een enkele werkplek te generaliseren zijn naar de algehele populatie. Een alternatief voor het screenen van alle mensen zou zijn een screeningsprogramma enkel voor rokers, aangezien mondkanker meer voorkomt onder rokers: een zware roker heeft meer dan drie keer zoveel kans op een voorstadium van kanker als een niet-roker (oddsratio van 3,43 in *tabel* 5 van het artikel en *alinea* 15). Op die manier zou het programma efficiënter zijn omdat de prevalentie van kanker of een voorstadium hoger zou zijn, dus de PVW ook.

9 Screening zou waarschijnlijk niet de moeite waard zijn. De prevalentie is te laag. De PVW zou te klein zijn: van degenen met een positieve testuitslag zou slechts 1% mondkanker hebben of een voorstadium daarvan en 99% niet.

		aantal mensen dat screening-positief is	aantal mensen dat diagnostische test krijgt	aantal mensen dat behandeling krijgt
aantal mensen te screenen	100.000			
aantal verwacht met ziekte (mondkanker)	10	7 (sens. = 71%)	7	7
aantal zonder ziekte	99.990	700 (PFP = 0,7%)	700	0
positief voorspellende waarde		1% (7/707)		

De uitkomst van een screeningsprogramma onder 100.000 mensen (prevalentie van mondkanker en voorstadia is 1 op 10.000) is weergegeven in tabel A2.

Tabel A2 Screening van 1.000 mensen.	
Wat is de winst?	**Wat hield de screening in?**
7 mensen met mondkanker of een voorstadium daarvan zijn behandeld	er zijn: - 100.000 screeningstests gedaan - 707 mensen doorverwezen naar een specialist (diagnostische test) - 7 aangedane mensen behandeld voor kanker of een voorstadium - 700 onaangedane mensen gezien door een specialist, die daar zonder screening niet terechtgekomen waren

Literatuur

Boeken over evidence based tandheelkunde en statistiek in de tandheelkunde

1 Clarcson, J. Harrison, J.E., Ismail, A.I., Needleman, I. en Worthington, H. (eds). Evidence Based Dentistry for Efective Practice. London: Martin Dunitz, 2002.
2 Smeeton, N. Dental Statistics Made Easy. Oxford: Radclifte Medical Press, 2005.

Artikelen over evidence based tandheelkunde

3 De volgende artikelen van Sutherland en Pitts zijn te vinden op Internet (http://www.cda-adc.ca/jcda/back_issue.html)
4 Pitts, N. Understanding the jigsaw of evidense-based dentistry: I. Introduction, research and synthesis. Evid Based Dent 2004; 5: 2-4.
5 Pitts, N. Understanding the jigsaw of evidense-based dentistry: 2. Dissemination of research results. Evid Based Dent 2004; 5: 33-35.
6 Pitts, N. Understanding the jigsaw of evidense-based dentistry: 3. Implementation of reseaarch findings in clinical practice. Evid Based Dent 2004; 5: 60-64
7 Sutherland, S.E. Evidence-based dentistry: Part I. Getting started. J Can Dent Assoc 2001; 67(4): 204-206.
8 Sutherland, S.E. Evidence-based dentistry: Part II, Searching for answers to clinical questions: how tu use MEDLINE. J Can Dent Assoc 2001; 67(5): 277-280.
9 Sutherland, S.E. Evidence-based dentistry: Part IV. Research design and levels of evidence. J Can Dent Assoc 2001; 67(7): 375-378.
10 Sutherland, S.E. Evidence-based dentistry: Part V. Critical appraisal of the dental literature: papers about therapy. J Can Dent Assoc 2001; 67(8): 442-445.
11 Sutherland, S.E. Evidence-based dentistry: Part VI. Critical appraisal of the dental literature: Papers about diagnosis, etiology and prognosis. J Can Dent Assoc 2001; 67(10):582-585.
12 Sutherland, S.E. Evidence-based dentistry: Part III. Searching for answers to clinical questions: finding evidence on the internet. J Can Dent Assoc 2001; 67(6): 320-332.

Artikelen over statistiek in de tandheelkunde

13 Osborn, J.F., Bulman, J.S. en Petri, A. Further statistics in dentistry. Part 10:

Sherlock Holmes, evidence an evidence-based dentistry. Br. Dent J 2003; 194(4): 189-995.
14 Petrie, A., Bulman, J.S. en Osborn, J.F. Further statistics in dentistry: Part 1: Research desings 1. Br Dent J 2002: 193(7): 377-380.
15 Petrie, A., Bulman, J.S. en Osborn, J.F. Further statistics in dentistry: Part 2: Research desings 2. Br Dent J 2002: 193(8): 435-440.
16 Petrie, A., Bulman, J.S. en Osborn, J.F. Further statistics in dentistry: Part 3: Clinical trials 1. Br Dent J 2002: 193(9): 495-498.
17 Petrie, A., Bulman, J.S. en Osborn, J.F. Further statistics in dentistry: Part 4: Clinical trials 2. Br Dent J 2002: 193(10): 557-561.
18 Petrie, A., Bulman, J.S. en Osborn, J.F. Further statistics in dentistry: Part 5: Diagnostic tests for oral conditions.Br Dent J 2002: 193(11): 621-625.
19 Petrie, A., Bulman, J.S. en Osborn, J.F. Further statistics in dentistry: Part 6. Multiple linear regression. Br Dent J 2002: 193(12): 675-682.
20 Petrie, A., Bulman, J.S. en Osborn, J.F. Further statistics in dentistry: Part 7: Repeated measures. Br Dent J 2003: 194(1): 17-21.
21 Petrie, A., Bulman, J.S. en Osborn, J.F. Further statistics in dentistry: Part 8: Systematic reviews and meta-analysis. Br Dent J 2003: 194(2): 73-78.
22 Petrie, A., Bulman, J.S. en Osborn, J.F. Further statistics in dentistry: Part 9: Bayesian statistisc. Br Dent J 2003: 194(3): 129-134.

Boeken over epidemiologie en medische statistiek

23 Altman, D.G. Practical Statistisc for Medical Research. London: Schapman & Hall/ CRC, 1991.
24 Barker, D.J.P. en Rose, G. Epidemiology in Medical Practise, 4th edn. London: Churchill Livingstone, 1994.
25 Bland, J.M. An Introduction to Medical Statics, 3rd edn. Oxford: Oxford Mecical Publications, 2003.
26 Bland, M. en Peacock, J. Statistical Questions in Evidence-Based Medicine. Oxford: Oxford University Press, 2004.
27 Glasziou, P., Irwig, L., Bain, C. en Colditz, G. Systematic Reviews in Health Care. A Pracital Guide. Cambridge: Cambridge University Press, 2001.
28 Greenhalgh, T. How to Read a Paper. The Basics of Evidence Based Medicine, 3rd edn. Oxford: Blackwell Publishing, 2006.
29 Guyatt, G. en Rennie, D. (eds). User's Guides to the Medical Literature. Chicago: American Medical Association, 2002.
30 Khan, K.S., Kunz, R., Kleijnen, J. en Antes, G. Systematic revies to suport evidence-based medicine. London: Royal Society of Medicine Press Ltd, 2003.
31 Kirkwood, B. en Sterne, J.A.C. Essential Medical Statistics, 2nd edn. Oxford: Blackwell Science Ltd, 2003.
32 Pocock, S.J. Clinical Trials: A Practical Approach. Chichester: John Wiley & Sons, 1983.
33 Rothman, K.J. Epidemiology: An Introduction. Oxford: Oxford University Press, 2002
34 Sackett, D.L., Straus, S.E., Richardson, W.S., Rosenberg, W. en Haynes, R.B. Evidence-Based Medicine. How to Practice and Teach EBM, 2nd edn. London: Churchill Livingstone, 2002.
35 Silman, A.J. en MacFarlane, G.J. Epidemiological Studies: A Practical Guide, 2nd edn. Cambridge: Cambridge University Press, 2002.

Artikelen over experimenteel klinisch onderzoek en observationeel onderzoek

36 Collins, R. en MacMahon, S. Reliable assessment of the effects of treatment on mortality and major morbidity. II: observational studies. Lancet 2001; 357: 455-462.
37 Mamdami, M., Sykora, K., Li, P., Normand, S.L.T., Streiner, D.L., Austin, P.C., Rochon, P.A. en Anderson, G.M. Reader's guide to critical appraisal of cohort studies: 2. Assessing potential for confounding. BMJ 2005; 330: 960-962.
38 Normand, S.L.T., Sykora, K., Li, P., Mamdami, M., Rochon, P.A. en Anderson, G.M. Reader's guide to critical appraisal of cohorst studies: 1. Analytical strategies to reduce confounding. BMJ 2005; 330: 1021-1023.
39 Rochon, P.A., Gurwitz, J.H., Sykora, K., Mamdami, M., Streiner, D.L., Garfinkel, S., Normand, S.L.T. en Anderson, G.M. Reader's guide to critical appraisal of cohort studies: 1. Role and design. BMJ 2005: 895-897.

Register

95%-betrouwbaarheidsinterval 33, 59, 70, 107, 206, 248, 265

absolute risicoverschil 29, 68
achtergrondrisico 111
aselecte steekproef 25

baselinekarakteristieken 104
belangenverstrengeling 241
beoordelingsbias 231
betrouwbaarheidsinterval 32, 58, 108, 132, 264
bias 37, 98, 126, 169, 229
 –, beoordelings- 231
 –, follow-up 231
 –, herinnerings- 175, 231
 –, informatie- 229
 –, interviewer- 231
 –, onderzoeker- 39
 –, onderzoekers- 231
 –, patiënten- 231
 –, publicatie- 254
 –, rapportage- 38
 –, recall 175
 –, respons- 38, 230
 –, selectie- 169, 175, 181, 229
 –, stop- 231
 –, terugtrekkings- 231
 –, toewijzings- 230
 –, waarnemers- 39
bijwerkingen 117
biologisch onderzoek 173
blindering 99, 105, 232
 –, onderzoeker 100
 –, patiënt 100

causaal verband 154
causaliteit 91, 153, 171, 236

Centre for Reviews and Dissemination 241
centrummaat 263
chi-kwadraattest 71
Cochrane Database of Systematic Reviews 245
Cochrane Library 241
cohortonderzoek 159, 228
compliance 118
confidence interval 33
confounder 91, 158
confounding 154, 155, 170, 229, 232
controlegroep 100, 174
correlatiecoëfficiënt 85, 227, 264
cross-overonderzoek 235
cross-sectioneel onderzoek 25, 228

database 240
descriptief onderzoek 24
detectiepercentage 204
diagnostische test 199
dosis-responsrelatie 171
dubbelblind onderzoek 99, 127
Dutch Cochrane Centre 241
dwarsdoorsnedeonderzoek 25, 158

eenvoudige gerandomiseerde steekproef 222
effectgrootte 223, 265
effectiviteit van test 203
effectmeting 76, 97, 107, 220
effectverschil 222
Embase 240
enkelblind onderzoek 99
enquête 26
ethiek 211
Evidence-Based Dentistry 241
evidence-based tandheelkunde
 –, definitie 14

–, toepassen 263
exclusiecriteria zie uitsluitcriteria 103
experimenteel onderzoek 153, 220
 –, fasen in 234
externe validiteit 169, 221

follow-up bias 231
follow-upperiode 159
forest plot 247
foutpositieven 204

Gauss-verdeling 56
gemiddelde 52, 59, 106, 223, 264
gemiddelde effecten, verschil 78
gerandomiseerde steekproefneming 221
gerandomiseerde toewijzing 221
gestratificeerde analyse 156
gewicht van onderzoek 249

herinneringsbias 175, 231
heterogeniteit 255
histogram 52

incidentie 27, 159, 263
inclusiecriteria zie insluitcriteria 103
informatiebias 229
insluitcriteria 100, 103, 126, 222
insluiting 99
intention-to-treatanalyse 119, 128, 232
interkwartielbereik 64, 264
interpretatie van meetresultaten 50
interventiegroep 105
interventioneel onderzoek 159
interviewerbias 231

Journal of Evidence-Based Dental Practice 241

klinisch onderzoek 124
klinische relevantie 80, 115
kosteneffectiviteitanalyse 123, 210
kwartielafstand 64
kwartielinterval 64, 264

leeftijd als risicofactor 165
lineaire regressie 82, 90
longitudinaal onderzoek 162
lost to follow-up 119, 159, 169, 231

matching 233
mediaan 63, 264

Medline 240
meetfouten 229
meetfrequentie 168
meetresultaten 99
 –, interpretatie van 50
meta-analyse 244, 248
minimalisering 233
multivariate
 –, analyse 156
 –, lineaire regressie 234
 –, logistische regressie 234
 –, logistische regressieanalyse 165

National Institute for Health and Clinical Excellence 241
natuurlijke variatie 50, 113
Nederlands Tijdschrift voor Tandheelkunde 241
negatief voorspellende waarde 206
neutrale waarde 67, 77, 108, 114, 248, 266
niet-experimenteel onderzoek 174
NNH zie number needed to harm 117
NNT zie number needed to treat 110
non-compliance 118
normaalverdeling 56, 264
nulhypothese 67, 224
number needed to harm 117, 252
number needed to treat 110, 117, 250
NVW zie negatief voorspellende waarde 206

observationeel onderzoek 153, 159, 174, 220
odds 188
oddsratio 116, 178, 188, 234, 265
onderrapportage 169, 230
onderscheidingsvermogen 222, 224
onderzoek
 –, biologisch 173
 –, cohort- 159, 228
 –, cross-over- 235
 –, cross-sectioneel 25, 228
 –, descriptief 24
 –, dubbelblind 99, 127
 –, dwarsdoorsnede- 25, 158
 –, enkelblind 99
 –, experimenteel 153, 220, 234
 –, gewicht van 249
 –, interventioneel 159
 –, klinisch 124

–, longitudinaal 162
–, niet-experimenteel 174
–, observationeel 153, 159, 174, 220
–, parallelgroep- 235
–, patiënt-controle- 174, 181, 228
–, prevalentie- 25
–, prospectief 162
–, retrospectief 174
–, split-mouth- 135, 235
onderzoekersbias 39, 231
ongewogen relatieve risico 163
overrapportage 169
overzichtsartikel 240

parallelgroeponderzoek 235
patiënt-controleonderzoek 174, 181, 228
patiëntenbias 231
peer review 242
per-protocolanalyse 121
placebo 100
placebobehandeling 127
populatie 58
populatieprevalentie 31
positief voorspellende waarde 206
power 222, 224
prevalentie 26, 263
    –, populatie- 31
    –, werkelijk 31, 35
prevalentieonderzoek 25
preventie 201, 220
proportie 28, 59, 263
    –, werkelijk 68
prospectief onderzoek 162
publicatiebias 254
PubMed 240
PVW zie positief voorspellende waarde 206
p-waarde 72, 76, 105, 113, 223, 265

random effects model 255
randomisatie 98, 103, 126, 153, 221, 232
rapportagebias 38
recall bias 175
referentiegroep 67, 100, 105, 126, 174
regressieanalyse 89
regressiecoëfficiënt 82, 227, 264
rekenkundig gemiddelde 52
relatieve risico 29, 66, 106, 111, 161, 178, 188, 223, 234, 250, 265
relatieve risicoreductie 74
relatieve risicotoename 74

relevantie, klinisch 115
representativiteit 174
responsbias 38, 230
responspercentage 40
rest-confounding 171
retrospectief onderzoek 174
reversibiliteit 172
review 240
risico 29
risico, relatief 29, 66, 106, 111, 161, 178, 188, 223, 234, 250, 265
risicofactoren 154, 220
risicoperiode 160
risicopersoonsjaar 160
risicoratio 29, 188
risicoreductie, relatief 74
risicotoename 178, 202
    –, relatief 74
risicoverhouding 29
risicoverschil 68, 110, 111, 223
    –, absoluut 29, 68
    –, werkelijk 69
ruwe relatieve risico 163

sampling frame 221
scatter plot 81
scheve verdeling 62, 264
screening-negatief 202
screening-positief 202
screeningsproces 203
screeningsprogramma 201
screeningstest 199
selectiebias 169, 175, 181, 229
selectiecriteria 177, 221
sensitiviteit 204
significantie, statistisch 73, 80, 114, 115
significantieniveau 222
significantietest 223
simple random sampling 222
specificiteit 204
split-mouthonderzoek 135, 235
spreiding 52
spreidingsdiagram 81
spreidingsmaat 263
staafdiagram 28
standaarddeviatie 54, 60, 106, 264
standaardfout 31, 59, 70, 249, 264
standard error 31
statistische significantie 73, 80, 114, 115, 172, 265
statistische toets 71, 76, 106, 113

steekproef 35, 58, 118, 221, 264
 –, aselect 25
 –, willekeurig 25
steekproefgrootte 222, 226
steekproefkader 25
steekproefpopulatie 221
stopbias 231
stratificatie 156, 233
subgroepanalyse 167
systematisch literatuuroverzicht 243, 257

terugtrekkingsbias 231
test, effectiviteit 203
testnegatief 202
testpositief 202
therapietrouw 118
toetsingsgrootheid 113
toeval 173, 265
toevallige variatie 37, 113
toevalsbevinding 113
toewijzingsbias 230
t-test 77

uitgangswaarden 104
uitkomstmaat 106, 132, 155, 253

–, centraal 102
–, definitief 21
–, echt 21
–, surrogaat 21
uitsluitcriteria 100, 103, 126, 222

variatie
 –, natuurlijk 50, 113
 –, toevallig 37, 113
 –, willekeurig 37
verhoogd risico 199
verstorende variabelen 91, 154
vertekening zie bias 126
vragenlijsten 168

waarde, neutraal 67
waarnemersbias 39
werkelijk risicoverschil 69
werkelijk verschil 77
werkelijke prevalentie 31, 35
werkelijke proportie 68
willekeurige steekproef 25
willekeurige variatie 37

zelfrapportage 125

GPSR Compliance

The European Union's (EU) General Product Safety Regulation (GPSR) is a set of rules that requires consumer products to be safe and our obligations to ensure this.

If you have any concerns about our products, you can contact us on

ProductSafety@springernature.com

In case Publisher is established outside the EU, the EU authorized representative is:

Springer Nature Customer Service Center GmbH
Europaplatz 3
69115 Heidelberg, Germany

www.ingramcontent.com/pod-product-compliance
Ingram Content Group UK Ltd.
Pitfield, Milton Keynes, MK11 3LW, UK
UKHW050410240426
12048UKWH00020B/1443